国家卫生和计划生育委员会"十二五"规划教材
全国高等医药教材建设研究会"十二五"规划教材
全国高职高专学校教材

供口腔医学、口腔医学技术专业用

口腔预防医学

（第 3 版）

主　编　李　月　吕俊峰

副主编　刘学聪　马玉宏　高永波

编　者（以姓氏笔画为序）

马玉宏（黑龙江护理高等专科学校）

尹　刚（山西省汾阳医院）

吕长海（昆明医科大学）

吕俊峰（苏州卫生职业技术学院）

刘学聪（河北省儿童医院）

李　月（深圳职业技术学院）

杨玉红（开封大学）

何　勇（深圳职业技术学院）

邱瑜蕾（苏州卫生职业技术学院）

郑晓丹（厦门医学高等专科学校）

高永波（深圳市龙岗中心医院）

黄　优（苏州卫生职业技术学院）

人民卫生出版社

图书在版编目（CIP）数据

口腔预防医学/李月,吕俊峰主编.—3版.—北京：
人民卫生出版社,2014

"十二五"全国高职高专口腔医学和口腔医学技术专
业规划教材

ISBN 978-7-117-19984-1

Ⅰ.①口… Ⅱ.①李…②吕… Ⅲ.①口腔科学-
预防医学-高等职业教育-教材 Ⅳ.①R780.1

中国版本图书馆 CIP 数据核字（2014）第 262497 号

| 人卫社官网 | www.pmph.com | 出版物查询，在线购书 |
| 人卫医学网 | www.ipmph.com | 医学考试辅导，医学数
据库服务，医学教育资
源，大众健康资讯 |

口腔预防医学

（第 3 版）

主　　编：李　月　　吕俊峰

出版发行：人民卫生出版社 （中继线 010-59780011）

地　　址：北京市朝阳区潘家园南里 19 号

邮　　编：100021

E - mail：pmph @ pmph.com

购书热线：010-59787592 010-59787584 010-65264830

印　　刷：三河市君旺印务有限公司

经　　销：新华书店

开　　本：787×1092 1/16 印张：16

字　　数：389 千字

版　　次：2003 年 8 月第 1 版 2014 年 12 月第 3 版
　　　　　2021 年 4 月第 3 版第 17 次印刷（总第 41 次印刷）

标准书号：ISBN 978-7-117-19984-1/R·19985

定　　价：35.00 元

打击盗版举报电话：010-59787491 E -mail：WQ @ pmph.com
（凡属印装质量问题请与本社市场营销中心联系退换）

出 版 说 明

全国高职高专口腔医学和口腔医学技术专业卫生部规划教材第一轮于2003年8月出版,第二轮教材于2009年5月出版,均为教育部、卫生部国家级规划教材。目前,第二轮教材使用已逾5年。按照《医药卫生中长期人才发展规划(2011—2020年)》《教育部关于"十二五"职业教育教材建设的若干意见》等文件精神,随着我国医药卫生事业和卫生职业教育事业的快速发展,高职高专医学生的培养目标、方法和内容有了新的变化,教材编写也需要不断改革、创新,健全课程体系、完善课程结构、优化教材门类,从而进一步提高教材的思想性、科学性、先进性、启发性、适用性。为此,在国家卫生和计划生育委员会领导下,在高等医药教材建设研究会指导下,人民卫生出版社经过全国范围的调研,组织200余位编委编写了第三轮全国高职高专口腔医学、口腔医学技术专业规划教材。

第三轮教材修订紧紧围绕高职高专口腔医学和口腔医学技术专业培养目标,突出专业特色,注重整体优化,以"三基"为基础强调技能培养,以"五性"为重点突出适用性,以岗位为导向、以就业为目标、以技能为核心、以服务为宗旨,力图充分体现职业教育特色,进一步打造我国高职高专口腔医学和口腔医学技术专业精品教材,推动专业教育的发展。本轮教材修订坚持传承与创新的统一,坚持教材立体化建设发展方向,突出实用性,力求体现高职高专教育特色。在坚持教育部职业教育"五个对接"基础上,教材编写进一步突出口腔医学和口腔医学技术专业教育和医学教育的"五个对接":和人对接,体现以人为本;和社会对接;和临床过程对接,实现"早临床、多临床、反复临床";和先进技术和手段对接;和行业准入对接。注重提高学生的职业素养和实际工作能力,使学生毕业后能独立、正确处理与专业相关的临床常见实际问题。

本轮修订的全国高职高专口腔医学、口腔医学技术专业规划教材共14种,其中新增《口腔设备学》,同时将《口腔工艺技术概论》修改为《口腔工艺管理》。

主编和编者为来自全国26个省市自治区的高职高专口腔医学、口腔医学技术专业教学一线的专家学者。在全国高等医药教材建设研究会和全国高职高专口腔医学和口腔医学技术专业教育教材建设评审委员会的组织和指导下,对第三轮教材内容反复修改,对体例形式也进行了统一规范。针对口腔医学、口腔医学技术两个专业不同的学习要求,多本教材在各章章首分别列出两个专业的学习目标,并设置了小结、思考题等模块,同时鼓励各教材结合自身内容特点在正文中以插入文本框的形式增设一定篇幅的拓展内容,如"知识拓展"、"课堂互动"、"案例分析"等,以便于教师开展形式多样的教学活动,拓宽学生视野,提升教学效果。此外,根据学科特点及教学需要,本套教材中《口腔解剖生理学》、《口腔组织病理学》、

《口腔修复学》、《口腔医学美学》改为全彩印刷,以便教学与理解。

本轮教材还配套有网络增值服务内容,经过编委们的讨论与制作,围绕纸质教材,将大量难以在纸质教材中表现出来的内容,以视频、动画、彩色图片的形式展现,在人卫医学网教育频道(edu. ipmph. com)平台上形成便捷的在线数字化资源教学包,为教师提供教学素材支撑,为学生提供学习资源服务,以利于帮助学生有效掌握课本知识,熟练操作技能,增强学习效果,适应各级各类考试。

教 材 目 录

序号	教材名称	版次	主编	主审
1	口腔工艺管理(含网络增值)	1	吕广辉　岳　莉	
2	口腔解剖生理学(含网络增值)*	3	马　莉　原双斌	
3	口腔组织病理学(含网络增值)	3	宋晓陵　杨丽芳	
4	口腔内科学(含网络增值)	3	顾长明　杨家瑞	
5	口腔颌面外科学(含网络增值)	3	胡砚平　万前程	
6	口腔预防医学(含网络增值)*	3	李　月　吕俊峰	
7	口腔修复学(含网络增值)*	3	姚江武　麻健丰	
8	口腔正畸学(含网络增值)	3	左艳萍　杜礼安	
9	口腔材料学(含网络增值)	3	王　荃　马惠萍	赵信义
10	口腔医学美学(含网络增值)	3	于海洋　胡荣党	
11	口腔固定修复工艺技术(含网络增值)*	3	李长义　李水根	
12	可摘局部义齿修复工艺技术(含网络增值)*	3	林雪峰　潘　灏	
13	全口义齿工艺技术(含网络增值)*	3	王跃进　景先明	
14	口腔设备学(含网络增值)	1	李新春	

注:* 为教育部"十二五"职业教育国家规划立项教材

第二届全国高职高专口腔医学和口腔医学技术专业教材评审委员会名单

网络增值服务编者名单

主 编 李 月   吕俊峰

副主编 刘学聪   马玉宏   高永波

编 者 （以姓氏笔画为序）

马玉宏（黑龙江护理高等专科学校）

尹 刚（山西省汾阳医院）

吕长海（昆明医科大学）

吕俊峰（苏州卫生职业技术学院）

刘学聪（河北省儿童医院）

李 月（深圳职业技术学院）

李 杰（苏州卫生职业技术学院）

杨玉红（开封大学）

吴熙凤（深圳市龙岗区人民医院）

何 勇（深圳职业技术学院）

邱瑜蕾（苏州卫生职业技术学院）

郑晓丹（厦门医学高等专科学校）

高永波（深圳市龙岗中心医院）

黄 优（苏州卫生职业技术学院）

前　言

2014年1月，在厦门召开了教育部、国家卫计委"十二五"全国高职高专口腔医学和口腔医学技术专业第三轮规划教材主编人会议。会议明确了本轮教材修订的原则，即以教材建设为抓手，创新卫生职业教育教材建设体制机制，服务医学教育改革，推动医疗体制改革，同时兼顾学科发展和人才培养。根据主编人会议精神，按照人民卫生出版社的要求，正式启动了《口腔预防医学》第3版教材的修订编写工作。

我们在本轮教材的修订过程中仍然坚持"三基、五性、三特定"的编写原则，体现口腔预防医学学科特点。同时根据本轮教材修订原则，遵循以人为本的理念，紧贴行业一线，坚持质量标准，注重整套教材的整体优化，并力争实现"教材"向"学材"的转变。具体内容方面，我们在对第二版中正确、适当的内容予以保留的基础上，各章节内容均有了一定的更新与补充，新增了"错𬌗畸形的预防"的章节，同时为了便于学生学习，增加了学习目标、Box（知识拓展/理论与实践）、小结及思考题等部分内容。本教材适用于高职高专口腔医学和口腔医学技术专业，考虑到两个专业不同培养目标，对本课程的每章学习目标也进行了梳理。

在本教材的修订过程中，各位编者将自己较丰富的教学和临床经验以及国内外的相关进展融入本书中，使教材质量得到进一步提高，这里凝结着各位编者（包括第一、第二版）的智慧和汗水，在此对本版及第一、第二版的编者表示诚挚的谢意。

为了进一步提高本书的质量，以供再版时修改，因而诚恳地希望各位读者、专家提出宝贵意见。

李　月　吕俊峰

2014年8月

目　录

第一章　绪论 ……………………………………………………………………… 1

第一节　口腔预防医学的基本概念 ………………………………………… 2

一、预防医学的定义和内容 ………………………………………… 2

二、口腔预防医学的定义与研究对象 ……………………………… 3

三、口腔社会医学 …………………………………………………… 4

第二节　口腔预防医学的发展 ……………………………………………… 5

一、原始启蒙阶段 …………………………………………………… 5

二、理性发展阶段 …………………………………………………… 7

三、口腔预防医学的诞生与发展时代 ……………………………… 9

四、21 世纪口腔预防医学的前景 ………………………………… 12

第二章　口腔流行病学 ………………………………………………………… 15

第一节　口腔流行病学的概念、作用与发展 …………………………… 15

一、口腔流行病学的概念 ………………………………………… 15

二、口腔流行病学的作用 ………………………………………… 16

三、口腔流行病学的发展 ………………………………………… 17

第二节　口腔流行病学的研究方法 ……………………………………… 18

一、描述性流行病学 ……………………………………………… 18

二、分析性流行病学 ……………………………………………… 18

三、实验流行病学 ………………………………………………… 20

第三节　龋病流行病学 …………………………………………………… 21

一、龋病常用指数 ………………………………………………… 21

二、龋病流行特征 ………………………………………………… 23

三、影响龋病流行的危险因素 …………………………………… 26

第四节　牙周病流行病学 ………………………………………………… 27

一、牙周健康指数 ………………………………………………… 27

二、牙周病的流行特征 …………………………………………… 33

三、影响牙周病流行的因素 ……………………………………… 35

第五节　其他常见口腔疾病的流行概况 ………………………………… 36

一、牙颌异常 ………………………………………………………… 36

二、口腔癌 …………………………………………………………… 39

三、氟牙症 …………………………………………………………… 40

四、唇腭裂 …………………………………………………………… 41

五、口腔黏膜疾病 …………………………………………………… 42

第六节 口腔健康状况调查 …………………………………………… 43

一、调查目的 ………………………………………………………… 44

二、调查项目 ………………………………………………………… 44

三、指数和标准 ……………………………………………………… 49

四、调查方法 ………………………………………………………… 50

五、样本含量 ………………………………………………………… 51

六、误差及预防方法 ………………………………………………… 51

七、数据整理和统计分析 …………………………………………… 53

第三章 龋病的预防 …………………………………………………… 58

第一节 龋病致病因素 ………………………………………………… 58

一、细菌因素 ………………………………………………………… 59

二、宿主因素 ………………………………………………………… 60

三、饮食因素 ………………………………………………………… 61

四、时间因素 ………………………………………………………… 61

第二节 龋病预测与早期诊断 ………………………………………… 61

一、龋病预测 ………………………………………………………… 62

二、早期诊断 ………………………………………………………… 63

第三节 龋病的预防措施和方法 ……………………………………… 65

一、分级预防 ………………………………………………………… 65

二、预防方法 ………………………………………………………… 65

第四节 窝沟封闭 ……………………………………………………… 68

一、窝沟封闭的适应证与非适应证 ………………………………… 68

二、窝沟封闭剂的组成、类型和特点 ……………………………… 69

三、窝沟封闭的操作方法 …………………………………………… 70

四、窝沟封闭失败的原因及预防方法 ……………………………… 72

第五节 预防性树脂充填 ……………………………………………… 74

一、预防性树脂充填的适应证 ……………………………………… 74

二、预防性树脂充填的分类 ………………………………………… 74

三、预防性树脂充填的操作步骤 …………………………………… 75

第六节 非创伤性修复治疗 …………………………………………… 75

一、非创伤性修复治疗的适应证 …………………………………… 75

二、非创伤性修复治疗的基本材料和器械 ………………………… 76

三、非创伤性修复治疗的操作步骤 ………………………………… 76

　　第七节　氟化物防龋 ·· 77
　　　一、氟化物与人体健康 ····································· 78
　　　二、氟化物防龋的应用 ····································· 88

第四章　牙周病的预防 ·· 99
　第一节　牙周病的致病因素 ······································ 100
　　　一、始动因素 ··· 100
　　　二、危险因素 ··· 100
　第二节　牙周病的分级预防 ······································ 104
　　　一、一级预防 ··· 104
　　　二、二级预防 ··· 105
　　　三、三级预防 ··· 105
　第三节　控制菌斑 ·· 106
　　　一、菌斑显示 ··· 106
　　　二、菌斑控制的临床评估 ··································· 107
　　　三、菌斑控制的方法 ······································· 108
　第四节　控制相关危险因素 ······································ 112
　　　一、局部因素 ··· 112
　　　二、全身因素 ··· 113
　第五节　自我口腔保健方法 ······································ 114
　　　一、漱口 ··· 114
　　　二、刷牙 ··· 114
　　　三、牙线 ··· 123
　　　四、牙签 ··· 125
　　　五、牙间刷 ··· 126
　　　六、电动冲牙器 ··· 127

第五章　错𬌗畸形的预防 ·· 128
　第一节　错𬌗畸形的病因 ·· 129
　　　一、遗传因素 ··· 129
　　　二、环境因素 ··· 130
　第二节　错𬌗畸形的预防和早期矫治 ······························ 135
　　　一、错𬌗畸形的分级预防 ··································· 135
　　　二、错𬌗畸形的早期预防 ··································· 136
　　　三、预防性矫治 ··· 137
　　　四、缺隙保持器、阻萌器和导萌器 ··························· 140
　第三节　错𬌗畸形的阻断性矫治 ·································· 142

第六章　口腔其他疾病的预防 ······································ 145

第一节　口腔癌及其预防 …………………………………………………… 145
　　一、口腔癌与癌前病变 …………………………………………… 146
　　二、口腔癌的危险因素 …………………………………………… 147
　　三、口腔癌的预防 ………………………………………………… 149
第二节　牙外伤的预防 ……………………………………………………… 152
　　一、危险因素 ……………………………………………………… 153
　　二、牙外伤的预防措施 …………………………………………… 153
　　三、全脱位牙外伤的应急处理 …………………………………… 155
第三节　牙酸蚀症的预防 …………………………………………………… 155
　　一、危险因素 ……………………………………………………… 155
　　二、牙酸蚀症的预防措施 ………………………………………… 156

第七章　特定人群的口腔保健 ……………………………………………… 158
第一节　妇幼口腔保健 ……………………………………………………… 159
　　一、妊娠期妇女的口腔保健 ……………………………………… 159
　　二、婴幼儿的口腔保健 …………………………………………… 162
　　三、学龄前儿童的口腔保健 ……………………………………… 164
第二节　中小学生口腔保健 ………………………………………………… 166
　　一、中小学生口腔保健的特点 …………………………………… 166
　　二、中小学生口腔保健的方法 …………………………………… 166
第三节　青春期口腔保健 …………………………………………………… 168
　　一、青春期主要的口腔问题 ……………………………………… 168
　　二、青春期口腔保健方法 ………………………………………… 168
第四节　老年人口腔保健 …………………………………………………… 169
　　一、老年人口腔疾病流行状况 …………………………………… 170
　　二、老年人口腔保健方法 ………………………………………… 171
第五节　残疾人口腔保健 …………………………………………………… 172
　　一、残疾人口腔疾病的流行状况 ………………………………… 174
　　二、残疾人口腔保健的方法 ……………………………………… 175

第八章　膳食营养与口腔健康 ……………………………………………… 179
第一节　膳食营养与口腔生长发育 ………………………………………… 180
　　一、蛋白质与口腔健康 …………………………………………… 180
　　二、脂肪与口腔健康 ……………………………………………… 180
　　三、碳水化合物与口腔健康 ……………………………………… 181
　　四、钙、磷、维生素 D 与口腔健康 …………………………… 181
第二节　膳食营养与口腔疾病 ……………………………………………… 182
　　一、膳食营养与龋病 ……………………………………………… 182
　　二、膳食营养与牙周病 …………………………………………… 183

三、膳食营养与口腔黏膜病 ·················· 184
四、膳食营养与口腔感染、创伤 ··············· 184
五、与营养不良有关的口腔表征 ··············· 185
第三节 合理营养与膳食指导 ················· 186
一、糖的消耗与糖代用品 ··················· 186
二、合理营养 ························· 187
三、膳食指导 ························· 188

第九章 口腔健康教育与促进 ················· 191
第一节 口腔健康教育与口腔健康促进的概念 ·········· 191
一、健康与口腔健康 ····················· 191
二、口腔健康教育与口腔健康促进 ·············· 192
第二节 口腔健康教育与口腔健康促进的原则 ··········· 194
一、口腔健康教育的原则 ··················· 194
二、口腔健康促进的原则 ··················· 195
三、口腔健康教育与口腔健康促进的任务 ··········· 196
第三节 口腔健康教育的方法 ················· 196
第四节 口腔健康教育计划 ·················· 198
一、口腔健康目标 ······················ 198
二、口腔健康教育计划的设计 ················· 199
三、口腔健康教育的评价 ··················· 200

第十章 社区口腔保健 ···················· 203
第一节 社区口腔保健 ···················· 204
一、社区与社区口腔医学 ··················· 204
二、社区口腔保健 ······················ 204
第二节 社区口腔保健的内容与模式 ·············· 205
一、社区口腔保健的内容 ··················· 205
二、社区口腔保健的模式 ··················· 206
第三节 社区口腔保健模式的实践 ··············· 207
一、中国社区口腔卫生保健模式的实践 ············ 207
二、泰国社区口腔卫生保健模式 ··············· 208
三、其他国家社区口腔卫生保健模式 ············· 209
第四节 WHO 倡导的基本口腔保健 ·············· 209
一、社会决定因素的影响作用 ················· 209
二、社会保障政策的指导原则 ················· 209
三、WHO 的基本口腔保健 ·················· 210
第五节 初级口腔卫生保健 ·················· 210
一、初级卫生保健原则与目标 ················· 210

二、初级口腔卫生保健的内容 ………………………………………… 211

第十一章　口腔医疗保健实践中的感染预防与控制 ………………… 215
　第一节　口腔医源性感染与传播 ………………………………… 216
　　一、口腔医疗保健中的感染 …………………………………… 216
　　二、感染的传播方式与途径 …………………………………… 218
　第二节　感染控制 ………………………………………………… 219
　　一、患者的检查与评价 ………………………………………… 219
　　二、标准预防 …………………………………………………… 220
　　三、消毒及消毒剂 ……………………………………………… 221
　　四、器械灭菌 …………………………………………………… 222
　　五、口腔设备消毒 ……………………………………………… 224
　　六、医疗废物处理 ……………………………………………… 225
　第三节　口腔医源性感染疾病的预防 …………………………… 225
　　一、乙型病毒性肝炎的预防 …………………………………… 225
　　二、获得性免疫缺陷综合征的预防 …………………………… 228

参考文献 …………………………………………………………… 230

附录：实训教程 …………………………………………………… 233
　实训一　窝沟封闭与氟防龋措施 ………………………………… 233
　实训二　预防性树脂充填与非创伤性修复 ……………………… 235
　实训三　自我口腔保健 …………………………………………… 237
　实训四　社区学龄前儿童口腔健康调查及口腔健康教育 ……… 238
　实训五　社区中小学生口腔健康调查及口腔健康教育 ………… 240

第一章 绪 论

学习目标

口腔医学专业：

　　1. 掌握：口腔预防医学的定义；三级预防的定义、策略和途径；口腔健康的标准。

　　2. 熟悉：口腔预防医学的研究范围与研究内容。

　　3. 了解：口腔预防医学的发展历史及前景。

口腔医学技术专业：

　　1. 掌握：口腔预防医学的定义；三级预防的定义；口腔健康的标准。

　　2. 熟悉：口腔预防医学的研究内容。

　　3. 了解：口腔预防医学的发展历史。

　　医学是人类五千年发展进程中形成的保护人类、防治疾病的科学知识体系，是人类在求生存与发展，不断适应环境变化，与各种危害生命健康的危险因素做斗争的实践活动中产生和发展起来的。为人类提供卫生保健是医学的社会功能，现代医学已把它拓展为促进健康、预防疾病、医疗与康复四大领域。

　　人类五千年医学发展史表明，在各国的传统医学中都包含着预防和医疗两个部分。随着社会进步与科学技术的迅猛发展，尤其是最近 50 年，人类对医学的需求与期望不断提高，推进了医学发展的进程从个人到群体，以至全人类。20 世纪后半叶的现代医学发展已经开始抛弃把重点放在医治已患病人群的传统，而趋向于以预防人群疾病发生、控制疾病发展、维护人群健康为重点。1948 年世界卫生组织（world health organization，WHO）成立，提出"使所有的人都尽可能地达到最高的健康水平"，这一理念更新了医学与健康的概念，使医学成为人类健康的科学。

　　作为人体不可分割的一个重要组成部分，人的颅颌面、口腔与牙复合体的健康与机体的健康是密不可分的。科学研究发现，口腔中殖居着大量微生物种群。口腔不仅是 300 多种微生物的贮藏库、集散地，而且是许多慢性疾病危险因素的进入渠道，还是许多传染病，如乙型肝炎、艾滋病等的传播途径。古人警言"病从口入"的概念，如今有了更多的含义与解读。

以龋病和牙周病为主的口腔疾病常见、多发,虽说归属于慢性非传染病之范畴,但又都是感染性疾病,其病因发病机制受到多维因素影响,属多因素疾病,同时又影响着多种疾病。口腔疾病引起的病理改变,口腔的不健康、不卫生状况对人类整个健康造成的伤害与影响很大,耗费资源可观,拖累社会经济发展已成为国际共识。

第一节　口腔预防医学的基本概念

一、预防医学的定义和内容

预防医学是预防疾病,延年益寿,促进人体精神健康与效力的一门科学。它通过医师的临床实践(医学与口腔医学)为个人与家庭服务,通过公共卫生医师的公共卫生实践为社会人群服务,通过全社会与每个人的行动达到终止疾病的过程。人体疾病自然发展史可以分为病理形成前期和病理形成期两个阶段。大多数慢性疾病通常都是由多种致病因素——致病因子、宿主与环境因素相互作用对机体产生疾病刺激物所引起。按疾病自然发展史,预防措施可以从疾病发展的任何阶段介入,即预防贯穿于疾病发生前直至疾病发生后转归的全过程。1965 年 Leavell 和 Clark 根据疾病的自然史,把预防分为以下 3 级和 5 个阶段(表 1-1)。根据各个阶段的特点与内容,可将其划分为三级预防策略。三级预防原则已成为现代预防医学的核心策略。

表 1-1　Leavell 和 Clark 的三级预防

第一级预防		第二级预防	第三级预防	
一阶段	二阶段	三阶段	四阶段	五阶段
增进健康	特殊预防手段	早诊断早治疗	防止功能障碍	修复

(一) 一级预防或初级预防

一级预防(primary prevention)是指疾病处于病理形成前期,以病因预防为主,针对致病因素采取预防措施。强调自我保健、健康教育与促进,以及特殊的防护措施,即社区公共卫生措施,监测危险因素与疾病发展趋势。

(二) 二级预防

二级预防(secondary prevention)又称"三早"预防,即早期发现、早期诊断、早期治疗,是指疾病已经进入病理形成期,但处于疾病的早期阶段,及时采取适当的治疗措施,以阻止病理过程的进展,尽可能达到完全康复。

(三) 三级预防

三级预防(tertiary prevention)是疾病已发展到严重和晚期阶段,以防止伤残与康复功能为主要目的(如恢复器官的功能缺陷),尽可能恢复一定的生产能力和生活自理能力。

二、口腔预防医学的定义与研究对象

（一）定义

口腔预防医学（preventive dentistry）是口腔医学的重要组成部分，与口腔医学的各个领域都有着密切的内在联系，它是通过有组织的社会努力，预防口腔疾病，延续口腔健康和提高生命质量的一门科学和艺术。

口腔预防医学涉及口腔医学的各个方面，通过预防或减少口腔疾病的发生和发展，达到促进良好的口腔健康与功能的目的。因此，它很早就成为口腔医学的一门分支学科，关系到保存健康牙列，维持口腔结构尽可能长期处于一种适当的健康状态。就其战略地位的重要性而言，是口腔科学（基础口腔医学、临床口腔医学、预防口腔医学）三大组成部分之一。它包括初级预防：如氟化物应用、饮食控制、封闭窝沟、保护牙髓；二级预防（干预）：牙体外科、牙周病学、正畸学及其他领域的早期诊断与适当治疗；三级预防（修复）：固定与活动修复学方面的功能恢复与康复。

（二）研究对象

口腔预防医学以研究人群的集体预防措施为主要对象，以研究个人预防保健方法为基本要素，通过研究发现并掌握预防口腔疾病发生与发展的规律，促进整个社会口腔健康水平的提高。口腔预防医学中的人群是指在一定范围内的人群，可以小到一个家庭，也可以大到全人类。在这个群体中既包括患者，也包括非患者，而且常把这些人和其周围环境联系起来，它也可扩大到包括自然环境、社会环境在内的一个生态学和社会学的群体。

除了口腔专业人员与卫生工作者，口腔预防医学要求政府的支持，社会的关注以及个人的积极参与，具有很强的社会实践性。一切有关口腔疾病预防策略的确定，措施方法的实施与推广，都必须经过科学实践的验证。不仅要为口腔专业人士所认可，而且还要为社会和个人所能承担和接受。

（三）研究范围

口腔预防医学的研究范围应包括患者和群体，可分为基础口腔预防医学、临床口腔预防医学和社区口腔预防医学。

1. 基础口腔预防医学　基础口腔预防医学是以社区群体、临床患者、实验动物为研究对象，采用生物学研究方法探索和评价临床和社区口腔预防技术和措施，阐明口腔健康促进与口腔疾病预防相关的生物学机制，使口腔预防医学在临床和社区的应用更加科学化。医学发展史证明，没有基础医学的发展，临床医学就很难进步。

2. 临床口腔预防医学　临床口腔预防医学是以临床就诊者为对象，采用口腔预防措施，改善患者口腔健康水平，提高个体自我口腔保健能力的学科，包括个人口腔卫生内容。

3. 社区口腔预防医学　社区口腔预防医学是以社区大众为对象，采用口腔预防措施，改善群体口腔健康状态，包括公共口腔卫生内容。如社区氟化饮水的实施，社区口腔卫生政策的制订均属社区口腔预防医学研究内容。

（四）研究内容

口腔预防医学的研究内容应包括口腔卫生措施、口腔流行病学、口腔疾病预防等分支学

科,目前比较成熟的有以下几个方面:

1. 口腔流行病学 口腔流行病学是研究口腔疾病在人群中的发展和分布规律、探索其病因、性质以及影响流行因素,从而制订并评价口腔疾病预防,提高口腔健康水平对策和措施的一门科学。临床口腔医师应明确口腔疾病流行的基本条件、掌握口腔流行病研究的基本方法,从而对口腔疾病的认识由个体上升到群体,由生物上升到社会。

2. 口腔卫生措施 口腔卫生措施是研究口腔生物与致病环境,口腔卫生研究的重点内容是控制牙菌斑,消除软垢、食物残渣的方法,以及刷牙、漱口、牙邻面清洁、咀嚼、牙龈按摩、传统医学口腔保健功法等口腔卫生技术。临床口腔医师应熟练掌握个人口腔卫生技术,能够科学地对各类群体与患者针对性提出口腔卫生科学措施,进行口腔卫生技术指导。

3. 口腔疾病预防 口腔疾病预防是研究口腔疾病临床预防技术的一门学科,特别是对龋病、牙周病、牙颌畸形等常见口腔疾病的预防,临床口腔医师应了解当今世界最成熟的临床口腔预防技术,能够开展一般性的临床口腔疾病预防技术方法。

（五）口腔预防医学的局限性

狭义的口腔预防医学的研究对象和范围局限于预防和控制人群口腔疾病的发生,降低疾病的发病率,但很难消除这些疾病。虽然一般来说,预防是廉价的,治疗是昂贵的,但某些预防计划耗资可能庞大,大规模教育活动的效果又不很清楚,很可能为了行之有效而花费很多资金。因此,口腔预防医学总会在经济上有收益的论点并不都是正确的。策略措施的选择是否适当颇为重要,有些疾病也并非属于能够通过社会行为的改变可以预防的,如先天性缺陷与畸形。有些疾病的预防,虽然涉及行为方式的改变,但可能并不涉及文化或社会习惯的深刻变化。由此可见,口腔预防医学具有社会因素方面的局限性。

三、口腔社会医学

口腔社会医学主要涉及社会健康促进,它是与群体有关的口腔医学的一个新分支,是以口腔医学为基础,由社会科学与流行病学衍生而来的一种策略和手段。其目的是为了群体健康,发展社会诊断和计划实施的必要技术。它是口腔预防医学发展与深化的新阶段,反映了现在口腔医学高度分化与高度综合的必然结果,因而成为整个口腔医学现代化的重要标志。其研究对象与着眼点是从事人群口腔健康状况的研究,重视影响口腔疾病的社会因素,从预防着手,包括治疗、修复与康复。口腔医学社会化,把口腔卫生保健事业纳入整个社会发展总体系统内,为制订口腔社会卫生保健发展总体规划、目标、策略、措施与方法选择,更新观念提出理论依据,从而改善社会口腔卫生状况,提高全民口腔健康水平。

口腔社会医学的基本任务是:研究社会政治、经济、文化、社会福利、行为习惯、生活方式、科学技术、卫生系统的组织机构和卫生保健体制等对人群口腔健康的影响及其相互作用;以社区为单位,以人群为对象进行口腔卫生状况及其改善的策略研究和社区口腔保健模式试点研究;为国家和地方决策、管理与技术实施部门提供口腔社会医学咨询与技术服务。

口腔社会医学的基本内容是:论述与口腔医学有关的社会诸方面因素——人口、环境、社会结构与功能、政治经济、法律道德和风俗习惯;阐述各种口腔健康问题与社会的关系——经济、社会文化、生产方式、生活方式、社会心理行为、口腔保健服务与口腔卫生立法；社会预防与控制措施——预防技术方法、健康促进、教育、行政、法律与经济措施、社会措施、监督与评价。

口腔预防医学和口腔社会医学这两门学科的关系非常密切，在我国现行的教育体制中尚不能将两者完全分开。口腔预防医学和口腔社会医学的发展，对未来口腔医学的发展与人群口腔保健具有重要的意义，两者缺一不可。但口腔预防医学与口腔社会医学两者也是有区别的，两者的主要的区别在于：口腔预防医学侧重于纵向研究自然环境、社会环境与人工环境致病因素对人体的影响，以其特有的知识与技能，为特定社会与特定人群提供服务，从不同的角度为预防和控制口腔疾病做出贡献，并为口腔社会医学研究与服务提供技术支持；口腔社会医学是研究大众口腔健康科学整体的本质及其发展规律的科学，它侧重横向研究影响人群口腔健康的社会因素，即以一定范围的社区和卫生系统为对象，以口腔健康问题为中心，做出适时的"社会诊断"，制订相应的对策，选择或发展相应的干预措施。

第二节　口腔预防医学的发展

虽然没有记载和证据，但是恐怕没有人怀疑，自从地球上出现了人类，就有了口腔疾病。但由于古代不发达的生产力限制，过去的口腔预防医学以个体摄生为特征，现代以群体为研究对象的口腔预防医学是在工业化社会发展中形成的。世界与中国有文字记载的口腔医学史约5千年。公元前约1400年殷墟甲骨文就有"疾齿"、"疾口"与"龋"的记载(图1-1)。整个口腔预防医学发展史，大致可以分为以下四个阶段：

图1-1　我国殷墟甲骨文中的"齿"与"龋"

一、原始启蒙阶段

原始启蒙阶段或可称之为经验主义时代，大约在公元前14世纪至公元1840年间。远在公元前3世纪，人们就已知早起饭后漱口，公元3世纪后，有使用牙签、叩齿等方法的记录，7世纪用树枝揩牙，13世纪已开始制造牙刷，使用牙粉刷牙。宋代杨仁斋著《直指方》曰：

5

"百物养生,莫先口齿"。若要维护人体健康,首先就要保持口腔的功能正常,足见古人对口腔卫生保健极为重视。口腔卫生保健是维护和提高口腔健康水平及防治口腔疾病的重要措施,《圣济总录》曰:"齿者骨之所终,髓之所养,催伏诸谷。号为玉池,揩理盥漱,叩啄导引,务要津液荣流,涤除腐气,令牙齿坚牢,齿槽固密,诸疾不生也"。《内经》所说"圣人不治已病,治未病"。强调防患于未然的预防思想,对于口腔卫生保健方法,积累了丰富的经验,收到显著成效。

（一）漱口

古代已认识到漱口对口腔卫生的重要性。公元前1100年,西周《礼记》有"鸡初鸣,咸盥漱"的记载。公元25年《金丹全书》记载:"今人漱齿每以早晨,是倒置也,凡一日饮食之毒,积于齿缝,当于夜晚洗刷,则污垢尽去,齿自不坏,故云晨漱不如夜漱,此善于养齿者。今观智者,每于饮后必漱,则齿至老坚白不坏,斯存美之功可见矣"。此时已认识到应早晚洗刷和漱口,并且夜间洗刷比早晨重要。西汉名医谆于意认为龋齿是"食而不漱"所致,李鹏飞著《延寿书》记载:"食毕漱口数过,齿不蛀"、"凡饮食讫,辄以浓茶漱口,烦腻即去而脾胃自和",指出应当经常于饭后、睡前漱口,才能保持口腔卫生,避免龋齿的发生,也说明祖先早就有了良好的漱口习惯。到清代光绪年间,已有漱口药方,供慈禧、光绪漱口。直至今日,漱口已成为普通百姓的口腔卫生习惯。

（二）叩齿、揩齿与洁齿

公元前500年汉墓中的简帛医书——《养生方》记载:"朝夕啄齿不龋","叩齿"似乎有一定的口腔保健作用。公元前400年《黄帝内经》中的《素问·诊要经终论》曰:"齿长而垢"。唐代孙思邈(581—682年)《备急千金要方》的"齿痛论"记载:"每旦以一捻盐内口中,以暖水含,揩齿及叩齿百遍,为之不绝,不过五日,口齿即牢密"这时已见"揩齿"之说。2000多年以前,希腊医师就熟悉印度除口臭的配方,在白酒中加入洋茴香,莳萝与没药。最早的洁牙剂,特别是牙粉,源于古希腊。

（三）刷牙、植毛牙刷、牙签

我国于公元前数世纪已经开始用刷牙方法来清洁牙齿,但使用的工具很简单,就是用杨柳枝,东汉高世安译《佛说温室洗浴众僧经》中讲到洗浴时所需的七种用具,其中有"六者杨枝"之句。当时的杨枝,就是一种将杨枝的一端或两端砸扁成刷状制成的牙刷,形如扫帚,以蘸药刷齿。公元916—1125年的辽代已有骨柄植毛牙刷。从内蒙赤峰县辽驸马墓的随葬品中见到两把骨制牙刷柄,与近代牙刷相似。元代的罗元益著《卫生宝鉴》提倡要早晚刷牙两次。到了明代,帝王们的一些牙上都有楔状缺损,说明刷牙已成为习惯。使用牙签的记载也相当久远:元代赵孟頫(公元1254—1322年)在《老态》一诗中叙述"食肉先寻剔牙签"。1570年英国女王Elizabeth收到一件装有6根金牙签还有"擦牙布"的礼物。莎士比亚在他的剧本里多次间接提到牙签,说明牙签是当时上流社会的一种时尚。

（四）砂糖损齿

唐初,孟诜(公元621—714年)著《食疗本草》中记载:"多食砂糖有损牙齿"。而日本到1881年才有类似记载。16世纪的英国牧师医师Andrew Boorde出版了一本最早的英国医学书,指出牙疼与糖有关系。

（五）牙结石与洁治术

《素问·诊要经终论》曰:"齿长而垢",《灵枢·卷三》曰:"骨肉不相亲则肉软却,肉软却故齿长而垢发无泽",说明当时我国已经认识到牙齿伸长、牙垢堆积、牙周退缩等牙周疾病的主要症状。

皇甫谧著《针灸甲乙经》曰:"齿动痛,不恶清饮取足阳明;恶清饮取手阳明",记载了用针灸疗法治疗牙周病。《外台秘要》关于牙结石的记载甚为详细:"附齿,有黄色物,如烂骨状,名曰食床,凡疗齿看有此物,先以钳刀略去之,然后依方用药;其齿内附着齿根者,形如鸡子膜,有如蝉翼缠著齿者,亦须细看之,不尔,甚齿龇永不附着齿根也"。可见当时对龈上结石和龈下结石都已有了明确的认识,并已能使用器具刮除牙结石,使牙龈重新附着。

(六)氟牙症

三国时期魏国学者嵇康在《养生活》中记载有"齿居晋而黄。推此而言,凡所食之气,蒸性染身,莫不相应"。晋指今山西省,根据其摘述有地方性齿黄的特点,他观察到住在山西的人牙齿是黄的,认为这种黄牙与生活环境有关,可能是生活中的某些物质,通过饮食影响牙齿和全身的健康,他还观察到:"熏之使黄,而无使坚",明确指出黄牙是不坚固的,这是世界上最早对氟牙症的记载,实如现代医学中的地方性氟中毒——氟牙症的特征。

总之,在口腔预防的启蒙阶段,不论在国内还是国外,已经开始发明并应用了多种原始的口腔保健用品与口腔卫生方法。但是,由于当时科学水平的限制,还不能确切地知道这些口腔保健方法的效果以及防病机制。

二、理性发展阶段

理性发展阶段(或称科学基础形成与临床科学发展时代)在1850—1950年间。以社会经济学发展与自然科学进步为基础,欧洲的文艺复兴运动推动了医学与口腔医学的发展。

(一)十七八世纪的欧洲

17世纪,基础科学有了伟大发现,这些发现成了现代医学的基础,但是医学实践仍然是迷信、无知、没有活力的。

显微镜的发明开创了一个科学研究的新世界。早在300多年前,荷兰出生的列文虎克(A. V. Leeuwenhoek)发明了双凸透镜,即一种简单的显微镜,并从一个8岁男孩的口腔内取出牙垢,首次发现了人类的口腔是一个细菌世界。他通过一系列观察研究得出结论:每个人口腔内都生活着比荷兰全国人口更多的"小动物"。

18世纪,牙医学实践发生了深刻的变化,最终成为一门独立的学科。18世纪的法国医师福查德(Fauchard)与英国医师约翰·亨特(J. Hunter)联合编著了《实用牙医论集》,第一次把牙医学知识系统化。从18世纪至19世纪,用于牙科临床的器械和材料的发明比较多,例如拔牙钳、陶瓷牙、牙科椅、脚踏牙钻机等。1839年,世界上第一本牙科杂志——美国牙医学杂志(*American Journal of Dental Science*)创刊。由于两位著名牙科医师Hayden与Harris的努力,1840年美国马里兰州的巴尔的摩牙医学院成立,同时成立了世界上第一个全国性牙科医师学会。1859年,美国牙医学会成立。1889年在法国巴黎举办了第一次世界牙科会议。

(二)科学基础的形成

19世纪末的20年间,两项主要发现推动了牙医学专业的革命并指出了新的口腔医学途径,它们的影响扩展到口腔医学的教学、研究以及临床实践的各个方面。这一期间,与口腔预防的科学基础发展有关的两个重要方面——米勒(图1-2)在口腔微生物学方面提出的龋病化学细菌学说及氟化物防龋作用的发现,为预防口腔医学的发展奠定了坚实的科学基础。

图1-2 米勒(W. D. Miller)

米勒(W. D. Miller)是美国牙科医师、微生物学家,被誉为口腔微生物学之父。他于1880—1896年进行了口腔细菌学研究,证明细菌作用于糖,产生酸使釉质脱矿而引起龋,于1889年在《人类口腔微生物学》一书中提出了龋病病因学说——化学细菌学说。1883年提出了牙周病可能是多种因素的内源性感染,"人类口腔是个感染灶"。1896—1905年Plant与Vincent先后发现杆菌和螺旋体与急性牙周炎有关,链球菌与慢性牙周病有关系。1911年Hunter指出感染的牙可引起许多系统性紊乱。1914年Rosemor报道从感染牙分出的链球菌可定殖于实验动物的某些组织中。

另一个重要发现是氟化物及其应用。1805年Morichini发现人牙釉质中含氟化物。1846年Wilson在英国发现水中存在氟化物。他相信自己是首次从海水中查出氟化物。1847年Ficines报告认为釉质与牙本质中存在氟化物。1874年Ehrhardt在德国月刊"*Memorabilia*"报告氟化物有增强釉质防龋的作用。当时在英国开始推荐儿童与孕妇用氟丸(氟化钾)防龋。1893年Hillebrand首次报告了新墨西哥温泉饮水氟浓度为5.2ppm(10.7% CaF_2)(1ppm约等于1mg/L)。1896年另一个德国人A. Denninger指出氟化物作为对抗牙科疾病的制剂,饮食中缺氟是引起牙病的重要因素,儿童、孕妇应补充氟化钙防龋。总之,19世纪末20世纪初,在英国已应用氟化钙防龋。在丹麦有氟防龋的出版物,把氟化物与牙健康的关系提前了40年。

在20世纪初的十几年里,美国的Frederick McKay、Black通过调查,获得了两项重大发现:一个是斑釉牙(mottled enamel)流行的原因可能是由于科罗拉多温泉水中存在的某种物质的影响,另一个是在斑釉条件下似乎不增加龋齿易感性。另外在一些改变水源的地区,儿童的斑釉消失,牙正常。但是还没有找到最终的答案,但研究一直在进行。1931年,宾夕法尼亚New Kensington ALCOA实验室的化学家发现了水样中存在着高浓度氟含量,达到13.1mg/L,其他地区的水样分析也同样证实了氟含量高。经过将近30年的时间,McKay的问题终于得到了解决。1931年美国H. T. Dean博士负责的斑釉牙流行病学调查结果表明:随着饮水氟浓度增加,斑釉牙的严重程度增加。另外还提供证据,饮水氟含量不超过1mg/L,没有公共卫生意义。同时在高氟地区提出改水的建议,水氟浓度不超过1mg/L,最重要的结论是饮水氟浓度高是引起斑釉牙的最重要原因。紧接着又对氟牙症与龋病之间可能存在着负相关的关系进行了调查,结果显示随着饮水氟浓度的增加,人群中的龋发生率降低,研究进一步显示在饮水氟浓度为1mg/L时龋病患病率最低。1944年密执安大学牙学院与州卫生当局决定在Grand Rapids开展饮水氟化试验,并在Grand Rapids和Muskegon两个情况相似的地区作基线调查,1945年1月正式开始饮水加氟。

20世纪初,西方现代牙医学开始传入中国。随着牙科诊所、学校的建立,有关口腔卫生的刊物、宣传、展览、牙膏陆续开始出现,龋病、斑釉牙等调查开始进行。例如:公元1919年中国保牙会成立,并主编《口腔卫生月报》创刊,为我国早期的口腔健康教育组织和口腔卫生保健宣传刊物;1926年上海生产的三星牌管状牙膏问世;1930年科普读物《家庭口腔卫生学》出版;1935年司徒博提出了"发展我国齿科医学事业,推行口腔卫生的计划"报告;同年上海牙医公会举办了第一届口腔卫生展览会;1936年对上海高桥小学学生进行了牙齿调查;

1936年调查了吸烟对牙齿与口腔组织的影响;1942年周大成在沈阳对农村学童龋蚀频度进行了调查;1944年郑麟蕃在北京调查了中小学生的口腔状况;1945年发表了贵州氟区斑釉牙调查,同年上海又有消治龙(磺胺)药物牙膏问世;1947年朱端伯发表了氟与龋齿预防的文章。上述这些事件均表明具有一定科学基础的口腔预防医学已在中国开始萌芽并逐渐开始发展。

知识拓展

世界卫生组织(WHO)

世界卫生组织是联合国下属的一个专门机构,其前身可以追溯到1907年成立于巴黎的国际公共卫生局和1920年成立于日内瓦的国际联盟卫生组织。第二次世界大战后,经联合国经社理事会决定,64个国家的代表于1946年7月在纽约举行了一次国际卫生会议,签署了《世界卫生组织组织法》。1948年4月7日,该法得到26个联合国会员国批准后生效,世界卫生组织宣告成立。每年的4月7日也就成为全球性的"世界卫生日"。同年6月24日,世界卫生组织在日内瓦召开的第一届世界卫生大会上正式成立,总部设在瑞士日内瓦。世界卫生组织是国际上最大的政府间卫生组织,它负责对全球卫生事务提供领导,拟定卫生研究议程,制定规范和标准,阐明以证据为基础的政策方案,向各国提供技术支持,以及监测和评估卫生趋势。世界卫生组织的宗旨是使全世界人民获得尽可能高水平的健康。该组织给健康下的定义为:"身体、精神及社会生活中的完美状态"。1972年5月10日,世界卫生组织承认中国的合法地位。截至2014年,世界卫生组织共有194个会员国。

三、口腔预防医学的诞生与发展时代

预防医学作为一门系统的科学诞生于18世纪末、19世纪初。口腔预防医学的诞生在1950—1989年间。

1948年世界卫生组织(WHO)成立,在其宪章中明确规定了WHO的宗旨是"尽可能使全人类达到最高的健康水平",并明确阐述"健康是每个人的基本权利之一,不分种族、宗教、政治信仰、经济或社会状况"。从20世纪50年代开始,在把重点放在传染病、环境危害与营养缺乏的同时,建立了口腔卫生项目,以保持和促进全球人口达到可以接受的口腔健康水平的目标。在认识到充填治疗、拔牙与外科手术、冠桥与义齿修复并不能从根本上解决全球人口的基本口腔健康问题时,即开始制订总政策,在全球范围内开展预防和控制口腔疾病的项目活动。最早支持在新西兰召开的氟化物研讨会以及在美国、加拿大等开始的饮水氟化项目,组成了15个专家委员会作为WHO的专家咨询机构。20世纪60年代以来,组织专家制定了口腔健康调查基本方法(1~5版)、国际疾病分类法(1~10版)。自1969年以来,建立了全球口腔资料库,每年发布一次全球龋病流行趋势报告。20世纪70年代以来,在1975年与1978年的两次世界卫生大会上,通过了有关饮水氟化预防龋病的两项决议,并向各成员国做出积极推荐。把12岁儿童的龋均不超过3作为一项指标纳入2000年人人享有卫生保

健的指标体系之中,并提出了 2000 年人人享有卫生保健的同时,也享有口腔卫生保健。1978 年把社区牙周治疗需要指数(CPITN)作为标准纳入口腔健康调查基本方法(第 4 版简化为社区牙周指数 CPI)。1979 年,WHO 与国际牙科联盟(FDI)联合提出了 2000 年全球口腔卫生保健目标的指标体系。在 WHO 提出的人体健康十大标准中,把口腔卫生作为十大标准之一,其具体内容是"牙齿清洁,无龋洞、无痛感,牙龈颜色正常、无出血现象"。

20 世纪 60 年代,美国国立牙科研究所(NIDR)的主要贡献是证实了龋病与牙周病都是感染性疾病。20 世纪 70 年代 NIDR 的病毒学研究(如疱疹病毒等)得到了世界的公认,并且在全美氟水含漱示范项目、社会行为科学与口腔健康的关系等研究方面取得了进展。1998 年又将国立牙科研究所改名为国立牙科颅面研究所(NIDCR),进一步扩展了其研究范围。

20 世纪 70 年代以来,WHO 口腔卫生处与 FDI 合作,组成了 15 个联合工作组,开展了广泛的合作研究。1970 年 WHO 制成了一个有 11 个国家参加的口腔保健提供系统国际合作研究项目(ICS I),并在 20 世纪 70 年代中陆续在各个国家进行了调查与资料收集工作,直至 1985 年才完成了整个调查工作并由 WHO 出版了"口腔卫生保健系统"的专项调查文集,其后又组织了由 6 个国家参加的 ICS II 项目,主要调查口腔卫生健康结果(oral health development programme),到 20 世纪 90 年代中期完成整个报告。

20 世纪 80 年代以来,WHO 的主要工作是开展社区预防并帮助发展中国家培训人员,建立机构,开展项目,统称为国际合作口腔卫生发展项目(International Collaborative Oral Health Development Outcomes)。在 1983 年和 1989 年世界卫生大会上的决议案中,确认把口腔卫生保健纳入初级卫生保健途径作为其中一个组成部分,成为普遍的策略。1982 年在泰国清迈成立了 WHO 地区口腔卫生保健中心,开展了社区口腔保健模式的试点,尝试采用模拟操作培训基层口腔保健人员。不久,又在叙利亚大马士革成立第二个地区中心,开始了学校口腔健康教育的试点。到 20 世纪末,WHO 已在全球建立 38 个口腔卫生保健合作中心和 4 个地区合作中心。

在这一时期,另一个对全球口腔预防保健有深刻影响的权威机构——美国国立牙科研究所也是成立于 1948 年。NIDR 成立后 10 年,主要是确认了社区饮水氟化防龋项目的安全、有效与经济。1956 年在 Grand Rapids 的调查结果显示,儿童龋发率下降了 60% 以上,使饮水氟化项目取得了重大的科学突破,历史上第一次证明龋病是可以预防的,是牙科保健的一项革命。如今,饮水氟化项目已经得到了世界上 150 多个科学与卫生组织的认可,已有 39 个国家 2 亿 1 千万人在饮用氟化水。饮水氟化被称为继饮水净化、牛奶巴氏消毒、免疫注射之后的第四次公共卫生革命。

中国预防医学的发展主要还是始于 20 世纪中叶。牙医学向口腔医学的调整与发展也从这个时期开始。20 世纪 50 年代初,预防牙医学曾作为一门课程在几所大学的牙医学系内讲授,在口腔医学迅速发展的阶段,由于受到当时苏联教学模式的影响,预防牙医学不再作为一门课程,而并入口腔内科学范畴。20 世纪五六十年代,龋病的社会调查、龋病病因学的研究、氟的研究以及在广州、东莞相继开始的饮水氟化防龋试点项目,还有口腔医疗小分队在学校与厂矿、居民区与农村开展的普查普治与群防群治工作等还是取得了一定的经验,有了一定的发展。例如:1950 年上海《大众医学》专著,设立了口腔卫生宣传教育专栏。1951 年在北京设立流动口腔保健站,1957 年成立龋病牙周病全国调查委员会,制订统一调查标准,1958 年姜元川编著了第一本《牙病预防学》专著,比较全面地阐述了牙病预防的原理与方法,提出了牙病预防学的学科性质是"自然科学与社会科学的结合",对象是"群体口腔健康",内容是"调查统计、实验研究、宣教推广三个类型,组成相互联系的一门完整学科……是口腔科方面的一种社会医学和预防医学"。尽管从现代预防医学发展的水平看,在认识、内容和方法上还有欠缺与不完善之处,但对推动我国口腔预防医学的发展起到奠基的作用。此外,20世纪60年代还在龋病、牙周病病因学、氟防龋作用方面开展了研究,并对高氟地区的氟牙症流行状况进行了调查。20世纪70年代,广州饮水氟化一度出现氟牙症而引起了学术争议。1975年卫生部等三个部联合下文在全国推广保健牙刷,并开始了防龋涂料、变形链球菌与龋病关系的研究,分析了中国人的龋病患病状况。1979年北京医科大学口腔医学系第一个成立了口腔预防科。

20世纪80年代以来,WHO开始帮助中国发展口腔保健项目。1981—1983年联合国开发署(UNDP)首先资助中国发展口腔预防项目。1981年举办了首次全国高校教师培训班与研究合作中心。同年,在卫生部领导下,由北京医科大学口腔预防科负责指导开始采用WHO标准方法,第一次进行了全国学生龋病与牙周病流行病学调查,使中国的口腔预防医学开始逐步与国际接轨。1984年公布了调查结果。1985年得到了联合国儿童基金会(UNICEF)的资助,在部分地区开始了为期5年的学校儿童初级口腔卫生保健项目。1985年开始以山西运城为发端,探索中国农村社区口腔保健模式。1987年第一版高等口腔医学专业教材《口腔预防医学》正式出版。至此,全国已有5所高校成立了口腔预防医学教研室,口腔预防医学作为一门独立专业课开始正式纳入教学课程;同年中华医学会口腔医学专业委员会口腔预防医学学组在天津召开了全国第一次口腔预防医学学术会议,交流了中国口腔预防医学领域研究的进展。1988年WHO西太平洋地区办事处在运城召开了本地区的口腔保健项目管理研讨会,并确定运城口腔卫生学校为WHO农村口腔保健合作中心。继1987年北京WHO/DANIDA口腔公共卫生培训班之后,于1988年底成立了全国牙病防治指导组。1989年5月在北京举办了第二届国际预防牙医学大会,使中国与世界开始了口腔预防医学领域的第一次国际交流。同年9月20日以"爱牙健齿强身"为中心主题,开始了全国爱牙日活动。

知识拓展

爱牙日

1989年,由卫生部、国家教育委员会等部委联合签署,确定每年的9月20日为全国爱牙日。宗旨是通过爱牙日活动,广泛动员社会的力量,在群众中进行牙病防治知识的普及教育,增强口腔健康观念和自我口腔保健的意识,建立口腔保健行为,从而提高全民族的口腔健康水平。建立爱牙日是加强口腔预防工作,落实预防为主方针的重要举措。

20世纪90年代以来是口腔预防医学及口腔卫生保健在全球的发展阶段,主要反映在以下几个方面:

1. 从WHO、GODB的全球龋病发展趋势的检测调查报告揭示,大多数工业化国家,包括少数发展中国家和地区龋病患病率出现大幅度下降;但是,许多发展中国家龋病患病率出现了不同程度的上升趋势。许多国家的口腔卫生保健体制不适合于公众的最基本需要。

2. WHO 与其他国际组织多次召开了国际学术研讨会,对龋病出现下降的主要影响因素做出了科学分析,并达成共识:通过预防项目适当应用氟化物,讲究口腔卫生与采纳有益于口腔健康的饮食习惯是成功的主要原因。

3. 1994 年 WHO 提出"口腔健康促进生命健康",以此动员全体成员国的口腔专业人员与公众都来重视口腔健康这个重要的公共卫生问题,并与 FDI、IADR 等国际组织合作,使该年成为连续开展活动的口腔卫生年。

4. 广泛推动社区口腔保健示范项目:包括国际牛奶氟化防龋、食盐氟化防龋、含氟牙膏、窝沟封闭、含氟涂料、非创伤性修复治疗(ART)等。

5. 开展主要适合于发展中国家和贫困地区的综合口腔保健项目,包括急诊保健、口腔健康教育、口腔疾病预防与控制,如推荐一种全身用氟措施和含氟牙膏,应用 ART 治疗龋病。

6. WHO 正开始进行变革,加强通力合作的一体化进程。口腔卫生与非传染病的社区合作项目将在三个方面进行:①全球学校健康倡议行动;②发展与评价非传染病危险因素调查;③对抗走马疳国际行动网。

7. 建立国家口腔健康概貌项目(CAPP),于 2000 年通过国际互联网向 WHO 主要成员国提供 CAPP 标准信息。

8. WHO 提出了全球 2010 年的口腔保健目标,以供各国参考。

口腔预防医学在国内取得的主要进展是:制订了 2000 年我国口腔预防保健目标规划,完成了第二次全国口腔健康流行病学调查与报告,自 1989 年以来连续开展了全国爱牙日活动并对其社会影响进行了检测与评价。成立了全国牙病防治基金会,资助了一批口腔预防应用研究项目,1996 年与 1997 年分别成立了中华预防医学会口腔卫生保健专业委员会与中华口腔医学会口腔预防医学专业委员会,同时举办了口腔预防保健最新进展国际学术报告会与第一届国际龋病预防学术研讨会,举办了 ART 培训班,在口腔预防医学的教学方面,编著出版了全国统编教材《口腔预防医学》。许多高等与中等院校都单独开设了口腔预防医学课程,并开始探索社会实践的途径,以便使新一代口腔专业人员在知识、态度与技能方面具备从事社区口腔保健工作的能力。

四、21 世纪口腔预防医学的前景

随着 21 世纪的到来,人们对口腔健康的需求更多、期望更高。没有口腔疾病和保持最佳的口腔功能状态,已经成为人们追求高质量生活的目标之一。

人类的口腔除了口腔疾病,还是许多感染性疾病的传播途径和不健康因素的载体。例如:精神压力、烟酒及其他毒物,还有某些地方习俗都可能有损于口腔和全身健康。因此,促进口腔健康信息的传播,防止有害因素对正常口腔功能及全身健康的伤害,应该纳入 21 世纪口腔健康的目标之内。

氟化物的应用已经使龋病大幅度下降,如果全面采取预防措施,将会使儿童与成人的龋病继续下降,至少到 2025 年时 50～60 岁的人会出现这种状况。对龋病的对策主要是预防和控制,而不是治疗。有些人群对危险因素更敏感,或者较多暴露于危险因素之中。对这些危险因素需要有更多的研究、认识、报告和处理。

某些工业化国家牙周健康已得到改善。情况改变的原因主要是良好的口腔卫生起到关键作用:预计到 2025 年牙周病会有明显下降。最终消除这两大类口腔疾病不仅合理,而且很有可能。因为现代的知识已经足以控制龋病和牙周病,没有其他学科能像口腔预防医学这样,如此快地取得了巨大成果。因此,WHO 早已在 1994 年就提出了 2010 年的全球口腔健康状况目标与促进措施。

WHO 提出的未来 10 年全球目标的重点,还是放在影响人群范围最大,对人们生命质量影响严重的龋病与牙周病及其后遗症方面。除此之外,在不同的国家和地区,不同的种族与人群中,还有其他口腔疾病的困扰。例如,口腔癌与癌前病变、口腔黏膜疾患、艾滋病毒感染、颅颌面功能紊乱、牙颌畸形以及外伤等。这反映出不同的人群在未来将会有完全不同的口腔健康需求,同时将从专业教育、培训与服务两个方面导致专业结构的根本改变。

在口腔保健提供方面,全球将趋向于私有化发展。工业化国家的学校口腔保健项目突出预防为重点,减少治疗,重视老年人口腔保健,以及高危人群的预防措施。发展中国家有多种保健提供体制,大量的西方式私人开业和很少的国立机构,卫生部门只能在妇幼保健机构与中小学校提供预防项目,为成人只能提供急诊性保健。

在口腔专业教育方面,将以更广泛的教育来取代牙医教育。在基础教育方面,开设了许多新课程,如遗传学、分子生物学、环境与行为科学、信息学与社区健康。在临床教育中,趋于教学预防、全面口腔保健、医疗组合途径、保持口腔健康和治疗疾病。除了增加预防与口腔社会医学的学时与社会实践管理,有些国家已经建立了健康科学系或学院。

面向 21 世纪的新型口腔医师应具备临床与社区两方面的技能。应该具有能进行生活方式指导、报告、管理、诊断治疗、多学科联系、科学研究等一整套完备的工作能力。WHO 将以口腔健康为目标,提出一套国际健康科学课程方案,勾画口腔健康科学的新概念。

在发展中国家,应重点开发综合口腔保健项目,其内容包括急诊保健、健康教育、一种全身用氟措施、加上含氟牙膏应用,以及推广 ART,这一项目适合于各种经济发展水平。在口腔保健与非传染病的合作方面,将集中在创立全球健康学校,发展与评价非传染病危险因素调查及对抗走马疳国际行动三大项目上。2001 ~ 2005 年期间,在国家水平上,发展社区口腔保健计划。采取有效的社区干预措施:在地区水平扩大和支持示范项目,口腔保健纳入整个保健提供系统,最大限度地开展预防性保健和非侵入性保健。在地区范围内进行多国比较研究,增加人群口腔保健的覆盖率,提高口腔健康质量水平;在全球水平上,将进一步促进适量用氟,适当口腔卫生并推荐健康饮食和有益于健康的饮食与生活习惯,使它成为大多数国家的行动准则。在资源有限的国家,强调发展可以负担得起的社区预防项目与口腔保健服务。

我国口腔预防医学与大众口腔保健的未来发展将立足于最近 10 年中国牙病预防发展的基础。从第三次全国口腔健康流行病学调查结果揭示出的主要口腔健康问题,以及我们对主要问题的认知水平、现时国情状况,可以得到和利用的资源,以及我们的研究与指导能力,确定重点,分清主次,把主要目标设定在普遍改善全民的口腔卫生状况方面,主要工作重点放在发展初级口腔卫生保健。增加初级口腔卫生保健服务的科技含量,从积极健康促进与科学防护措施两个途径入手。继续开展好每年一度的全国爱牙日宣传教育活动,推动全民自我口腔保健行动,建立健康促进家庭、健康促进学校和健康促进社区等。

国家将口腔卫生工作作为公共卫生工作的重点内容之一,2004 年卫生部制订了《中国口腔卫生保健工作规划(2004—2010年)》,其总目标包括:①建立以卫生部门为主导,多部门合作和社会团体共同参与的牙病防治协调机制;②建立与完善全国牙病防治指导网络,提高牙病防治队伍的素质及口腔疾病防治工作的整体水平;③加强口腔健康促进与教育工作,增强全民口腔保健意识与自我口腔保健能力,实现人人享有初级口腔卫生保健的目标;④建立口腔健康数据库,加强对口腔常见病及其危险因素的监测与控制,为循证决策提供充分证据,并相应提出了口腔健康促进、人力资源开发与利用等十条具体防治策略和措施。

总之,科学研究、社会实践、健康促进与专业队伍建设是21世纪我国口腔预防医学发展的基本途径。

小　结

本章主要讨论了预防医学的重要性,并说明了预防措施可从疾病发展不同阶段而介入三级预防的策略与途径。特别对口腔预防医学的基本概念、口腔预防医学的发展及发展前景做了较仔细的分析,帮助学生对口腔预防的个体预防、群体预防及全球(人类)预防,最后到口腔预防医学体系形成有了一个全面认识,使学生了解本学科在整个口腔医学中为增进全民口腔健康有更重要的地位和作用。

(李　月)

思　考　题

1. 分析口腔预防医学与口腔医学各分支领域的关系。
2. 试述三级预防的策略与途径。
3. 浅谈口腔预防医学的发展史及未来的发展方向。

第二章 口腔流行病学

第一节 口腔流行病学的概念、作用与发展

一、口腔流行病学的概念

口腔流行病学（oral epidemiology）是流行病学的一个分支，即用流行病学的原则、基本原理与方法，研究口腔疾病在人群中的发生、发展、分布规律以及影响因素，同时研究口腔健康及其影响因素，探讨口腔疾病的病因、流行因素，为制定口腔保健计划，选择防治策略和评价方法提供依据。它是流行病学方法在口腔医学中的应用，是流行病学的重要组成部分，与预防医学、临床医学以及基础医学都有着非常紧密的联系。

知识拓展

流行病学

流行病学是研究特定人群中疾病、健康状况的分布及其决定因素,并研究防治疾病及促进健康的策略和措施的科学。它的原理与方法目前被广泛地应用于临床医学的各个领域,为临床医师开展医学研究工作提供重要的依据,协助临床医师开展临床工作。

二、口腔流行病学的作用

(一) 描述人群口腔健康与疾病的分布状态

口腔流行病学可用于对人群口腔健康状况进行描述,横断面调查是其最常用的方法。它可以通过对一个地区、某一人群在一定时间内的某种或某些口腔疾病进行横断面调查,获得该地区特定人群口腔疾病的患病情况和分布特点。如我国已经完成的三次口腔健康流行病学抽样调查,描述了我国人群的口腔健康状况,并对了解我国龋病、牙周病、牙列缺失等常见口腔疾病的分布状态具有重大意义。

(二) 研究口腔疾病的病因和影响流行的因素

横断面调查的方法难以进行疾病病因的研究,但它可以提供某种或某些疾病的流行因素线索,形成危险因子假设,然后用分析性流行病学的研究方法对该危险因子进行验证,借以判断该疾病的可能病因。在此基础上再采用其他的研究方法,如流行病学实验等,有助于进一步揭示疾病的病因。如 1962 年 Keyes 把龋病的病因归纳为三因素:即细菌—宿主—食物,就是以流行病学方法与实验室研究结果为依据提出来的。

(三) 研究疾病预防措施并评价其效果

口腔流行病学也可用于口腔疾病预防措施和预防方法的研究,并对其效果进行评价。如一种新的预防方法或预防措施,在取得一定的非实验流行病学研究证据之后,可用口腔流行病学实验方法对其效果进行检验,通常采用盲法把受试人群随机分为干预组和对照组,经过一定的实验周期,比较两组人群的发病差异,即可评价这种新的预防措施的防病效果。

对于已经应用的预防措施和预防方法,其效果也可用口腔流行病学方法进行评估,以确定这些措施是否有效。1982 年 Driscoll 对含氟漱口液($900mg\ F^-/L$)用于学龄儿童后的防龋效果进行评价,连续观察 30 个月,发现降低患龋率 22%,证明含氟漱口液对龋病预防同样有效。

(四) 监测口腔疾病流行趋势

口腔疾病的流行常受到多种因素的影响,如行为与生活方式、环境、卫生保健服务状况等,这些因素的改变常会导致口腔疾病流行情况的变化,运用口腔流行病学调查可以对口腔疾病发展的趋势进行监测。WHO 在 1969 年建立了全球口腔数据库,每年发布一次全球龋病流行趋势的报告。美国从 20 世纪 60 年代开始,先后在国家健康统计中心(NCHS)和美国国立牙病研究所(NIDR)的领导下,每 5 年组织一次全民口腔健康流行病学调查,分析本国居民龋病和牙周病的发展趋势,评价预防保健措施的效果及人们自我口腔保健意识增强的程度。我国于 1983 年对全国学生龋病、牙周病进行了抽样调查,后于 1995 年、2005 年分别进行了第二次及第三次口腔健康流行病学抽样调查,这三次调查对了解我国人民的口腔疾病的现状和发展趋势都具有重要意义。

(五) 为制订口腔卫生保健工作规划和评价实施效果提供依据

我国疆土辽阔,各地区经济状况、卫生保健状况、生活习惯、地理环境以及气候条件等相差很大。因此在制订口腔健康目标和规划时,要有大量确切的流行病学调查资料作为依据,以保证项目规划的科学性。口腔流行病学调查的结果是各级卫生行政部门制订口腔健康目标,规划口腔保健措施的主要依据。

一个口腔健康目标和规划制订后,具体的实施效果如何,也需应用口腔流行病学方法对其进行中期评估和终末评价。

三、口腔流行病学的发展

口腔流行病学是在长期的医学实践过程中,不断地发展、充实和完善起来的。国际上,口腔流行病学起源于 20 世纪初。当时美国的牙科医师 McKay 和 Black 一起对科罗拉多州一些地区流行的条纹牙进行流行病学调查,以期找出这种现象的原因。1916 年他们公布的调查结果认为,这种条纹牙的发生与当地湖水中的氟化物含量过高相关,并将这种疾病定名为斑釉牙(mottled teeth)。

美国学者 Dean 1933 年对美国斑釉牙流行程度不同的 6 个市、镇进行流行病学研究,观察龋病、斑釉牙和饮水氟含量的关系。结果证实饮水氟含量与斑釉牙呈正相关,与患龋率呈负相关,从而证实了氟与龋病的关系。1945 年 Dean 等人在 Grand Rapids 首先开始了饮水氟化项目,1959 年报告降低龋病约 50%,证明饮水加入 1mg/L 氟可降低龋病发病率。这些研究在推动了口腔医学进步的同时,也发展了口腔流行病学。

我国较早的口腔流行病学调查的记载是在 1936 年,黄仁德对上海市高桥区的小学生进行牙的检查。1944 年,姜元川发表了"成都市小学生第一恒白齿之研究"的调查文章。1957 年卫生部成立龋病牙周病全国性统计调查委员会,首次制定《关于龋病牙周病全国统计调查规定》。各地根据此规定调查了 400 余万人,初步反映了我国牙病流行情况。1983 年杨是等采用 WHO 的标准方法组织了我国首次全国中、小学生的口腔健康调查,内容包括龋病、牙周病、氟牙病和四环素牙。这次调查为我国制订 2000 年口腔健康目标提供了科学依据。1995 年在卫生部和全国牙防组的领导下,我国应用了 WHO 推荐的指数年龄组、第三版基本调查方法及 NIDR 的根面龋调查方法,又开展了第二次全国口腔健康流行病学抽样调查,内容包括龋病、牙周病、氟牙症、口腔卫生状况,以及戴义齿、需义齿和无牙颌情况。这次调查还增加了问卷调查的内容,对了解我国人民的口腔卫生知识、态度、实践、习惯和观念,探索口腔疾病的发病因素具有积极的意义。2005 年由卫生部组织开展了全国第三次口腔健康流行病学调查。这次调查的特点是首次在全国 30 个省、市、自治区开展口腔健康流行病学调查;调查的年龄包括 5 岁、12 岁、35~44 岁和 65~74 岁,共调查 93 826 人;调查方法在 WHO 口腔健康调查基本方法第四版的基础上做了改变。

几十年来,在口腔专家的不懈努力下,我国的口腔流行病学从无到有,从局部规模发展到全国性调查,从描述性流行病学方法发展到分析性与实验性流行病学方法的应用,为我国口腔保健工作的开展提供了重要的科学依据,也培养了一批从事口腔流行病学研究的专业人员,对促进我国口腔医学发展,提高人群口腔健康水平起着重要的作用。

第二节 口腔流行病学的研究方法

　　流行病学研究的方法依据其性质可分为有观察法、实验法及理论研究等。其中,观察法是流行病学研究的主要方法,包括描述性流行病学和分析性流行病学,用于客观收集人群有关暴露或疾病资料,评价暴露与疾病的联系。而在实验法中,实验者有控制实验条件的能力,并能控制其他混淆因素,评价暴露与疾病的联系。理论研究是在对疾病的病因、宿主和环境之间的联系所做的假设得到了验证后,用数学公式阐明疾病流行的规律。现将观察法和实验法中的常用方法介绍如下:

一、描述性流行病学

　　描述性流行病学(descriptive epidemiology)是观察法中的重要方法,也是流行病学中最常用的一种方法,用于描述疾病或健康现象在人群的分布、发生以及发展规律,提出病因假设。描述性流行病学主要有下面几种方法。

(一) 横断面研究

　　横断面研究(cross-sectional study)又称现况调查,即调查目标人群中某种疾病或现象在某一特定时点(较短的时间内)的发生情况。它的作用在于了解疾病的患病情况和分布特点,以便制订预防措施和为研究病因提供线索。我国进行的三次全国口腔健康流行病学抽样调查就属于横断面研究。

(二) 纵向研究

　　纵向研究(longitudinal study)又称"疾病监测",即研究疾病或某种情况在一个人群中随着时间推移的自然变化。主要是通过对一组人群定期随访,两次或两次以上横断面调查结果的分析。其作用在于动态地观察其疾病或某现象的演变情况及其原因分析。如对某小学一年级学生的龋病发病情况进行连续监测,观察在小学阶段学生龋病的变化情况并分析其原因,就属于纵向研究。

(三) 常规资料分析

　　常规资料分析(studies analyzing available routine data-sets)又称历史资料分析,就是对已有的资料或疾病监测记录进行分析或总结。如病史记录、疾病监测资料等。

二、分析性流行病学

　　分析性流行病学(analytic epidemiology)就是对所提出的病因假设或影响因素在选择的人群中探索疾病发生的条件和规律,验证病因假设。它主要包括病例-对照研究和群组研究。

(一) 病例-对照研究

　　病例-对照研究(case-control study)又称回顾性研究,主要用于探讨病因、相关因素对于疾病发生的影响。它先按疾病的状态,确定调查对象,选择有特定疾病的人群组,与未患这种疾病的对照组,比较两组人群过去暴露于某种可能危险因素的程度,分析暴露是否与疾病的发生有关。如果病例组有暴露史者的比例（a/m_1）统计学上显著高与对照组（b/m_2），则提示该暴露因素与所研究的疾病有联系，可能是因果关系。这种研究方法是了解和比较病例组与对照组过去的暴露情况，从病例开始以追溯的办法寻找疾病的原因，在时间上是先由"果"、后及"因"的回顾性研究。病例-对照研究使用的归纳表基本格式如表2-1。

表2-1 病例-对照研究资料汇总表

暴露情况	病例组	对照组	合计
有暴露	a	b	n_1（a+b）
无暴露	c	d	n_2（c+d）
合计	m_1（a+c）	m_2（b+d）	N

（摘自：胡德渝主编. 口腔预防医学）

病例-对照研究的特点是观察时间短、需要研究对象少，适合研究一些病程较长的慢性病和一些少见的疾病。它同时可研究多个因素，尤其适合那些原因未明疾病的研究，可节省人力、物力。但由于病例-对照研究是对过去暴露因素的回顾性调查，只能推测暴露与疾病是否有关，且只限于统计学上的关联，因此难以证实暴露与疾病的因果关系，还有待于进一步研究证实病因假设，同时还有较大的回忆偏倚。

（二）群组研究

群组研究（cohort study）又称队列研究，将研究对象按是否暴露于某因素分为暴露组与非暴露组，追踪观察适当长的时间，比较两组所研究疾病的发病差异，以检验该因素与某疾病病因联系的假设。这种研究方法是在疾病出现以前分组，追踪一段时间以后才出现疾病，在时间上是先有"因"、后有"果"，属于前瞻性研究。队列研究资料归纳表基本格式如表2-2。

表2-2 群组研究资料归纳表

组别	发病	未发病	合计	发病率
暴露	a	b	$n_1 = a+b$	a/n_1
非暴露组	c	d	$n_0 = c+d$	c/n_0
合计	a+c	b+d	N	

（摘自：胡德渝主编. 口腔预防医学）

如果经统计学检验暴露组某病的发病率（a/n_1）显著高于非暴露组（c/n_0），则说明暴露因素与该病发生之间可能存在因果关系。

群组研究的使用方法也是先确定危险因子，提出病因假设，然后根据研究人群中对这种危险因子的暴露与否分成暴露组和非暴露组。两组之间混杂因子的分布应基本接近，研究人数要足够。

群组研究的特点是研究结果准确度高，可以观察一种暴露因素与多种疾病的关系，还可以获得不同暴露强度与疾病的关系。但由于群组研究属前瞻性研究，研究时间较长，观察费时，费用多，所以常在病例-对照研究获得较明确的危险因素后进一步验证病因假设。

三、实验流行病学

实验流行病学（experimental epidemiology）又称为流行病学实验（epidemiological experiment）或现场实验（field trial）、干预实验（intervention study），是指在研究者的控制下对人群采取某项干预措施，如施加某种因素或消除某种因素以观察其对人群疾病发生或健康状态的影响，它有两个重要的特点：①有干预措施；②设置对照组。

实验流行病学的应用范围日益广泛，尤其是在口腔医疗保健方面，主要用于：①验证病因假设；②预防措施的效果和安全性评价；③新药、新方法或新制剂的效果和安全性评价；④成本效果评价和成本效益分析。

流行病学实验的研究也是一种前瞻性的研究，和群组研究的相同之处在于都需要对研究对象随访，以确定结局；两者不同的是前者需要对研究对象随机分组并采取某种干预措施，而后者是按照研究对象的暴露状态或原有条件分组且不采取任何措施。由于这种研究方法是在严格控制的实验条件下进行的，所以验证假设的可信度较高。

实验研究设计的主要内容或步骤，包括以下几个方面：

（一）明确实验目的

任何一项实验研究，首先必须明确目的。是进行单纯病因研究的验证，还是评价某项措施的效果。如果是后者，是预防实验（如窝沟封闭防龋），还是治疗实验（如新型材料充填效果）。如为预防实验，是控制个体发病还是控制疾病流行等，一般情况下，一次实验最好只涉及一个问题。

（二）确定实验现场

实验现场的选择有严格的条件限制：①实验地区目标人群在实验期间要保持相对稳定，以保证实验能顺利进行；②实验人群的疾病发病率符合实验要求；③实验单位有一定的卫生保健机构和人员，以帮助组织联络工作；④有关领导理解支持，群众可接受。

（三）确定实验对象

根据研究目的制定受试者的人选与排除标准，并严格执行。如观察窝沟封闭的防龋效果，就选择窝沟龋易感的儿童为实验对象。同时，受试者应有良好的依从性，能保证全程参加并遵守相关规定。

（四）确定实验样本量

实验样本量确定的主要依据在于：①事件在一般人群中的发生率高低；②试验组与对照组之间差异的程度；③检验差异的显著性水平 α（Ⅰ类错误）或 β（Ⅱ类错误）与检验功效（$1-\beta$）；④单侧检验还是双侧检验。如样本量过小，检验效能偏低，则所得结论不可靠。反之，如样本量过大，则会造成的人力、物力、财力与时间的浪费。

（五）确定实验组与对照组

正确的分组是保证实验具有可比性的关键之一，目的在于减少偏倚、增加实验结果的准确性。分组方法应当遵循随机化的原则，随机选择实验对象，并随机分为实验组与对照组，以保证两组有同质水平，具有相似的临床特征和可能影响效果因素等，从而减少偏倚。

（六）开放实验与盲法实验

开放实验常用于对改变生活方式，如饮食、口腔卫生习惯、吸烟等干预效果的观察。

盲法实验可分为单盲、双盲或三盲。单盲是指受试者不知道自己的组别；双盲法是研究者与受试者均不知道受试者的组别;三盲法中包括资料收集、监督与分析者也不知道受试者的组别。其中双盲法比较常用。盲法实验更有效地避免由于主观因素作用而产生的信息偏倚。

(七) 实验措施标准化

一是实验研究必须制订统一的措施、方法与标准。二是检查人员要进行严格的校正试验,合格方可参与实验。

(八) 注意伦理问题

临床实验应当遵循赫尔辛基宣言的基本原则,以保证受试者的利益为基础。应当做到所有临床试验必须有正当的目的,有利于医学科学的进步;实验设计必须成熟和周密;研究的内容需要经过充分的基础研究和生物安全性实验;在实验过程中需要有经验丰富的专家和专业人员的严密观察,有应急救治措施;要避免损害受试者的利益,对可能造成的损害要给予补偿;受试者应该充分知情,必须得到受试者的知情同意书,并且受试者有权随时退出实验;实验方案必须得到医学伦理委员会的批准。

(九) 确定实验观察期限

观察时间主要是根据实验的目的决定,如氟防龋效果观察,至少应持续2年,一般为2~3年。牙周病预防措施的效果观察一般为6周至18个月。

第三节 龋病流行病学

龋病是人类最常见的口腔疾病,它的流行情况与社会经济形态密切相关。龋病流行病学是研究龋病的重要手段之一,通过对龋病流行病学的研究可以了解龋病流行的历史、现状,从而制订恰当的预防措施。

知识拓展

龋病的防治情况

龋病的历史可以追溯到数百万年前,有关它的治疗,公元前3世纪在我国的《内经》中就已经有了明确的记载。但是,龋病真正得到一定的控制,在某些地区的发病率出现下降的趋势,是在近代口腔流行病学发展后,采取相应的预防手段后才取得的。

一、龋病常用指数

指数(index)是表明某种现象变动的程度。在口腔流行病学中常用一组序数作代号加上某种记述标准来说明口腔疾病在个体或群体中的表现程度,用数值级差作标准,测量和比较疾病的扩展范围和严重程度。这种起指标作用或指示作用的数值级差记述即为指数。

常用记录龋病患病状况的指数有龋失补指数、患龋率、龋病发病率与无龋率等,现分述如下：

（一）恒牙龋失补指数

恒牙龋失补指数，是检查龋病时最常用的指数。它是 1938 年由 Klein 等人研究龋病分布时提出的，以牙体硬组织在发生龋病后，形成不可逆的缺损，留下某种程度的永远记录为依据。

龋失补指数用龋（decayed，D）、失（missing，M）、补（filled，F）牙数（DMFT）或龋失补牙面数（DMFS）表示。"龋"指龋坏尚未充填的牙；"失"即因龋丧失的牙；"补"是因龋已做充填的牙。后者能更准确地反映患龋程度。作为个别患者统计时，DMF 指数是指龋、失、补牙数或牙面数之和；而在评价人群中的 DMF 指数高低时，多使用这个人群的平均 DMF 牙数或牙面数，通常可称之为龋（牙）均（mean DMFT）或龋面均（mean DMFS）。

成年人因牙周病失牙的比率较高，因此统计成年人龋失补牙数时有可能将因牙周病丧失的牙也计算在内。故按照世界卫生组织的记录方法，检查 30 岁以上者，不再区分是龋病还是牙周病导致的失牙，失牙数按一个人实际丧失牙数进行统计记录。

（二）乳牙龋失补指数

乳牙龋失补指数定义与恒牙类似，指乳牙的龋失补牙数（dmft）或龋失补牙面数（dmfs）。但在计算乳牙失牙数时要注意区分因龋丧失的乳牙和生理性脱落的乳牙。世界卫生组织计算失牙的标准是：9 岁以下的儿童，丧失了不该脱落的乳牙，如乳磨牙或乳尖牙，即为龋失。乳牙龋失补指数也可以用龋拔补牙数（deft）或龋拔补牙面数（defs）。"拔"指因重度龋坏，临床无法治疗被拔除的乳牙。另外，还可用龋补牙数（dft）或龋补牙面数（dfs）说明人群中乳牙的患龋情况（表 2-3）。

表 2-3　龋失补牙数和牙面数的计算方法

患龋情况	DMFT/dmft	DMFS/dmfs
一颗近中殆面患龋的牙	D(d)=1	D(d)=2
一个牙面有充填体另一牙面有原发龋的牙	D(d)=1	D(d)=1
		F(f)=1
一个牙面上既有原发龋又有充填体的牙	D(d)=1	D(d)=1
一个牙上有两个牙面有充填	F(f)=1	F(f)=2
可疑龋	不记分	不记分
一颗龋失牙	M(m)=1	后牙龋失 M(m)=5
		前牙龋失 M(m)=4

（三）龋均（$\bar{x}_{DMFT}$）和龋面均（$\bar{x}_{DMFS}$）

龋均是指记录人群中每人口腔中平均龋、失、补的牙数。而记录人群中每人口腔中平均龋、失、补的牙面数则称为龋面均。两者均是反映受检人群龋病的严重程度。计算公式如下：

$$龋均 = \frac{龋、失、补牙数之和}{受检人数}$$

$$龋面均=\frac{龋、失、补牙面数之和}{受检人数}$$

（四）患龋率

患龋率(caries prevalence rate)指在调查期间某一人群中患龋病的频率,人口基数以百人计算,故常以百分数表示。患龋率主要用于比较和描述龋病的分布,探讨龋病的病因和流行因素等。计算公式如下：

$$患龋率=\frac{患龋病人数}{受检人数}\times100\%$$

（五）龋病发病率

龋病发病率(caries incidence rate)通常是指至少在一年时间内,某人群新发生龋病的频率。与患龋率不同的是仅指这个特定的时期内,新龋发生的频率。计算公式如下：

$$龋病发病率=\frac{新发生龋的人数}{受检人数}\times100\%$$

例:2002 年检查某班 12 岁学生 60 人,其中患龋病者 36 人,龋失补牙数为:D=65,M=3,F=9,龋失补牙面数为:D=206,M=12,F=18;2 年后再对这 60 名学生检查,发现其中 12 名学生有新的龋损,新龋的牙数 D=16,牙面数 D=19。这班学生在 2002 年的龋均、龋面均、患龋率和 2 年后龋病发病率计算如下：

2002 年：　　　　　　　　龋均=(65+3+9)/60=1.28
　　　　　　　　　　　　龋面均=(206+12+18)/60=3.9
　　　　　　　　　　　　患龋率=36/60×100%=60%
2004 年：　　　　　　　　龋病发病率=12/60×100%=20%

在实际工作中估计龋病流行的强度,描述龋病的分布特点,探讨疾病发生因素,评价预防措施效果,以及前瞻性研究等,都常用这一指标。

（六）无龋率

无龋率(caries-free rate)指全口牙列均无龋的人数占全部受检查人数的百分率。这里的无龋人数指这些人口腔中没有龋,也没有因龋拔除失牙以及因龋充填的牙。这一指标主要用来表示某一人群中某些年龄组的口腔健康水平和评价预防措施的成果,计算公式如下：

$$无龋率=\frac{该年龄组全口无龋的人数}{受检年龄组人数}\times100\%$$

二、龋病流行特征

（一）地区分布

世界各国龋病的患病率差别悬殊较大,为客观反映各国或各地居民患龋情况,世界卫生组织(WHO)规定患龋水平以 12 岁儿童龋均作为衡量指标(表 2-4)。

据 WHO 2000 年公布的全球各国 12 岁儿童龋均资料说明,目前龋均排在前十位的国家全部是发展中国家,如拉脱维亚、秘鲁、智利等国,工业发达的国家平均龋均已低于发展中国家。但有些发展中国家在经济发展的同时比较重视口腔保健和健康教育,龋均已下降至低水平。如泰国 1977 年调查 12 岁儿童龋均是 2.7,1994 年调查为 1.6。

表 2-4 世界卫生组织对龋病流行程度的评价指标(12 岁)

龋均(DMFT)	等级	龋均(DMFT)	等级
0.0 ~ 1.1	很低	4.5 ~ 6.5	高
1.2 ~ 2.6	低	6.6 以上	很高
2.7 ~ 4.4	中		

我国幅员辽阔,地理环境、气候条件以及生活习惯等均存在着较大的差异,所以不同地区患龋情况相差较大。据 1995 年第二次全国口腔健康流行病学抽样调查结果,我国 11 个省市 12 岁年龄段的龋均是 1.03,与 WHO 的标准对比,仍处于很低水平。但与 1983 年我国第一次口腔流行病学调查结果相比,患龋情况略有上升。1983 年 12 岁加权龋均为 0.67,1995 年 12 岁加权龋均为 0.88。北京、上海、天津、山东、湖北、四川患龋呈下降趋势。甘肃、云南、辽宁和广东却有所上升。2005 年第三次全国口腔健康流行病学抽样调查结果显示,调查的 30 个省、市、自治区分为东、中和西三个部分,地区间的差异并不明显(表 2-5)。5 岁儿童乳牙龋病的患病率为 66.0%,12 岁儿童恒牙龋病的患病率为 28.9%,35 ~ 44 岁中年人龋病患病率为 88.1%,65 ~ 74 岁老年人龋病患病率为 98.4%。与 1995 年第二次调查结果比较,5 岁、12 岁年龄组龋病患病率下降,35 ~ 44 岁年龄组略有下降,而 65 ~ 74 岁年龄组患病率增加。值得注意的是,5 岁组有 97% 的龋齿未经治疗,12 岁组为 89%,在中老年人群中也有高达 78.9% ~ 91.7% 的龋齿未治疗。

表 2-5 我国不同地区之间 12 岁年龄组人群恒牙龋均

组别	人数	D 均数	D 构成比(%)	M 均数	M 构成比(%)	F 均数	F 构成比(%)	DMFT 均数
东部	6274	0.5	81.9	0.0	0.5	0.1	17.6	0.6
西部	8605	0.4	93.3	0.0	0.5	0.0	6.1	0.5
中部	8629	0.5	90.2	0.0	0.9	0.0	8.9	0.6
合计	23 508	0.5	88.8	0.0	0.6	0.1	10.6	0.5

龋病流行情况与该地区的水氟含量和经济情况有一定的关系。水氟含量高的地区,患龋率相对较低。经济发展对我国的龋病流行情况产生显著影响,但在以往的龋病流行病学的调查中所显示的地区差异已经逐步缩小,这主要是当经济发展到一定水平后,碳水化合物的摄入在龋病病因中所占比重减少的结果。而同时口腔健康教育水平、居民口腔卫生习惯等逐步成为影响龋病流行的主要原因,这在我国第三次口腔健康流行病学调查的结果中也得到了印证。

(二) 时间分布

从时间上看,西方发达国家经过 20 世纪 60 年代的一个龋病高峰后,自 20 世纪 70 年代起患龋率逐渐下降,专家把这种下降归功于这些国家口腔预防保健工作的成功,尤其是饮水氟化、含氟牙膏等氟化物的大规模推广。相反,一些发展中国家近20年来的经济有了较快发展,人民生活水平逐渐提高,糖的消耗量增加,而相应的口腔预防保健措施没有跟上,因此龋病发病呈上升趋势。

在我国1983年全国学生龋病流行病学抽样调查统计结果显示,12岁龋均(加权)最高的五个省市是北京、天津、广西、浙江和上海。而12年以后1995年第二次全国口腔健康流行病学抽样调查结果显示,北京、上海和天津的患龋情况已不再位居前列,显示了这些省市口腔预防保健措施的效果。

（三）人群分布

1. 年龄　龋病患病随年龄发生变化,学龄前儿童较易患龋。乳牙萌出后不久即可患龋病,随年龄增长患龋率逐渐增高,在3岁左右患龋率上升较快,至5~8岁乳牙患龋率达到高峰,6岁左右恒牙开始萌出,乳牙逐渐脱落,患龋率亦逐渐下降。

由于年轻时期的恒牙尚未矿化完全,亦容易患龋。如第一恒磨牙,又称六龄齿,6岁左右开始萌出,由于矿化不完全,患龋率较高。由于12~15岁是恒牙龋病的易感时期,因此患龋率又逐步开始上升。到25岁以后由于釉质的再矿化,增强了牙对龋的抵抗力,使患龋情况趋向稳定。

进入中老年时期后,由于牙龈退缩,牙根暴露,若个人口腔卫生再不好,根面上常有牙菌斑堆积,容易引起根面龋。此时患龋率可能再次快速上升,所以50岁以后老年人的患龋情况比较严重,是继牙周病之后造成老年人失牙的另一个重要原因。

2. 性别　关于性别与龋病的关系,目前尚无明确的定论,多数调查显示乳牙患龋率男性略高于女性,而恒牙的患龋率则相反,女性略高。1995年和2005年的二次全国口腔健康流行病学抽样调查显示,我国5岁儿童乳牙患龋率,男性儿童与女性儿童十分接近,而恒牙患龋率则女性明显高于男性。根据5岁、12岁、15岁、18岁、35~44岁五个年龄组的调查结果显示,每个年龄组女性患龋率均高于男性(表2-6)。这主要是由于女性生理上发育早于男性,故女性的乳牙脱落和恒牙萌出均早于男性,女性恒牙接触口腔环境的时间以及受到龋病侵蚀的可能性均早于男性之故。

表2-6　我国30省市12~74岁年龄人群不同性别恒牙龋均和患龋率

年龄	性别	D	M	F	DMFT	患龋率(%)
12岁	男	0.4	0.0	0.0	0.5	25.4
	女	0.6	0.0	0.1	0.6	32.6
35~44岁	男	0.8	0.9	0.2	1.9	44.7
	女	1.4	1.0	0.5	2.9	66.1
65~74岁	男	2.7	8.1	0.2	11.0	68.6
	女	3.2	8.6	0.3	12.1	75.1

3. 城乡居民　在发展中国家,一般城市居民患龋率高于农村(表2-7)。这可能是因为城市居民食物趋向精细,糖的摄入量与频率较高,若口腔卫生状况不好,口腔预防保健措施

差,则患龋的可能性较大。但一些社会经济状况较好地区的城市儿童,他们的口腔卫生习惯发生了改变,并且广泛接受口腔各类预防措施,如局部用氟的推广等,因此基本口腔保健得到了有效的保障,这些地区儿童的龋病状况得到了控制。反之,城市郊县地区的农村儿童,由于预防保健措施未能与经济同步发展,患龋率仍然高,因而出现了农村儿童患龋率高于城市儿童的现象。如上海市 1995 年的调查结果显示,5 岁和 12 岁儿童的恒牙患龋率分别为0.14% 和 44.44% ,而农村儿童则为 0.42% 和 48.31% 。

表 2-7　我国 30 省市 5～74 岁年龄人群城乡龋均

年龄(岁)	城市龋均	乡村龋均
5(乳牙)	3.1	3.9
12	0.5	0.5
35～44	1.9	2.0
65～74	3.3	3.9

4. 民族　一个国家内,不同民族间患龋情况也不同,这是由于饮食习惯、人文、地理环境等因素所致。据 1983 年我国中、小学生龋病、牙周病抽样调查资料表明,少数民族中彝族患龋率最高患龋率为 56.0% ,龋均为 1.52,最低的是回族,其患龋率是 18.2% ,龋均仅 0.3。同一省内,汉族龋均高于回族、维吾尔族、哈萨克族,而朝鲜族、苗族、彝族的龋均都高于汉族。据美国 1985—1986 年成人口腔健康调查资料表明,18～64 岁的龋均,白人为 10.32,黑人为 6.84。

三、影响龋病流行的危险因素

上述地区、年龄、性别、城乡以及民族等龋病流行特征,常受到多种因素的影响,尤其是社会经济因素变化对龋病流行情况的影响有着重要的作用。另外,人体氟摄入量、饮食习惯以及家族等对龋病的患病情况也密切相关。

1. 社会经济因素　在社会层面,社会经济因素决定了为大众提供包括口腔公共保健服务在内的公共保健服务的程度。同时社会经济因素又从家庭层面对个体家庭经济情况、父母受教育程度、父母健康观念以及口腔卫生习惯等多方面产生影响。而这些因素的变化对个体患龋的情况会产生重大影响,因此现在认为,社会经济因素是影响龋病流行的重要因素之一。

2. 氟摄入量　人体氟的主要来源是饮水,一般患龋率与水氟浓度呈负相关。据我国1983 年全国中、小学生龋病、牙周病抽样调查结果表明:水氟浓度在 0.6～0.8mg/L 时,龋均及患龋率最低;氟牙症率在 10% 左右,无中度氟牙症发生;而当水氟浓度高于 0.8mg/L 时,氟牙症率直线上升;低于此浓度时,龋均、患龋率上升。由此说明,我国水氟浓度在 0.6～0.8mg/L 较适宜。但是人体氟的来源除水源性氟污染外,还有燃煤引起的气源性氟污染,居民氟的总摄入主要是通过呼吸道及消化道。我国部分地区居民最大摄氟量可超过最大安全限量的几倍至几十倍,重症氟牙症患病率达到 90% 以上。

3. 饮食习惯　流行病学研究表明,糖的摄入量、摄入频率以及加工形式均与龋病的发生发展密切相关。例如,第二次世界大战前后日本和挪威的调查资料显示,糖的消耗量和患龋率密切相关。战前日本平均每人每年糖的消耗为 15kg,6 ~ 9 岁儿童患龋率为 90% ;大战期间,每人每年糖的消耗量减少到 1kg 以下,患龋率下降 50% ~ 75% ;战后 1962 年每人每年糖的消耗量增加到 12 ~ 15kg,患龋率回升。Toverud 研究挪威的患龋情况,6 ~ 12 岁儿童每人每年糖的消耗量由战前 15kg 减少到 10kg 时,5 年内 7 岁儿童患龋率从 65% 降低到 35%。同时还发现,吃糖的频率和糖加工形式与患龋率有关,如加工成黏性的蜜饯食品等更易致龋。

4. 家族影响　龋病常在家族之中流行,同一家族成员之间会以相似的形式传播。例如:父亲或母亲如果是龋病易感者,他们的子女常常也是龋病易感者。这究竟是遗传基因导致还是由于生活习惯相同所致目前尚无定论。有专家研究发现两代人口腔中致龋微生物相同,他们推测龋病在家族之中流行很可能与生活习惯导致致龋微生物传播有关。母亲在喂养婴幼儿时,口腔中的致龋微生物传播至她们的子女,使其也具备了龋病易感性,但这种在母婴之间的传播关系在父子之间很少发现。

第四节　牙周病流行病学

牙周病是另一类严重影响人类口腔健康的疾病,是发生在牙齿支持组织,包括牙龈、牙周膜、牙槽骨和牙骨质等组织的疾病,包括牙龈炎和牙周炎。牙周病是中老年人失牙的主要原因,它的发生是由局部和全身因素共同作用的结果,如口腔卫生不良、牙菌斑、牙石积聚是主要的外部因素,机体免疫缺陷、营养不良、内分泌功能失调等体内原因导致机体抵抗力下降,也能造成牙周病发生。

知识拓展

牙周病

牙周病的发病率高、分类复杂,病因涉及多个生物系统是一种复杂的疾病。牙周病的治疗要有效地结合临床医学、基础医学的研究,并且要在口腔流行病学研究结论的指导下,才有可能取得进一步的成功。

据我国第三次口腔健康流行病学抽样调查结果显示,我国 12 岁少年牙龈出血率是 57.7%,牙石检出率为 59.0%。35 ~ 44 岁成人组的牙周袋百分率为 40.9%,牙石百分率是 97.3%。而 65 ~ 74 岁老年组无牙龈出血、无重度牙周附着丧失、无牙周袋的比率仅 13.6%。下面介绍几种常用的牙周健康指数。

一、牙周健康指数

(一) 简化口腔卫生指数

简化口腔卫生指数(oral hygiene index-simplified,OHI-S)是 Greene 和 Vermillion 在他

们 1960 年提出的口腔卫生指数(OHI)的基础上加以简化后提出的,更易于操作。两者的区别在于 OHI 需检查全口 28 颗牙,评价 12 个牙面(每个区段选择覆盖软垢、菌斑与牙石最多的 1 个唇面,1 个舌/腭面),而 OHI-S 只评价 6 个牙面(16、11、26、31 的唇/颊面,36、46 的舌面)。内容包括简化软垢指数(debris index-simplified,DI-S)和简化牙石指数(calculus index-simplified,CI-S),简化口腔卫生指数常用于人群口腔卫生状况评价,也可用于个人。

1. 检查方法　检查软垢以视诊为主,根据软垢面积按标准记分,当视诊困难时,可用镰形探针自牙切缘 1/3 处向内颈部轻刮,再根据软垢的面积按标准记分。检查牙石时将探针插入牙远中面龈沟内,沿龈沟向近中移动,根据牙颈部牙石的量记分,然后将每个牙面软垢或牙石记分相加,即为个人简化口腔卫生指数。把个人简化口腔卫生指数相加再除以受检人数,即为人群简化口腔卫生指数。

2. 记分标准　见图 2-1、图 2-2,以及表 2-8。

图 2-1　软垢指数

图 2-2　牙石指数

表 2-8　OHI-S 记分标准

记分	DI-S	CL-S
0	牙面上无软垢	龈上、龈下无牙石
1	软垢覆盖面积占牙面 1/3 以下	龈上牙石覆盖牙面积占牙面 1/3 以下
2	软垢覆盖面积占牙面 1/3 与 2/3 之间	龈上牙石覆盖面积占牙面 1/3 与 2/3 之间,或牙颈部有散在龈下牙石
3	软垢覆盖面积占牙面 2/3 以上	龈上牙石覆盖面积占牙面 2/3 以上或牙颈部有连续而厚的龈下牙石

(二) 菌斑指数

菌斑指数(plaque index,PLI)是根据牙面菌斑的厚度记分而不根据菌斑覆盖面积记分。1964 年由 Silness 和 Löe 提出,主要用于评价口腔卫生状况和衡量牙周病防治效果。

1. 检查方法　使用视诊结合探针检查的方法。检查时经漱口,吹干牙面后用探针轻划牙面,根据菌斑的量和厚度记分。菌斑指数可检查全口牙面,或选择 12、16、24、32、36、44 六颗牙检查。每颗牙检查 4 个牙面,即近中面、颊(唇)面、远中及舌面。每颗牙记分为 4 个牙面记分之和除以 4,每个人的记分为每颗牙记分之和除以受检牙个数。

2. 记分标准　见图 2-3,表 2-9。

图 2-3　菌斑指数记分标准

表 2-9　菌斑指数记分标准

记分	标　　准
0	龈缘区无菌斑
1	龈缘区的牙面有薄的菌斑,视诊不可见,用探针尖刮牙面可见菌斑
2	在龈缘或邻面可见中等量菌斑
3	龈沟内或龈缘区及邻面有大量软垢

（三）Turesky 改良的 Q-H 菌斑指数

1962 年 Quigley 和 Hein 提出了 0~5 级的菌斑指数记分标准,依据在于他们认为牙颈部的菌斑对牙周组织健康关系更为密切。1970 年 Turesky 等对 Quigley 和 Hein 的这个菌斑指数做了修改,新的记分标准具体明确而且更为客观。

1. 检查方法　检查除第三磨牙以外的所有牙的唇(颊)舌面,也可以按照 1959 年 Ramfjord 提出的方法,只查选定的 6 颗牙,即 16、21、24、36、41、44,称为 Ramfjord 指数牙。先用菌斑染色剂使菌斑染色,再根据牙面菌斑面积记分。

2. 记分标准　见图 2-4,表 2-10。

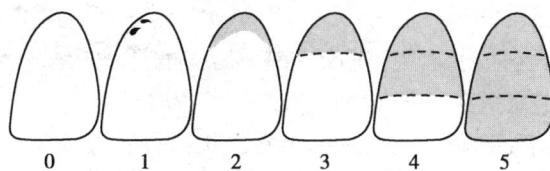

图 2-4　Quigley-Hein 菌斑指数的 Turesky 改良法

表 2-10　Quigley-Hein 菌斑指数的 Turesky 改良法记分标准

记分	标　　准
0	牙面无菌斑
1	牙颈部龈缘处有散在的点状菌斑
2	牙颈部连续薄带状菌斑,宽度不超过 1mm
3	牙颈部菌斑覆盖宽度超过 1mm,但在牙面 1/3 以下
4	菌斑覆盖面积占牙面 1/3 至 2/3 之间
5	菌斑覆盖面积占牙面 2/3 或以上

（四）牙龈指数

牙龈指数(gingival index,GI)只观察牙龈情况,检查牙龈颜色和质的改变,以及出血倾向。1967 年为 Löe 和 Silness 修订提出,用于衡量人群牙龈健康状况。

1. 检查方法　使用钝头牙周探针,检查全口或几颗选定的牙。每颗牙须检查近中唇(颊)龈乳头、正中唇(颊)龈缘、远中唇(颊)龈乳头和舌侧龈缘 4 个牙面。每颗牙的记分为 4 个牙面记分的平均值,每人记分为全部受检牙记分的平均值。

2. 记分标准　见图 2-5、表 2-11。

图 2-5　牙龈指数记分标准

表 2-11　牙龈指数标准

记分	标　准
0	牙龈健康
1	牙龈轻度炎症:牙龈颜色轻度改变并轻度水肿,探诊不出血
2	牙龈中度炎症:牙龈色红,水肿光亮,探诊出血
3	牙龈严重炎症:牙龈明显红肿或有溃疡,并有自动出血倾向

群体牙龈炎的流行程度,可按以下标准估计:

牙龈指数	牙龈炎流行程度
0	无流行
0.1 ~ 1.0	轻度流行
1.1 ~ 2.0	中度流行
2.1 ~ 3.0	重度流行

(五) 龈沟出血指数

牙龈炎时,牙龈一般都有红肿现象,但龈沟出血则是牙龈炎在活动期的表现,因此 Mühleman 和 Son 认为龈沟的出血情况更能反映牙龈炎的活动状况。据此,Mühleman 和 Son 于 1971 年提出了龈沟出血指数(sulcus bleeding index,SBI)。

1. 检查方法　使用钝头牙周探针,视诊和探诊相结合。检查时在观察牙龈颜色和形状的基础上,用牙周探针轻探龈沟,观察出血情况。要注意在检查龈沟出血指数前,不能检查菌斑指数,因染色剂使用后影响龈沟出血情况的辨别。

2. 记分标准　见表 2-12。

表 2-12　龈沟出血指数记分标准

记分	标　准
0	龈缘和龈乳头外观健康,轻探龈沟后不出血
1	龈缘和龈乳头呈轻度炎症,轻探龈沟后不出血
2	牙龈呈轻度炎症,有颜色改变,无肿胀或水肿,探诊后点状出血
3	牙龈呈中度炎症,有颜色改变和轻度水肿,探诊后出血,血溢在龈沟内
4	牙龈呈中度炎症,有颜色改变、明显肿胀,探诊后出血,血溢出龈沟
5	牙龈有色的改变,明显肿胀,有时有溃疡,探诊后出血或自动出血

(六) 社区牙周指数

Ainamo 等于 1982 年提出社区牙周治疗需要指数(CPITN),这个指数的特点是不仅反映牙周组织的健康状况,也反映牙周的治疗需要情况,且操作简便,因此被世界卫生组织推荐作为牙周病流行病学调查指数。1997 年 WHO 口腔健康调查基本方法第 4 版对社区牙周治疗需要指数作了修改,取名社区牙周指数(community periodontal index,CPI)。该指数操作简便,重复性好,适合于大规模的口腔流行病学调查。

1. 检查方法　要用特殊器械在规定的牙位上检查。

（1）器械:使用世界卫生组织推荐的 CPI 牙周探针(图 2-6)。探针尖端为一直径 0.5mm 的小球,在距顶端 3.5mm 至 5.5mm 处为黑色涂抹的区域,距顶端 8.5mm 和 11.5mm 处分别有一条环线。牙周检查时 CPI 探针的作用为:①检查牙龈出血情况,顶端小球可避免刺伤牙龈组织导致出血,而误诊为牙龈炎;②探测龈下牙石;③探测牙龈沟后牙周袋的深度,探针在 3.5mm 和 5.5mm 处的刻度便于测定牙周袋深度。

（2）项目:牙龈出血、牙石和牙周袋深度。

（3）方法:以探诊为主并结合视诊。检查时将 CPI 探针轻缓地插入龈沟或牙周袋内,紧贴牙根并与牙长轴平行。然后沿龈沟从远中向近中移动,并做上下短距离颤动,以感觉龈下牙石。同时查看牙龈出血情况,并根据探针上的刻度观察牙周袋深度。使用 CPI 探针用的力一般不超过 20g,用力过大会引起患者疼痛,有时还会刺破牙龈,影响检查效果。确定这种力量的方法是将探针末端放在拇指指甲沟内加压至指甲发白。

（4）检查指数牙:将口腔分为 6 个区段,即:

17～14	13～23	24～27
47～44	43～33	34～37

检查每个区段的指数牙,20 岁以上者需检查以下 10 颗指数牙的牙龈出血、牙石和牙周袋情况:

17　16	11	26　27
47　46	31	36　37

15～20 岁者,为避免第二磨牙萌出过程中产生的假性牙周袋,只检查以下 6 颗指数牙:

16	11	26
46	31	36

15 岁以下者,因上述原因,也只检查以上 6 颗指数牙,并且只检查牙龈出血和牙石情况,不检查牙周袋深度。

WHO 规定,每个区段内必须有两颗或两颗以上功能牙,并且无拔牙指征,该区段才做检查。成年人的后牙区段,如缺失一颗指数牙或有拔牙指征,则只检查另一颗指数牙。如果一个区段内的指数牙全部缺失或有拔牙指征时,则要检查此区段内的所有其余牙,并以最重情况记分。但每颗指数牙的所有龈沟或牙周袋都须检查到。每个区段两颗功能牙检查结果,

图 2-6　CPI 探针

11.5mm
3.0mm
8.5mm
3.0mm
5.5mm
2.0mm
3.5mm
5.5mm
3.5mm
0.5mm

以最重情况记分。以 6 个区段中的最高的记分作为个人 CPI 分值。

2. 记分标准　见图 2-7、表 2-13。

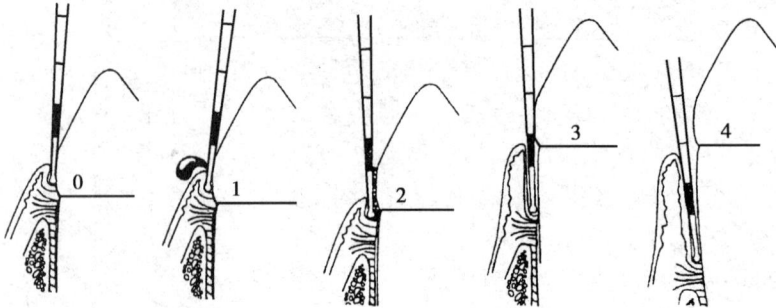

图 2-7　CPI 记分标准

表 2-13　CPI 记分标准

记分	标准
0	牙龈健康
1	牙龈炎,探诊后出血
2	牙石,探诊可发现牙石,但探针黑色部分全部露在龈袋外
3	早期牙周病,探针黑色部分被龈缘部分覆盖,龈袋深度在 4~5mm
4	晚期牙周病,探针黑色部分被龈缘完全覆盖,牙周袋深度在 6mm 或以上
X	除外区段(少于两颗功能牙存在)
9	无法检查(不记录)

例：(1) 女性,45 岁,按 CPI 标准检查其 10 颗指数牙的牙周组织情况后,结果记录为:

4	2	3
2	2	X

说明她的右上区段至少一颗牙有深牙周袋,需要做复杂的牙周治疗。左上区段至少一颗牙有浅牙周袋,需要刮治。上下中区段和右下区段至少各有一颗牙有牙石,需要洁治。左下区段由于 2 颗功能牙已不存在,为除外区段。

(2) 男性,13 岁,按 CPI 标准对其 6 颗指数牙检查后,结果记录为:

0	1	0
1	0	1

表明他的上颌左右区段及下中区段牙周健康,不需要治疗。下颌左右区段及上中区段患牙龈炎,需要口腔健康教育。一旦形成良好的口腔卫生习惯后,牙龈可以恢复健康。

以上两例个人的 CPI 记分,前者为"4",后者为"1"。

二、牙周病的流行特征

牙周病患病情况在不同国家和地区有很大差别,世界卫生组织以 15 岁年龄组的牙石平均检出区段数作为牙周状况的评价标准,以便对不同国家或地区的人群牙周健康状况进行比较(表 2-14)。

表 2-14　WHO 牙周状况评价标准(15 岁)

牙石检出平均区段数	等级	牙石检出平均区段数	等级
0.5 ~ 1.5	很低	3.6 ~ 4.5	高
1.6 ~ 2.5	低	4.6 ~ 5.0	很高
2.6 ~ 3.5	中		

1995 年第二次全国口腔健康流行病学抽样调查的结果显示,我国 15 岁少年组牙石平均检出区段数为 2.06,属于低度流行地区。但各地区中、小学生牙龈出血与牙石检出率还普遍较高,北京、上海、广东、湖北、辽宁等地更高。2005 年第三次全国口腔健康流行病学抽样调查的结果显示牙周疾病各种指标呈现城市好于农村,女性好于男性,东部地区好于中西部地区的规律。同时评价人群牙周病的流行状况,不仅要看平均牙石检出区段数,还要考虑其患病率。

(一) 地区分布

牙龈炎或牙周炎几乎使所有的国家都有 70% 以上的成人受到影响。过去大家认为这类疾患在发展中国家更为常见,但 20 世纪 80 年代以来的研究表明,只是牙龈炎在发展中国家更为普遍,主要是因为他们的口腔保健较差。WHO 全球口腔资料库的资料表明,在发展中国家与发达国家中严重牙周病的患病率没什么不同,几乎都在 7% ~ 15% 的范围内。

牙周病的流行程度与地区之间的经济状况有一定的关系。发展中国家的牙龈炎、牙石等的患病程度高于发达国家(表 2-15),农村居民的患病程度高于城市居民。

表 2-15　几个国家 12 ~ 19 岁或 15 ~ 19 岁组牙周状况比较(WHO)

发展中国家			工业化国家		
国家	年份	牙石平均区段数	国家	年份	牙石平均区段数
泰国	1986	4.2	法国	1987	2.3
塞拉利昂	1989	3.5	德国	1987	3.0
印尼	1986	3.6	日本	1986 ~ 1987	1.8
约旦	1982	3.8	美国	1986	1.5

在我国,农村牙周病的流行情况要比城市更加严重,据我国第三次全国口腔健康流行病学抽样调查结果,除 65 ~ 74 岁组以外,12 岁、35 ~ 44 岁 2 个年龄组的牙石平均检出区段数农村均高于城市,这种情况的出现与受检人群口腔卫生状况密切有关(表 2-16)。在我国第二次全国口腔健康流行病学抽样调查中,采用软垢指数对 12 岁、15 岁、35 ~ 44 岁年龄组人群做检查,在这 3 个年龄组中软垢指数记分为 5 的百分率,城市分别为 38.56%、29.35% 和

29.69%,农村分别是42.95%、32.97%和44.12%,可见,不论城市还是农村,所有年龄组软垢指数都较高,同时,农村均高于城市。

表2-16 我国12~74岁年龄组城乡牙周状况(%)

年龄(岁)	牙龈出血		牙石		牙周袋	
	城	乡	城	乡	城	乡
12	53.9	61.4	55.0	63.0	—	—
35~44	71.2	83.5	96.3	98.3	39.5	42.4
65~74	64.6	71.4	89.9	87.5	52.9	51.6

（二）时间分布

工业化国家的儿童、青少年牙龈炎在20世纪60年代时患病率也相当高。如1969年Sheiham在英国调查756名11~17岁学生,牙龈炎患病率高达99.7%,而1964年Mchugh在苏格兰对2905名13岁学生调查中发现,牙龈炎患病率为99.4%,这都与目前发展中国家的情况类似。由于牙科公共卫生学的不断发展,到20世纪70年代后,人群中的牙病开始得到控制。首先是青少年儿童的龋病、牙龈炎患病情况持续下降,之后逐渐扩大到成年人。据1985年美国成年人口腔健康抽样调查资料显示,检查18~19岁青少年2个象限牙的牙周组织,每颗牙检查2个部位,结果只有5.4%的部位患牙龈炎,23.7%的部位有牙石;检查3270名35~44岁的工作人员,只有5.7%的部位患牙龈炎,35.6%的部位有牙石,22.4%部位有牙周附着丧失。鉴于对龋病、牙龈炎的预防工作已取得显著成效,目前美国牙医协会的主要目标在研究牙周病、口腔癌与艾滋病的防治上。

（三）年龄分布

研究表明,牙周病患病率随年龄增长而增高。5~6岁就可能患牙龈炎,之后随年龄增长部分牙龈炎发展成牙周炎,因此牙龈炎患病率逐渐下降,但牙周炎患病率逐渐上升。全国第三次口腔健康流行病学抽样调查对牙周病采用CPI指数,牙龈出血和牙石百分率从12岁开始逐渐上升,35~44岁时为最高峰。65~74岁老年人因牙缺失,牙龈出血和牙石检出率有所下降。所有被调查人群的牙石检出率均处于很高水平。牙周袋检出率也随年龄增长而增加,老年人最高。

（四）性别分布

牙周病与性别的关系不明确,但多数报告认为男性重于女性。据我国第三次口腔健康流行病学抽样调查结果显示(表2-17),在受检者中6个区段均健康的人数百分率均为女性高于男性,而各年龄组中牙石检出平均区段数和检出率男性均高于女性,男性三个年龄组分别为60.6%、98.2%和89.9%,女性分别为57.4%、96.4%和87.5%。

表2-17 我国12~74岁年龄不同性别牙周健康状况百分率(%)

年龄(岁)	牙龈出血		牙石		牙周袋	
	男	女	男	女	男	女
12	57.9	57.5	60.6	57.4	—	—
35~44	76.3	78.2	98.2	96.4	46.9	35.0
65~74	68.1	68.0	89.9	87.5	56.3	48.2

（五）民族分布

不同民族的牙周病患病情况差异很大,这可能与各民族不同的社会经济、环境文化、饮食卫生习惯等差异有关。据1983年全国中、小学生口腔健康调查资料,我国少数民族中牙龈炎患病率最高的是彝族(城市94.7%,农村96.9%),最低的是朝鲜族(城市20.0%,农村27.3%)。

（六）教育特征

调查显示,受教育时间与牙周病的患病率及病变严重程度呈现负相关。1985年美国国立研究所(NIDR)对18~64岁美国人调查显示,受教育时间超过12年的,牙周附着丧失≥3mm的百分率为41%,而当受教育年限不足12年时,百分率则达61%。

三、影响牙周病流行的因素

除地区、时间、年龄、性别以及民族等因素外,牙周病的流行,还受口腔卫生习惯、吸烟和营养等因素的影响。

（一）口腔卫生

口腔卫生状况与牙周病有直接关系。口腔卫生好,菌斑清除彻底,就无牙龈炎,牙周状况就好;反之,菌斑多,牙石堆积,牙龈炎患病率就高。若这种情况得不到改善,则会导致牙周炎的发生。口腔卫生与龈炎和菌斑的关系见图2-8。由图可见,连续数天不刷牙,菌斑和牙龈记分迅速上升,刷牙后菌斑和牙龈记分很快下降。

图 2-8　刷牙与龈炎和菌斑的关系

（二）吸烟

吸烟是牙周病的高危因素之一,吸烟者患牙周病的危险明显高于不吸烟者。吸烟者牙菌斑、牙石堆积增多,牙槽骨吸收加快,牙龈炎症、牙周炎症加重。Sheiham调查了2004名英格兰人和706名北爱尔兰人,不吸烟者平均牙周指数分别为3.02与3.56,吸烟者则分别为3.98与4.33,说明吸烟可促进牙周病发病。从影响牙周病的严重程度看,吸烟对牙槽骨丧失、牙周袋加深、牙松动和牙丧失有剂量反应作用,吸烟次数越多,时间越长,牙周病越严重。

有研究报道,烟瘾不大者的牙周病危险性比不吸烟者高 2 倍,烟瘾大者更高达 7 倍。当人们吸烟史在 10 年以下时,患牙周病的概率是不吸烟者的 1.3 倍,而当吸烟史达 16 ~ 20 年时,患牙周病的概率是不吸烟者的 8.0 倍。

(三) 营养

虽然口腔卫生状况与牙周病的发生直接相关,但是临床上有些人虽然口腔卫生差,但牙周组织却并没有明显破坏。相反,有些患者非常注意自我口腔保健,口腔卫生保持得相当好,却患有严重的牙周病。这表明除了口腔卫生状况,还有其他因素影响牙周健康,比如营养状况就是影响牙周组织对致病因素抵抗力的重要条件之一。

人体需要的营养物质包括脂肪、蛋白质、碳水化合物、纤维和矿物质等,是代谢、修复和维持牙周组织正常功能所必需的。而这些营养物质的缺乏将对牙周组织的健康产生影响。例如,蛋白质缺乏可使牙周结缔组织变性,牙槽骨疏松;还可影响抗体蛋白合成,致免疫能力下降易患牙周病;维生素与牙周组织胶原合成有关,它们的缺乏会造成牙周组织创伤愈合困难。

(四) 全身疾病

一些系统性的疾病常伴有组织缺损和某些功能下降,或机体免疫调节能力减退,这使得牙周组织易于发生炎症或伤口难于修复,最终导致牙周病的发生。比较得到公认的系统性疾病是糖尿病。

第五节 其他常见口腔疾病的流行概况

一、牙颌异常

知识拓展

牙颌异常与错𬌗畸形

以往各国多采用错𬌗畸形这个名称来指代所有的与口腔相关的畸形疾病,但从字面的意思来理解会有部分疾病难以归入其中。1997 年 WHO 开始采用牙颌异常这个名称,它能较好地包括错𬌗畸形以及其他与口腔相关的畸形疾病。随着社会经济的发展、生活习惯的改变,人群中牙颌异常的发病率逐步上升,如何发现造成各类牙颌异常大量发生的原因,并且采取行之有效的预防手段,正是口腔流行病学需要的研究内容。

牙颌异常(dentofacial anomalies)是指在儿童生长发育过程中,由于各种因素的影响,如不良习惯、疾病、替牙紊乱、发育异常、遗传等,从而导致的牙列不齐、牙𬌗关系紊乱等。

(一) 指数

牙颌异常的种类繁多,分类标准缺乏统一性,且主要是为临床诊断服务,不适用于流行病学的调查,因此 WHO 1997 年根据牙颌异常的不同类型,推荐采用牙美观指数,作为流行

病学调查的记分标准,一般用于 12 岁以后的年龄组,介绍如下:

1. 前牙和前磨牙缺失 这一标准包括前牙和前磨牙缺失。检查上下颌牙弓切牙、尖牙和前磨牙的缺失情况,记录缺失牙数。它是了解所有前牙缺失原因是否因美观原因而拔牙,如果缺牙后间隙已关闭,或该牙位恒牙未萌出乳牙仍滞留,或缺失的切牙、尖牙和前磨牙已被固定修复替代,则不能作为缺失牙记录。

2. 切牙段拥挤 两侧尖牙之间的间隙不足以容纳 4 颗切牙正常排列,切牙扭转或错位于牙弓之外。按以下标准记分:

0＝不拥挤

1＝一段拥挤

2＝两段拥挤

对于 4 颗切牙排列整齐而有一颗或两颗尖牙错位的情况,则不作为切牙拥挤记录。若有疑问,以低标准记分。

3. 切牙段出现间隙 上下牙弓左右尖牙之间的间隙超过容纳 4 颗正常切牙的需要,则出现间隙。如果一颗或多颗切牙的邻面没有牙间接触,此段记录为切牙有间隙。对于乳牙刚脱落恒牙即将萌出而出现的间隙,不记录为切牙间隙。切牙段出现间隙按以下标准记分:

0＝无间隙

1＝一段有间隙

2＝两段有间隙

若有疑问,以低标准记分。

4. 中切牙间隙过宽 指两颗上颌中切牙之间,在正常位接触点出现数毫米的间隙。可按两中切牙近中面之间最短的距离(mm)记录。

5. 上下颌前牙排列最不规则 指前牙扭转、错位排列于正常牙弓之外。用 CPI 探针测量最大排列相邻牙之间不规则部位的距离。测量时探针与𬌗面平行,与正常牙弓线垂直,探针的顶端置于舌向最突出或扭转的牙的唇面,根据 CPI 探针的刻度,可以估算出牙不规则的毫米数,以最短(mm)距离记分(图 2-9)。排列不规则可以有前牙拥挤或者不拥挤,如果 4 颗切牙正常排列的间隙足够且仍有牙扭转或错位,按前牙排列最不规则记分,不按切牙拥挤记分。如果存在侧切牙远中面排列不规则也应记录。

图 2-9 前牙排列不规则的测量方法

6. 上前牙覆盖 指在正中颌位测量切牙间的水平距离。测量时,CPI 探针与水平面平行。测量上前牙覆盖时,测量最突出的上切牙唇切缘至相应下切牙唇面之间的距离;测量下前牙覆盖时,测量最突出下切牙的唇切缘至相应上切牙唇面之间的距离,以最接近的毫米数作为最大前牙覆盖的记分(图 2-10)。如果所有的上颌切牙缺失或反𬌗,则不作为上前牙覆盖记录。对刃𬌗记录为 0。任何下前牙向前或向唇侧突出于上前牙,即为反𬌗,记录为下前牙覆

上前牙覆盖　　　　　　　下前牙覆盖（下颌反𬌗）

图 2-10　前牙覆盖的测量方法

盖。应以最接近的毫米数记录最大的下前牙覆盖（下颌前突），或反𬌗。下切牙扭转造成的一部分切缘在唇侧（反𬌗），而另一部分在舌侧的情况不作为下前牙覆盖记录。

7. 前牙开𬌗　指相对应的任何前牙之间出现无垂直性覆盖，可用 CPI 探针按表示的方法，测量开𬌗的程度，以最接近的毫米数记录对应的上下切牙切缘之间最大的距离（mm）（图2-11）。

8. 磨牙前后错位关系　通常依据上下颌第一恒磨牙的关系进行测量（图2-12）。如果由于 1 颗或 2 颗第一恒磨牙缺失、未完全萌出或因为广泛龋坏或充填物不能依据磨牙前后关系测量，则可测量恒尖牙和前磨牙的关系。根据咬𬌗时左右两侧出现的偏差情况，仅以正常磨牙关系的最大偏差记分。记分标准如下：

0＝正常

1＝半个牙尖，下颌第一恒磨牙与正常𬌗关系相比，向近中或远中错位半个牙尖

2＝一个牙尖，下颌第一恒磨牙与正常𬌗关系相比，向近中或远中错位一个牙尖

（二）流行特征

WHO 在 1997 年才发布牙颌异常记分标准，以前各国都以错𬌗畸形的名称报告不同的调查情况。

1. 地区分布　由于对牙颌异常的诊断标准不同，导致各国和各地区的调查结果难以比较，患病率从28%到90%不等。

图 2-11　前牙开𬌗的测量方法

2. 年龄分布　到牙全部萌出时止，错𬌗畸形的患病率随年龄而升高，乳牙期除前牙反𬌗时有发生外，其他类型的错𬌗畸形患病率低。进入替牙期后，由于乳牙早失或滞留，出现恒牙早萌或替牙障碍，产生多种错𬌗，使患病率上升。导致恒牙期错𬌗畸形患病率增高的主要原因是龋病、替牙时间紊乱、生长发育异常、口腔不良习惯等。

3. 性别分布　错𬌗畸形在男女均可患病，性别之间无显著差异。

图 2-12　磨牙前后关系的测量

二、口腔癌

口腔癌(oral cancer)狭义上是指口腔鳞癌。它是发生于舌、口底、腭、牙龈、颊和牙槽黏膜的一种癌症,是世界上居第六位的常见肿瘤。在我国以舌癌、颊黏膜癌、牙龈癌、腭癌最为常见。尤其是舌癌,近年有直线上升的趋势。口腔癌的发生多由不良行为、不良习惯、环境因素与生物因素所致。

(一)指数

衡量口腔癌的患病情况多用患病率和发病率。一般用十万分之几来表示。

(二)流行特征

1. 地区分布　口腔癌在全世界均有发现,不同地区之间发病率不同,东南亚地区发病率高,如孟加拉、缅甸、柬埔寨、印度等国,这与当地居民有咀嚼烟草和槟榔的习惯有关。我国湖南与台湾地区等地也有这种习惯,因此发病率也较高。

2. 时间分布　不同国家和地区口腔癌的发病随时间不同而变化。斯里兰卡 1941～1961 年的口腔癌死亡率呈下降趋势,而印度孟买 1951～1961 年口腔癌的死亡率呈上升趋势。美国 1980 年口腔癌的新发数比 1972 年上升了近 2 倍。

3. 年龄分布　口腔癌可发生于所有人群,以成年人好发。西方国家的发病高峰在 60 岁以上,而我国发病的高峰为 40～60 岁,但近年来,大家的患病年龄都有偏老的趋势,50% 以上发生在 65 岁以上。主要原因可能与人群的平均寿命延长有关。口腔癌的发病率随年龄的增长而升高。

4. 性别分布　男女都可发生,但男性明显高于女性,如美国 1989 年的比例为 2∶1。近年来女性的发病率也在上升,可能与女性吸烟、饮酒习惯上升以及从事以前男性的工作有关。

5. 种族差异 不同种族之间口腔癌发病率不同。在新加坡,印度族人口腔癌发病率高于华人和马来西亚人,这可能与咀嚼烟草的习惯有关。

三、氟牙症

氟牙症(dental fluorosis)又称斑釉牙(mottled enamel),是牙在发育期间,长期接受过量的氟,使成釉细胞受到损害,造成釉质的发育不全。在三国时代(公元223～262年)我国的嵇康《养生论》中就有"齿居晋而黄"的描述。1901年美国的Eager在意大利的那不勒斯移民团中发现此病,当时称为"局部性釉质缺损"。到20世纪初由美国学者McKay等人把斑釉牙描述为"科罗拉多棕色条纹",1916年他与Black将它定名为斑釉牙。

(一)指数

1. Dean分类法 氟牙症的评价是根据釉质颜色、光泽和缺损的面积来确定损害的程度。1934年Dean提出了估计斑釉牙严重程度指数,分为正常、可疑、很轻度、轻度、中度、较重度与重度7类。1942年Dean修改了指数,减少了分类数,发展成为社区氟牙症指数记分系统,至今仍为WHO所采用。从每个人的牙列中找到受损害最重的两颗牙记分,如两牙受损程度不同,则根据较轻的一颗牙记分。氟牙症的分类系统标准见表2-18:

表2-18 Dean氟牙症分类系统标准

分类(加权)	标 准
正常(0)	釉质表面平滑,有光泽,通常呈浅乳白色
可疑(0.5)	釉质透明度有轻度改变,可从少数白纹斑到偶见白色斑点。临床不能诊断为很轻型,而又不完全正常的情况
很轻度(1)	小的似纸一样白色的不透明区不规则地分布在牙齿上,但不超过唇面的25%
轻度(2)	釉质的白色不透明区更广泛,但不超过牙面的50%
中度(3)	牙齿的釉质表面有明显磨损,棕染,常很难看
重度(4)	釉质表面严重受累,发育不全明显,以至可能影响牙齿的整体外形。有几颗缺损或磨损区,棕染广泛。牙齿常有侵蚀现象

(资料来源:Dean,1942)

2. 社区氟牙症指数(CFI) 根据以上氟牙症分类记分系统可以换算出社区氟牙症指数,具体计算公式如下:

$$FciCFI = \frac{\sum (n \times W)}{N}$$

N为总人数,n为每一种人数,W为每一种加权Dean分类计分。

社区氟牙症指数表示一个地区人群氟牙症流行状况的严重程度,据社区氟牙症指数范围,1964年Dean把社区氟牙症指数记分作为有公共卫生意义的指征,并把氟牙症的流行情况分为6类(表2-19)。

2005年我国进行第三次全国口腔健康流行病学抽样调查,采取Dean分类法检查氟牙症。所调查的30个省市12岁氟牙症指数为0.25,患病率是11.7%。属于正常范围。

表 2-19　Dean 规定的社区氟牙症指数的公共卫生意义

公共卫生含义	氟牙症指数范围	公共卫生含义	氟牙症指数范围
阴性	0.0 ~ 0.4	中度	1.0 ~ 2.0
边缘性	0.4 ~ 0.6	重度	2.0 ~ 3.0
轻度	0.6 ~ 1.0	极重度	3.0 ~ 4.0

资料来源：Dean 等(1942)

（二）流行特征

1. 地区分布　氟牙症的流行具有明显的地区性,其发病与当地水、土壤、空气中的含氟量过多密切相关,氟含量过高,则氟牙症流行。氟牙症是地方性氟中毒的早期指征,饮用水是摄入氟的一个主要来源,一般认为饮水氟含量以 0.8 ~ 1mg/L 为适宜浓度,超过这个浓度将引起氟牙症的流行。我国的西北、华北、东北等一些地区,水氟浓度普遍超过 3mg/L,饮水中氟含量明显高于正常浓度。有些地区即使水氟浓度很低,但由于燃高氟煤烘烤粮食造成气源性氟污染,也会导致居民摄入过多的氟,产生氟牙症,甚至氟骨症。如在我国一些高氟煤矿区,土壤和空气中的氟含量就很高。

2. 城乡分布　第三次全国口腔健康流行病学抽样调查结果显示,氟牙症在城乡居民中都可发生,农村患病率高于城市,12 岁组城市 9.0%、农村 14.3%。城市与农村的差异,可能源于饮用水不同。城市居民多以自来水为主,含氟量较易控制,而农村居民饮用水的来源较杂,控制不易。

3. 年龄分布　胎盘对氟有一定的屏障作用,过量的氟难以通过胎盘屏障,所以乳牙较少发生氟牙症。6 岁以后恒牙逐渐萌出,氟牙症的患病率逐渐升高,至 12 岁左右恒牙全部萌出,氟牙症患病率维持一个相对稳定的水平。中年以后因龋病或牙周病可能导致恒牙逐渐脱落,患病率开始下降。

4. 性别分布　氟牙症在男女性别上未发现显著不同。第三次全国口腔健康流行病学抽样调查结果显示,男女的氟牙症患病率和氟牙症指数相同。

5. 牙位分布　Murray 等调查显示受白垩釉质影响最大的是颊面,上颌牙所受影响为下颌牙的 2 倍,上中切牙受影响最大。Moller 等的调查报告提出受氟牙症影响最严重的是前磨牙。

四、唇腭裂

在胚胎发育过程中,由于遗传因素、环境因素等原因,致使各胚突的正常发育及相互连接融合的过程受到影响,造成的口腔颌面部发育畸形,导致唇腭裂(cleft lip and palate)。

唇腭裂的患病情况常用发生率或患病率来评价,它主要包括唇裂、腭裂和唇裂合并腭裂3 种类型。其中唇裂又分为单侧唇裂和双侧唇裂。腭裂又分软腭裂、不完全性腭裂、单侧完全性腭裂和双侧完全性腭裂。

流行特征如下：

1. 地区分布　唇腭裂可在不同的地区国家发生,但各地发生率不同,这种地区间差别发生的原因尚不清楚。例如：根据 1986 年中国出生缺陷检测协作组对我国 29 个省、市、自治区 120 多万人口的调查报告显示,我国的唇腭裂发生率较高,为 1.8‰。其中唇裂合并腭裂者占 61.3% ,单纯唇裂占 30.5% ,腭裂占 8.2% 。青海、甘肃、贵州等省发生率最高,湖南发生率较低。

2. 城乡分布　据调查,在我国唇腭裂的发生在城乡之间有显著差别,在城市唇腭裂的发生率为 1.7‰,而农村的发生率为 2.1‰。这种情况可能与农村近亲婚配,妇女文化教育程度低,缺乏孕期健康意识有关。另外,不正当的人工流产、不科学堕胎和营养缺乏也可影响胎儿的发育。

3. 性别分布　男婴唇腭裂发生率高于女婴,据 1986 年我国对 120 多万围产儿的调查,男婴唇腭裂发生率为 2.0‰,女婴发生率为 1.6‰。

4. 种族分布　据美国疾病控制中心的检测资料显示,白人的唇腭裂缺陷率显著高于黑人。我国各民族之间是否有差异尚未见报道。

五、口腔黏膜疾病

口腔黏膜疾病(oral mucosal disease)是指发生在口腔黏膜和口腔软组织的多种感染和非感染性疾病。可分为两大类,一类是原发性口腔黏膜的疾病,一类是全身性疾病在口腔表现的黏膜损害,常见的疾病有溃疡、扁平苔藓、白斑、盘状红斑狼疮、口腔炎、舌炎等。口腔黏膜病多发于颊、唇、舌、软腭等黏膜,亦可与皮肤病同时发病。其发病原因复杂,有些原因至今未明,有些是感染引起,有些是变态反应性疾病,也有些与内分泌紊乱有关。下面仅介绍口腔扁平苔藓和白斑的流行病学情况。

(一) 口腔扁平苔藓

口腔扁平苔藓(oral lichen planus)是一种发生于皮肤和黏膜上的伴有慢性浅在性炎症的角化性病变。口腔的主要表现为黏膜上的白色线状、网状或环状条纹。在流行病学调查中,扁平苔藓的评价指标主要为患病率。例如,1972 年 Pindborg 在印度调查了 7639 名村民,口腔扁平苔藓患病率为 1.5% 。1980 年我国对 134 492 人进行调查,口腔黏膜扁平苔藓患病率为 0.51% 。

口腔扁平苔藓的流行病学分布显示,其发病年龄相差较大,1974 年 Silverman 报道的发病年龄最小是 22 岁,最大的超过 80 岁;1980 年李辉䓤报道最小年龄 12 岁,最大年龄为 68 岁。但发病最多的年龄是中年人。口腔扁平苔藓女性比男性略为多发。1983 年 Landstrom 的调查显示,男女比例是 1∶2.3。其发病原因尚不清楚,严重时亦有癌变的可能。

(二) 白斑

世界卫生组织 1979 年制定了白斑(leukoplakia)的定义,指发生在口腔黏膜上的白色损害,不能擦去,在临床和组织学上不能诊断为其他疾病。流行病学调查中,评价白斑的指标是患病率。1980 年全国口腔黏膜白斑和扁平苔藓协作组对全国 134 个点、134 492 名人员的调查结果,白斑的患病率为 10.47% 。

从流行病学的分布来看,白斑好发于 40 岁以上中年人,患病率随年龄增加而增高。我国在 1980 年的调查结果则显示,好发年龄为 50 ~ 59 岁。1970 年 Pindborg 对 10 169 名印度人的调查显示,白斑患病高峰为 45 岁以上。白斑患者以男性居多,1981 年 Axell 在瑞典调查了 20 333 人,男女比例为 1.6∶1;1978 年李辉䓤等在武汉调查了 15 280 人,男女比例是 2∶1。白斑发生的部位多见于颊黏膜、上下唇等处。

白斑是一种癌前病变,据调查其癌变率为 3% ~6% ,吸烟是引起白斑的主要危险因素,停止吸烟后白斑可以消除。

第六节　口腔健康状况调查

口腔健康状况调查(oral health survey)是口腔流行病学中最常用的一种方法,是指在一个特定的时间内收集一个人群患口腔疾病的频率、流行强度、分布及流行规律的资料,是一种横断面调查,因此调查时间尽可能的短,否则会使调查的疾病及其相关因素发生变化,失去准确性。

口腔健康状况调查可以了解某人群的口腔健康状况,掌握口腔疾病的流行特征,提示影响口腔疾病发生的因素及流行趋势,为进一步开展口腔健康流行病学研究和制订口腔保健工作规划提供科学的依据。

口腔健康状况调查工作从起草调查方案,到最后统计分析得出结果,都要按计划、有序的进行(图2-13)。

图 2-13　口腔健康调查工作流程图

一、调查目的

口腔健康状况调查有很强的目的性，一次调查最好不要涉及太多的问题，以免影响调查质量。口腔健康状况调查的目的：①查明口腔疾病在特定时间内的发生频率、分布特征及其流行规律；②了解和分析影响口腔健康的有关因素；③为探索病因，建立和验证病因假设提供依据；④选择预防保健措施和评价其效果；⑤评估治疗与人力需要。

二、调查项目

调查项目即调查涉及口腔健康状况的主要内容，它是根据调查目的确定的。一般分为两类：一类是直接的口腔健康状况信息，如龋病、口腔卫生状况等，这些项目将用于统计分析；另一类是背景状况信息，如年龄、姓名编号等，部分用于统计分析，部分用做信息管理；还有一类为问卷调查项目，如与口腔健康相关知识、行为习惯、态度等。

（一）一般项目

常常列入口腔流行病学调查表的第一部分，包括受检者的姓名、性别、年龄、职业、民族、籍贯、文化程度、经济状况、宗教信仰、出生地区、居住年限等信息。这些项目可以反映疾病分布的差异，调查以后将这些项目与健康状况项目结合分析，可能会发现某种口腔疾病的流行特征。一般可通过询问或从户口本上获得。

（二）口腔健康状况项目

包括各种口腔常见疾病，这是口腔健康状况调查的主要内容，最常用的调查项目有龋病、牙周病、牙列状况等，具体内容根据调查目的而定。

（三）问卷调查项目

主要包括口腔卫生知识、态度、信念、行为与实践等方面的具体内容，如个人口腔卫生、刷牙、牙刷与牙膏选择、龋病与牙周病、预防意识与就医行为等。问卷有开放性问卷和封闭式问卷，其题型有选择题、填空题、排列题、配对题、是非题及量表题，可根据调查目的确定题型。

口腔健康状况调查目的和项目确定后，应根据不同调查目的来确定调查项目，设计不同的调查表。本章以 WHO 设计的标准口腔健康调查表为例做简单介绍。根据 WHO 出版的口腔健康调查基本方法（第 4 版，1997 年）中列出的调查项目有一般情况、临床评价、口腔黏膜、釉质发育不全、氟牙症、社区牙周指数、附着丧失、牙列状况和治疗需要、戴义齿情况、需义齿情况、牙颌异常、口腔保健需要等项目（表 2-20）。下面就调查表中的一些常用项目的填写做说明。

表 2-20 WHO 口腔健康评价表 (1997)

国家 _____

(1) □□-□ (4)

| | | 年 月 (5) | 日 (9) □□ (10) | | 登录号 (11) □□□□□ (14) | | 检查者 (15) □ | 初查/复查 (16) □ |

一般情况

姓名 _____

出生日期 (17) □□□□ (20) 年 月 □□ (21) (22)

年龄 □□ (21) (22)

性别(男=1,女=2) □ (23)

民族 □ (24)

职业 _____

地理位置 (26) □□ (25)(27)

住区类型 □ (28)
1=市区
2=郊区
3=农村

其他资料(具体说明并提供编号)

_____ (29)
_____ (30)
检查禁忌 _____
原因 _____ (31)
_____
0=无
1=有

临床评价

口外检查

0=外观正常
1=溃疡、疱、糜烂、裂纹(头、颈、手背)
2=溃疡、疱、糜烂、裂纹(鼻、颊、颏)
3=溃疡、疱、糜烂、裂纹(唇周)
4=溃疡、疱、糜烂、裂纹(唇红缘)
5=走马疳
6=上下唇异常
7=淋巴结肿大 □ (32)
8=其他面颌肿胀
9=不记录

颞颌关节评价

主观症状
0=无
1=有症状
9=不记录 □ (33)

客观症状
0=无
1=有
9=不记录

关节弹响 □ (34)
触诊压痛 □ (35)
下颌运动 □ (36)
受限(开口<30mm)

续表

口腔黏膜情况	损害部位
0=正常	0=红唇缘
1=恶性肿瘤(口腔癌) (37)□	1=唇周围组织
2=白斑	2=唇
3=扁平苔藓 (38)□	3=沟
4=溃疡(阿弗他、疱疹、创伤)	4=颊黏膜
5=急性坏死性龈炎 (39)□	5=口底
6=含珠菌病	6=舌
7=脓肿	7=软硬腭
8=其他疾病,如可能,具体说明_____	8=牙槽嵴/牙龈
9=不记录	9=不记录

(40)□　(41)□　(42)□

釉质不透明/釉质发育不全	氟牙症
恒牙	0=正常
0=正常	1=可疑
1=有明确界限性不透明	2=极轻
2=弥漫性不透明	3=轻度
3=釉质发育不全	4=中度
4=其他缺损	5=重度
5=边界明确而弥漫性不透明	8=除外
6=边界明确不透明及釉质发育不全	9=不记录
7=散在不透明及釉质发育不全	
8=以上三种情况都存在	
9=不记录	

14 13 12 11 21 22 23 24
36
46

(43)　(50)
(51)　(52)

□ (53)

续表

登记号 ☐☐☐☐

附着丧失*

0=0~3mm

1=4~5mm
（CEJ在黑带内）

2=6~8mm
（CEJ在黑带上　限与8.5mm之间）

3=9~11mm
（CEJ位于8.5~11.5mm刻度之间）

4=附着丧失≥12mm
（CEJ在11.5mm的刻度以上）

X=排除区段

9=不记录

*15岁以下不做记录

社区牙周指数(CPI)

0=健康

1=牙龈出血

2=牙石

3*=牙周袋为4~5mm
可见探针黑带

4*=牙周袋≥6mm
不能看见探针黑带

X=排除区段

9=不记录

*15岁以下不做记录

牙列状况及治疗需要

	17/16	11	26/27
	(54)		(56)
	(57)		(59)
	47/46	31	36/37

	17/16	11	26/27
	(60)		(62)
	(63)		(65)
	47/46	31	36/37

治疗

0=无需治疗

P=预防，制龋保健

F=需窝沟封闭

1=有1个牙面需充填

2=有2个或多个牙面需充填

3=需作冠修复

4=贴面或贴片

5=牙髓治疗及充填修复

6=需拔牙

7=需其他治疗，具体说明

8=需其他治疗，具体说明

9=不记录

乳牙	恒牙	状况
冠	冠/根	
A	0　0	无龋
B	1　1	有龋
C	2　2	已充填牙，有龋
D	3　3	已充填牙，无龋
E	4　–	因龋丧失
–	5　–	因其他原因丧失
F	6　–	封闭，涂料
G	7　–	桥基牙或冠、贴面/种植
–	8　8	未萌牙(冠)或露未暴露的根
T	T	创伤(折断)
–	9　9	不记录

　　　55 54 53 52 51 61 62 63 64 65
　　18 17 16 15 14 13 12 11 21 22 23 24 25 26 27 28

冠　(66)　　(81)
根　(82)　　(97)
治疗(98)　　(113)

　　85 84 83 82 81 71 72 73 74 75
　48 47 46 45 44 43 42 41 31 32 33 34 35 36 37 38

冠　(114)　　(129)
根　(130)　　(145)
治疗(146)　　(161)

47

续表

修复状况 (164) 上颌 □ 下颌 □ (165)

0=无修复体
1=桥体
2=一个以上桥体
3=局部义齿
4=桥体与局部总义齿
5=全口活动总义齿
9=不记录

修复需要 (164) 上颌 □ 下颌 □ (165)

0=无需修复
1=需要一个单位修复体
2=需要多个单位修复体
3=需要一个或多个单位联合修复体
4=需要总义齿修复(取代全口)
9=不记录

牙颌畸形

牙列(166) □ (167) □ (168)
切牙、尖牙和前磨牙逆失——上颌及下颌——填入牙数量
最大上颌前牙 □ (171)
最大下颌前牙 □ (172)
排列不齐(mm)
排列不齐(mm)

间隙
切牙段有间隙 □ (169)
正中有间隙 □ (170)

0=不拥挤
1=1段拥挤
2=2段拥挤
切牙段拥挤

0=无间隙
1=1个段有间隙
2=2个段有间隙

𬌗
上前牙覆盖(mm) □ (173)
下前牙覆盖(mm) □ (174)
垂直前牙覆盖(mm) □ (175)
前后磨牙关系(mm) □ (176)

0=正常
1=半个牙尖
2=整个牙尖

需要立即治疗与转诊

威胁生命状况 □ (177)
疼痛或感染 □ (178)
其他情况具体说明_____ □ (179)

0=无
1=存在
9=不记录

转诊 □ (180)

0=无
1=有
9=不记录

注释

表内设计的小方格是为计算机统计用的。每个方格只许填一位数字。

(1)~(4)供 WHO 使用,(5)~(10)为调查日期(年、月、日),如 1997 年则在"(5)"格内填9,"(6)"格内填7,(11)~(14)为受检者识别编号,如准备调查 1000 人,则第 1 人应在4 个格内填 0001,方格(16)表示受检者为首次被检查,或为做标准一致性实验而做的第 2 次检查。

表格中氟牙症项目根据 Dean 指数记录,根据牙列中氟牙症患病最严重的 2 颗牙记分,如 2 颗牙患病程度不同,则记录患病较轻一颗牙的记分。

表格中牙周状况用社区牙周指数(CPI)记录于"(54)~(59)"方格内,每个方格记录指数牙中患病较严重的一颗牙的记分。

表格内牙列状况及治疗需要中牙位的标记,是按照国际牙科联盟所用的 2 位数字标记法。口腔分为 4 个象限,其次序按顺时针方向:右上-左上-左下-右下。每颗牙用 2 位阿拉伯数字表示,第 1 位数字表示所在象限。第 2 位数字表示牙位,读法应注意,如右上中切牙应读为"1""1"[yi][yi],而不读为"11"[shi-yi]。乳恒牙的 2 位数标记法如下:

	1		(5)			上颌			2		(6)		
	55	54	53	52	51		61	62	63	64	65		
18	17	16	15	14	13	12	11		21	22	23	24	25	26	27	28
48	47	46	45	44	43	42	41		31	32	33	34	35	36	37	38
	85	84	83	82	81		71	72	73	74	75		
	4		(8)			下颌			3		(7)		

在牙列状况和治疗需要项目中,方格"(66)"至"(81)"和"(114)"至"(129)"应根据WHO 标准,填入上下颌牙冠情况,方格"(82)"至"(97)"和"(130)"至"(145)"应填入牙根情况,方格"(98)"至"(113)"和"(146)"至"(161)"则填入各牙的治疗需要,具体填写符号与相应标准见调查表内各项说明。

三、指数和标准

要根据调查的目的来确定需要使用的指数和调查标准。常用的牙周健康状况指数 CPI,龋病指数 DMFT、DMFS 等,氟牙症的 Dean 指数。

调查标准的确定非常重要,标准不一致会导致收集的资料缺乏可比性,因此调查设计中首先要根据目的来确定调查标准。

冠龋的诊断标准是:使用 CPI 探针探到牙的点隙窝沟或光滑面有明显龋洞存在、釉质下的破坏或可探到沟壁、洞底软化者。对于釉质上的白斑,着色的不平坦区,探针可插入的着色窝沟,但底部不发软以及氟牙症所造成的釉质上硬的凹陷,均不诊断为龋。

根龋的诊断标准是:用 CPI 探针在牙根面探及软的或皮革样的损害即为根龋。

牙周病流行病学诊断标准是,使用 WHO 推荐的 CPI 指数,判断牙龈出血、牙石积聚和牙周袋深度。

氟牙症诊断标准是 Dean 指数,以釉质表现光泽度、颜色改变程度、缺损程度和侵犯面积作为依据。

四、调查方法

（一）普查

普查(mass examination)是指在特定时间范围内，一般为1～2天或1～2周，对特定人群中的每一个成员进行的调查或检查，又称全面调查。普查的优点是能发现调查人群中的全部病例并给予及时治疗，或用作项目开发的依据，同时还能普及医学知识。但普查的应答率要求不低于95%，否则会对结果的正确性产生较大的影响。它的缺点是工作量大，成本太高，因此只能在较小范围内使用，如计划在一所或几所学校或某个社区开展口腔保健活动，在此之前可使用普查以获得准确的疾病基线资料。

（二）抽样调查

抽样调查(sampling survey)的方法，多是为查明某些疾患在某个国家或某个地区的现患情况或流行强度。所谓抽样即从目标地区的总体人群中，按统计学随机抽样的原则，抽取部分人作为调查对象，这个程序就叫抽样。被抽到的人群称为样本人群。抽样调查是用样本人群调查的结果，推断总体人群的现患情况。它的前提条件是样本要足够大，调查的数据要真实可靠。它的优点是：省时、省力和省经费，且所得资料同样具有代表性。具体抽样的方法有：

1. 单纯随机抽样　是一种最基本的抽样方法。它是按一定方式以同等的概率抽取样本。它可以使用抽签的方式，也可使用随机数字表来抽取样本。

2. 系统抽样　又称机械抽样或间隔抽样。它是将抽样对象按次序编号，先随机抽取第一个调查对象，然后再按一定间隔随机抽样。如一所学校有1000名学生，根据调查要求只需抽取100名学生作为调查对象，抽样比例为10%。抽样前先对学生编号，先在1～10号学生中随机抽取一个号，然后每隔10个编号抽取一名学生。

3. 分层抽样　先将总体按某种特征分成若干个"层"，即组别或类型等，然后在每个层中用随机方式抽取调查对象，再将每个层所有抽取的调查对象合成一个样本，称分层抽样。常用的分层类别有年龄、性别、居住地、文化程度、经济条件等。

4. 整群抽样　整群抽样就是从总体中随机抽取若干群为调查单位，然后对每个群内所有对象进行检查。它是以整群为单位抽样。如：欲了解25所幼儿园60 000儿童的龋患率，抽样比例定为20%。由于儿童太多，且分散在25所幼儿园内，用单纯随机抽样的方法太麻烦，此时可先随机抽取5所幼儿园，再对抽到的幼儿园的全部儿童进行调查，这样组织比较简便。它适用于群间差异较小的调查单位。

5. 多级抽样　也称为多阶段抽样。在进行大规模调查时，常把抽样过程分为几个阶段，每个阶段可采用单纯随机抽样，也可将以上各种方法结合起来使用。我国第三次口腔健康流行病学抽样调查就采用这种方法，称为分层、不等比、整群抽样和随机抽样的方法。

在使用上述口腔流行病学调查方法时，应根据不同情况加以选择，除了以上这些调查方法，WHO还推荐了试点调查和捷径调查两种调查方法。

（三）试点调查

一般在开展大规模流行病学调查前，对没有基线资料的人群中，为了初步了解该人群的患病特点，提供制订计划所需的最低限资料，可以先进行这样首次调查，以获得少量的参考资料，便于制订计划，又称小规模调查。

（四）捷径调查

目的是为了在较短时间内了解某群体的口腔健康状况，并估计在该人群中开展口腔保健工作所需的人力、物力。这种方法只查最重要的有代表性的指数年龄组的人群，如 5 岁、12 岁、15 岁、35～44 岁、65～74 岁等年龄组，其中，5 岁：这一年龄组反映乳牙列患龋水平及发病情况；12 岁：它反映初生恒牙的情况，这一年龄组被定为全球性龋病监测年龄，它用于对该疾病趋势进行国际性比较和监测等。这种方法经济实用，节省时间和人力，故称为捷径调查。

五、样本含量

样本含量大小会直接影响调查效果，样本含量小则抽样误差大，不易能得到说明问题的结果；而样本含量太大则造成浪费。根据采用的流行病学方法不同，样本含量确定的方法而不同。主要依据是调查对象的变异情况、患病率大小、要求的精确度和把握度大小。一般来说，调查对象变异大、患病率低，对调查要求的精确度和把握度大，所需的样本含量就大，反之则小。现况调查样本含量估计常用以下公式：

$$N = K \times \frac{Q}{P}$$

其中 N 为样本含量；P 为某病预期现患率；$Q = 1-P$；K 为系数，当误差在 10% 时，$K = 400$；当误差为 15% 时，$K = 178$；当误差为 20% 时，$K = 100$。

例：为了解某地区 12 岁年龄组学生患龋情况，要开展一次口腔健康调查，从既往资料中，已知该地区 12 岁学生恒牙患龋率为 52.1%，要求抽样误差为 10%，需要调查的人数为：

公式：$N = K \times \dfrac{Q}{P}$　　$P = 52.1\% = 0.521$　　$Q = 1-P = 0.479$　　$K = 400$

代入公式：$N = 400 \times 0.479 / 0.521 = 368$

需要调查 368 名学生。

六、误差及预防方法

影响口腔健康调查结果真实性的因素主要有随机误差（random error）和偏倚（或偏性，bias）。随机误差是在抽样调查过程中产生的变异，由于机遇不同所造成，不能完全避免，但可测量其大小，并能通过抽样设计和扩大样本来加以控制，以减少抽样误差。偏倚则是由于某些原因造成检查结果与实际情况不符，是一种错误，属于系统误差，应该设法防止，常见的偏倚种类和控制方法如下：

（一）选择性偏倚

如果对调查样本人群随意选择，而不是按照随机抽样设计的方案进行，那么由于调查对象的代表性很差，破坏了同质性，使调查结果与总体人群患病情况之间产生的误差，称为选择性偏倚（selection bias）。

防止的方法是严格按照随机抽样的设计方案抽样。

（二）无应答偏倚

无应答偏倚（unresponse bias）就是漏查。属于样本人群中的受检者，在抽样调查时，由于某种原因未能接受检查，即为漏查。如未接受检查的人数达到抽样人数的 30%，应答率仅有70%,结果就难以用来估计总体的现患率。

防止的方法是在调查前做好组织宣传工作,努力改善调查方式,使受检者积极配合。

(三) 信息偏倚

在调查时虽然应答率很高,但在收集信息过程中出现各种误差,结果产生了偏倚,称信息偏倚(information bias)。主要有三个方面:

1. 因检查器械等造成的测量偏倚 在龋病、牙周病流行病学调查中,由于检查器械不规范,现场工作条件差,如光线不足等,都可造成信息偏倚。

防止的办法是按规定使用标准检查器械,并保持稳定的环境条件。如牙周病调查要用CPI探针。

2. 因调查对象引起的偏倚 在询问疾病的既往史和危险因素时,调查对象常因时间久远,难以准确回忆而回答不准确,称为回忆偏倚(recall bias)。有时调查对象对询问的问题不愿意真实回答,使结果产生误差,称报告偏倚(reporting bias)。比如在调查个人收入等隐私情况时,常得不到真实的回答。

防止的办法是调查中尽量设计可能的回忆目标,对一些敏感的问题采用间接询问法、对象转移法等技术以保证信息的可靠。

3. 因检查者引起的偏倚 因检查者的某种原因造成检查结果有误差,为检查者偏倚。检查者偏倚有两种:

(1) 检查者之间偏倚:调查队伍中往往有数名检查者,当他们对同一名受检者做口腔检查时,由于标准掌握不一致,导致结果有误差,为检查者之间偏倚。

(2) 检查者本身偏倚:指一名检查者给一名患者(或健康者)做口腔检查时前后2次检查结果不一致。

防止检查者偏倚的办法是:一是疾病的诊断标准要准确;二是调查前要认真培训,诊断标准要统一;三是调查前要做标准一致性试验。

标准一致性试验也就是可靠度的检验,它包括了检查者本身可靠度检验和检查者之间可靠度检验。有多种方法可以用来评估检查者之间与检查者本身的一致性,最简单的方法是记分之间一致的百分比,即两名检查者给受试者相同记分的百分比。若患病率低(如龋病),这种方法的可重复性差。1960年Cohen首次提出了更可靠的评估检查者之间一致性的方法——Kappa统计法。1975年她推荐使用Kappa统计法作为衡量检查者之间一致性的依据。1997年WHO在第4版口腔健康调查基本方法中正式推荐此法。

具体做法是:选15~20名受检者,由检查者及1名参考检查者各对受检者做1次口腔检查。检查者于隔日上午再做1次检查,然后每个检查者的检查结果按相同牙位与参考检查者比较,观察检查者之间技术误差大小,比较检查者2次检查结果,观察本身诊断误差大小。Fleiss规定的Kappa值的大小与可靠度的关系见表2-21:

表2-21 Kappa值与可靠度的关系

Kappa值	可靠度	Kappa值	可靠度
0.40以下	可靠度不合格	0.61~0.80	可靠度优
0.41~0.60	可靠度中等	0.81~1.0	完全可靠

例:选 15 名受检者,年龄在 10 ～ 15 岁之间,由 4 名检查者与 1 名参考检查者对 15 人各做 1 次口腔检查。以 1 名检查者(检查者 A)对 4 颗第 1 恒磨牙检查结果为例,说明其可靠度(表 2-22)。

表 2-22 15 名受检查者的 4 颗第一恒磨牙龋病检查结果

检查者 A	参考检查者		合计
	龋	非龋	
龋	23(a)	9(b)	32(p_1)
非龋	6(c)	22(d)	28(q_1)
合计	29(p_2)	31(q_2)	

(摘自:杨是主编.口腔流行病学. 第 2 版)

公式 $K(Kappa) = \dfrac{2(ad-bc)}{p_1q_2 + p_2q_1}$

本例 a = 23 　　　 d = 22

a,d 为检查者 A 与参考检查者检查结果一致的牙数。

b,c 为两者检查结果不一致的牙数。

代入公式 　　 $K = \dfrac{2(23 \times 22 - 9 \times 6)}{32 \times 31 + 28 \times 29} = 0.5011$

结论:检查者 A 第一恒磨牙龋病检查可靠度为中等。

检查者 A 的 Kappa 平均值应是受检者 28 颗牙的检查结果,依次按上例计算出每颗牙 Kappa 值,然后取其平均值。

在调查工作进行当中,负责调查质量的参考检查者,应定期抽查每个检查者所查过的患者,以保证检查者始终如一地按照标准进行调查。

七、数据整理和统计分析

口腔流行病学的现场调查工作做完后,会获得大量的数据资料,为保证资料的完整性与准确性,对这些资料中的数据要先进行整理,然后才能进行统计学分析。

(一) 数据整理

整理工作一般分三步:

1. 核对　资料收集到以后的第一步就是要对数据进行严格、认真的核对。对调查表中的每一个项目都要仔细检查,一般项目中的性别、年龄、职业等是否相符,口腔健康状况项目中是否有缺漏,有无不符合逻辑的错误。如:在龋病检查中,已经在牙列状况一栏中某一个牙记录为“已填充牙有龋”,但在下面的治疗需要栏中却记录为“不需治疗”;有时在牙列状况一栏中填了左上颌牙列齐全,但在牙周健康状况项目中的左上象限却记录为“除外区段”。这些差错在流行病学调查的资料中常会看到,对此必须纠正,以保证资料的完整性和准确性。

2. 分组　在资料核对无误的基础上,接下来要做的就是分组。就是把调查资料按照一定的特性或程度进行归类。常按不同地区及不同人群分组,如性别、年龄、城乡、种族等组别。也可按照某种疾病的患病严重程度进行分组,常见的如按患龋牙数或牙周袋深浅分组等。它是口腔流行病学调查中进行统计分析的关键一步。在"同质"条件下进行恰当的分组可以正确反映疾病的流行特征,提示各种影响流行的因素,并能建立病因假设,而如果分组不恰当,会掩盖许多有用的信息。另外,在对连续性变量进行分组时必须考虑到变量分界点的选择,这要遵照习惯的分界点或国际上普遍使用的分界点作为分组标志,以便于对统计的数据进行相互比较。例如,当我们对某一调查资料按年龄分组时,如果国际上普遍以每10岁为一组,而我们却以每5岁为一组,结果相互之间就难以比较。

在分组时要注意:①正确选择和确定分组标志。在研究龋病时,常用的分组标志有年龄、性别、地区等;在评价预防工作效果时还有质量标志和数量标志。②确定适当组距。组距的大小取决于资料的性质和数量,对于数量大而疾病变化较为平稳时,组距可分大些。

3. 计算 资料分组后清点每组中的频数。人工整理时,可用计数法,将每一组中的频数相加。但在进行大规模的口腔流行病学调查时,变量多达几千万或更多,人工整理费时、误差大,因此多采用计算机整理。计算机整理可以借助各种数据库软件,如 Foxbase、FoxPro、Dbase 等,Epi Info 软件对于口腔流行病学研究也非常有用。

(二) 统计指标

在口腔流行病学资料统计分析时,首先必须要确定所用的一些特定的统计指标。常用的统计指标如下:

1. 计量资料的统计指标 计量资料是对每个观察单位用定量的方法测定某项指标所得的资料。这类资料多用测量工具或仪器获得。统计分析指标常为均数、标准差等。

(1) 平均数:平均数(average)是分析计量资料中最常用的,它是反映一组性质相同的观察值的平均水平或集中趋势的统计指标。包括算术均数、几何均数、中位数等,其中算术均数较为常用。如调查某学校的学生口腔健康状况,其中12岁男生共检查120人检出108颗龋齿,从120个变量中得出一个平均数,即为每人平均患龋数。

公式为:$\bar{x} = \dfrac{\sum x}{n}$

$\bar{x}$ 代表平均数,$\sum$ 为求和的符号,x 代表变量(观察值),n 代表受检人数。

本例 $\bar{x} = \dfrac{108}{120} = 0.9$

120名12岁男学生,每人平均患0.9颗龋。

(2) 标准差:标准差(standard deviation)是用来说明一组观察值之间的变异程度,即离散度。如检查2组儿童患龋病情况,每组检查8人,其龋齿数都是24,龋均为3,患龋情况的分布:一组为3、4、2、2、5、3、4、1;另一组为0、1、1、9、8、1、2、2,前组分布比较集中,个人患龋的牙数变异较小,而后者比较分散,变异较大。表示观察值变异程度大小最常用的指标是标准差。

标准差的计算方法可直接用计算器或计算机的统计功能计算;若用人工计算,可用标准差加权计算法,它适用于有较多相同观察值的资料。

上例120名12岁男生龋病标准差计算方法见表2-23。

$\sum f = 120$ $\sum fx = 108$ $\sum fx^2 = 282$

标准差的计算公式为:$s = \sqrt{\dfrac{\sum fx^2 - \dfrac{(\sum fx)^2}{\sum f}}{\sum f - 1}}$

本例：$s=\sqrt{\dfrac{282-\dfrac{(108)^2}{120}}{120-1}}=1.25$

120 名男生龋齿的标准差为 1.25。

表 2-23　标准差加权法计算表

分组 x	频数 f	fx	fx^2
0	70	0	0
1	15	15	15
2	18	36	72
3	11	33	99
4	6	24	96
合计	120	108	282

2. 计数资料的统计指标　计数资料是按观察单位的某种特征（或属性）分类,再清点各种观察单位的个数所得到的资料。这类资料可计算相对数,如率、构成比等。

（1）率：率（rate）是用来说明某种现象发生的频率或强度。在评价口腔疾病的患病状况时,常用率来表示人群中患病状况的高低,率常用 100 为基数。龋病的流行病学研究中,患龋率主要用于对比和描述龋病的分布,探讨龋病的病因和流行因素等。计算公式如下：

$$率=\frac{某现象实际发生人数}{可能发生某现象的总人数}\times100\%$$

如：患龋率=患龋患者数/受检人数×100%

（2）构成比：是用来说明事物内部各构成部分所占的比重。以龋病为例,龋、失、补的牙数各占龋总数的百分比,即龋、失、补的构成比。

$$构成比=\frac{某一构成部分的个体数}{事物各构成部分个体数的总和}\times100\%$$

一组构成比之和应为 100%。

例：检查某校 12 岁学生 120 人,他们患龋病情况：未治龋共 80 颗,龋失牙 7 颗,因龋充填牙为 23 颗,龋、失、补牙共计为 110 颗,其龋、失、补的构成比分别为：

龋=80/110×100%=72.73%

失=7/110×100%=6.36%

补=23/110×100%=20.91%

3. 标准误　在抽样调查中,造成样本均数（或率）与总体均数（或率）之间出现差别的重要原因之一是存在抽样误差。标准误（standard error）就是用来表示抽样误差的大小。

（1）均数标准误计算公式为：$S_{\bar{x}}$（均数标准误）$=\dfrac{s}{\sqrt{n}}$

如果标准差为 1.25,样本含量为 120,则标准误的计算如下：

$$S = 1.25 \qquad n = 120$$

$$S_{\bar{x}} = \frac{1.25}{\sqrt{120}} = 0.11$$

（2）率的标准误计算公式为：s_p（率的标准误）$= \sqrt{\dfrac{p(1-p)}{n}}$

p 代表样本率，n 为样本量

如调查 200 名 18 岁青年患龋情况，其患龋率为 60%，标准误的计算如下：

$$s_p = \sqrt{\frac{60\%(1-60\%)}{200}} = 3.46\%$$

4. 可信区间　在抽样调查中，虽有抽样误差存在，但只要是随机样本，其样本均数（或率）围绕总体均数（或率）呈正态分布或近似正态分布，故可以样本均数（或率）和标准误对总体均数（或率）做出区间估计。统计学上习惯用 95% 可信区间（confidence interval）及 99% 可信区间。95% 或 99% 可信区间即总体均数（或率）有 95% 或 99% 的概率（或可能性）在此区间范围内。在实际工作中，95% 的可信度更为常用。

样本例数在 100 例以上时，

总体均数的 95% 可信区间为 $\bar{x} \pm 1.96 S_{\bar{x}}$

总体均数的 99% 可信区间为 $\bar{x} \pm 2.58 S_{\bar{x}}$

如 $\bar{x} = 0.9$　$S_{\bar{x}} = 0.11$　$n = 120$ 时

95% 可信区间的估计值为：$0.9 \pm 1.96 \times 0.11$　　　即 $0.68 \sim 1.12$

99% 可信区间的估计值为：$0.9 \pm 2.58 \times 0.11$　　　即 $0.62 \sim 1.18$

当 n 足够大，且 P 不接近零时，

总体率的 95% 可信区间为：$P \pm 1.96 \times s_p$

总体率的 99% 可信区间为：$P \pm 2.58 \times s_p$

（三）数据的统计分析方法

在抽样调查中，即使是随机抽样，也不可避免会产生抽样误差。当我们从同一总体中随机抽取若干例数相等的样本，计算他们的样本均数或样本率时，它们不可能都相等，也不可能都等于总体均数或率，这种误差为抽样误差。如调查某地区小学生患龋病情况，随机抽取 10 岁学生 1000 人，龋均为 2.0；如再从该地区重新随机抽取 10 岁小学生 1000 人龋均就不一定仍为 2.0。而每一次的随机抽取结果也不一定能恰好等于该地区 10 岁小学生的实际龋均。造成样本均数（或率）之间及样本均数与总体均数（或率）差别的原因，可能是由于抽样误差所致，也可能两均数确实存在质的差别。对两种可能性进行判断的方法，要用显著性检验，进行统计推断。

显著性检验的目的是以样本间的差异，推断总体间是否确有差异，是抽样误差导致的范围内的波动，还是有本质上的差异。若是由于抽样误差引起的可能性很小，就可以推断它们间确有本质差别。通常按下列标准作出统计学上的判断：

$P > 0.05$　　　　统计学无显著意义

$0.01 < P \leqslant 0.05$　　　统计学有显著意义

$P \leqslant 0.01$　　　　统计学有高度显著意义

以 P 值表示概率大小,常用5%（即0.05）和1%（即0.01）作为判断有无统计学意义的标准。

统计资料一般分为计量资料与计数资料,不同的统计资料有不同的统计分析方法。

1. 计量资料的统计分析方法

（1）两样本均数的比较:检验两个样本均数差异是否有统计学意义,若样本含量小,一般用 t 检验,样本含量大时一般用 u 检验。

（2）多个样本均数的比较:检验两组以上样本均数间差别是否有统计学意义,通常用方差分析、秩和检验方法。

（3）多组均数的两两比较:经方差分析各组均数之间差别有显著性,就需进一步检验哪些均数间差别有显著性,哪些没有。

2. 计数资料的统计分析方法

（1）两个样本率差异的显著性检验:检验两个样率差异是否有显著性,一般用 u 检验。

（2）卡方检验:卡方检验是一种用途较广的显著性检验,两个或两个以上样本率和构成比之间差别的显著性检验常用这种方法。

数据统计分析可以使用公式计算,但是计算量大,耗时长。目前主要是借助计算机统计软件计算。由于各种统计分析软件的应用,如 SPSS（社会统计程序包,statistical package for social science）、SAS（统计分析系统,statistical analysis system）等,使得资料统计与分析非常方便、快捷、准确。

小　　结

本章主要介绍了口腔流行病学的定义、作用和基本方法。作为口腔预防医学的基础知识,通过学习,使学生能够熟悉口腔流行病学的定义及其用途,重点能够掌握有关龋病的指数、流行特征及其影响因素,牙周疾病的指数、流行特征及其影响因素。要掌握口腔健康调查的基本原则与方法,尤其要掌握口腔健康调查设计中的各项要求和方法,并且了解一些常用的数据整理与统计分析的方法。此外,对于其他一些常见的口腔疾病,如氟牙症、牙颌异常、口腔黏膜病、唇腭裂、口腔癌等也应有所了解。

（吕长海）

思　考　题

1. 分析性与描述性流行病学的研究方法包括哪几种,简述其中较常用的一种。
2. 试述龋病及牙周病的流行特征及影响因素。
3. 龋病及牙周病流行病学的常用指数有哪些？其各自含义是什么？
4. 常见的偏倚种类与控制方法有哪些？
5. 口腔流行病学数据整理的主要过程是什么？
6. 口腔健康调查的常用调查方法。
7. 常见的牙颌异常指数与氟牙症指数的具体内容是哪些？

第三章 龋病的预防

口腔医学专业：

1. 掌握：龋病的危险因素、预测和早期诊断方法、预防方法；氟化物的防龋机制及应用窝沟封闭、预防性树脂充填和非创伤性修复治疗的定义、适应证及操作方法。

2. 熟悉：氟毒副作用和防治；窝沟封闭的临床效果。

3. 了解：氟的分布、人体氟的来源及代谢；儿童殆面龋的患病状况及特点、窝沟封闭和非创伤性修复治疗发展。

口腔医学技术专业：

1. 掌握：龋病的危险因素和早期诊断方法、预防方法；氟化物的防龋机制及应用窝沟封闭、预防性树脂充填和非创伤性修复治疗的定义、适应证。

2. 熟悉：龋病的预测方法；窝沟封闭、预防性树脂充填和非创伤性修复治疗的操作方法。氟毒副作用和防治。

3. 了解：氟的分布、人体氟的来源及代谢；儿童殆面龋的患病状况及特点、窝沟封闭和非创伤性修复治疗发展；窝沟封闭的临床效果。

龋病(dental caries)是在以细菌为主的多种因素作用下的，牙体硬组织发生慢性进行性破坏的一种细菌感染性疾病，是口腔常见病、多发病。

第一节 龋病致病因素

随着人们对龋病病因学的认识和研究的不断深入以及实验技术的发展，相继出现了化学学说、寄生腐败学说、化学细菌学说、蛋白溶解学说、蛋白溶解-螯合学说和三因素(细菌、食物、宿主)学说等多种学说。目前得到广泛认可的理论是 Newbrun(1978 年)在 Orland (1955 年)和 Keyes(1960 年)等人的细菌、食物、宿主三因素学说基础上补充了时间因素，提

图 3-1　龋病发病的四联因素理论

出的四联因素学说(图 3-1),即细菌、食物、宿主、时间四因素同时存在,共同作用,龋病才能发生。随着预防医学及生态学的发展,使人们认识到社会环境及人的行为因素同样也影响着龋病的发生发展。

一、细菌因素

在龋病发生的过程中,细菌是多因素中的主要生物因素。大量研究已经证实,在无菌环境下的牙不发生龋病,细菌的存在是龋病发生的先决条件。

口腔内天然菌群的种类和数量繁多且复杂。通过一系列的研究,目前公认的主要致龋菌是变形链球菌,其次是某些乳杆菌属和放线菌属。这些细菌的致龋特性是基于其利用蔗糖的产酸能力,耐酸能力以及对坚硬牙表面的附着能力。

1. 黏附　是细菌在牙齿表面的定植能力,是菌斑形成的核心。黏附的实质是菌体表面黏附素与牙表面获得性膜上受体的分子结合。致龋菌有多种附着功能,对龋发生起作用的主要是由致龋菌产生的细胞外多糖及表面附着蛋白 I／II(或称 Pac 或 SpaA)。变形链球菌能分泌两种胞外酶:葡萄糖基转移酶和果糖基转移酶,其中葡萄糖基转移酶是公认的致病因子。

2. 产酸　致龋菌能产生乳酸、甲酸、乙酸、丙酸等多种有机酸,其中主要是乳酸,目前研究公认,它也是一个重要的致龋因子。

3. 耐酸　随着菌斑内细菌代谢的酸性产物的堆积,当 pH 值降到 5.0 以下时,多数产酸菌不能继续生长,但变形链球菌、乳酸杆菌仍能继续生存并产酸,使菌斑内 pH 值持续降低,从而促使脱钙。

牙菌斑是致龋菌的生存环境,菌斑对牙面的附着在不停地进行着,菌斑及致龋菌在牙表面的滞留,是龋发生的条件,所以控制菌斑是防龋中的重要环节。无菌斑则无龋,而有菌斑也不一定有龋。菌斑分致龋菌斑和非致龋菌斑。致龋菌斑内变形链球菌、乳酸杆菌的数量比例高,利用蔗糖产生的葡聚糖多、pH 值低,能降解乳酸产物的细菌比例低,而非致龋菌斑则相反。菌斑液是菌斑细菌细胞间质物,它的成分变化,特别是 pH 值及钙离子饱和度的变化,与龋的发生有直接关系。pH 值低,钙离子饱和度下降,促使釉质表面脱矿,反之有利于再矿化,因此在脱矿与再矿化之间有一个临界 pH 值,它的范围是 5.0~5.5,在这个临界值以下釉质易脱矿,所以临界值对观察龋活性有一定意义。

知识拓展

牙齿的脱矿与再矿化

釉质无细胞、血管、神经等生命成分,所以不能对微生物入侵产生炎症反应,也不能通过细胞修复达到自愈。但它能进行重要的物理-化学交换反应,如再矿化。釉质的主要无机成分为羟磷灰石,羟磷灰石能溶于酸。此外,还有少量碳酸盐、蛋白质、脂肪、水等,因此釉质可视为结合有水、蛋白质和脂肪的含碳羟磷灰石晶体。化学物质就是通过水、蛋白质和脂肪构成通道进行釉质的脱矿和再矿化。

在酸的作用下,牙中的矿物质发生溶解,钙和磷酸盐等无机离子由牙中脱出称为脱矿。再矿化则包括使钙、磷和其他矿物质离子沉积于正常或部分脱矿的釉质中或釉质表面的过程。牙龋损的形成不是一个简单的持续性脱矿过程,而是脱矿与再矿化的连续性反应。牙再矿化现象不仅发生在龋病的早期,在龋病进展的各个过程中都有再矿化现象,同时釉质在未发育成熟时在口腔中亦进行着再矿化。这些矿物质离子可以来自唾液或合成的再矿化液等,也可来自牙组织早期脱矿溶解的矿物质的再沉积。

局部钙离子和氟离子浓度可促进再矿化,当然影响牙齿再矿化的因素还有很多。主要利于阻止龋病发展,促进再矿化的因素有:首先减少致龋物质,如使用非致龋甜料添加剂和减少碳水化合物的摄入频率以减少菌斑产酸,从而减轻脱矿;其次仔细刷牙,在牙面不形成厚的牙菌斑,仅维持一层保持性薄膜,并通过良好的唾液缓冲保护牙齿;第三增加机体的矿物质利于再矿化,经常规律性的使用低浓度的含氟饮水和(或)含氟漱口液,可在釉质表面形成更具抗龋能力的氟磷灰石样物质,并能增强唾液源性再矿化作用。

二、宿主因素

指宿主对龋病的易感程度,是龋病发生的不可少的因素,主要包括牙、唾液、机体的全身状况、行为习惯及生活方式。

1. 牙　牙是龋病发生的底物。牙本身对龋发生存在着有利和不利条件。釉质因钙、磷、氟、锌、铅含量相对较多,水含量少,碳酸盐浓度低,其具有一定的抗龋力。而牙冠的裂隙、窝沟及异常发育沟,牙列中牙与牙之间的接触面、拥挤牙与重叠牙之间的接触面等都是不易清洁的菌斑滞留区,也是龋的好发部位。另外,釉质发育不全、牙根外露等无釉质保护的部位,抗酸蚀能力差,容易患龋。

2. 唾液　唾液是牙齿及细菌的外环境,对维持口腔正常 pH 值,保持牙面完整性,阻止牙齿脱矿、促进再矿化等方面有重要作用,在口腔微环境中亦起着微生态平衡的调节作用。唾液分泌受进食、咀嚼、时间、情绪、年龄等诸多因素的影响。正常的唾液分泌,对口腔有物理清洁、抗附着、抑菌等作用。唾液量减少,口腔内细菌数明显增加,牙齿表面菌斑量增加时。一般情况下唾液致龋菌数的变化,在一定情况下反映着龋的活性。唾液的缓冲系统维持着口腔恒定的中性环境(pH 值 6.0～7.0),它随时调节口腔内的 pH 值,维持一定的钙饱和度,防止脱钙。若缓冲能力减弱,则容易患龋。

3. 机体的全身状况　与龋病发病有一定关系,而全身状况又受到营养、内分泌、遗传、机体免疫状态和环境等因素的影响。

4. 人的行为和生活方式　在人的生活习惯、饮食结构里存在着有利或不利于龋病发生的因素,例如,不良的口腔卫生可以使口腔菌斑过量堆积,从而增加了患龋的危险因素。饮食中精制的含糖食物过多、吸烟等不良习惯,有利菌斑聚集,促使龋的发生发展。而良好的口腔卫生习惯,合理的饮食结构,改变不良嗜好,则可以减少龋的发生。

三、饮食因素

食物既是人体营养的主要来源,也是口腔微生物进行合成分解代谢的能源,部分食物成分还是致龋菌产生毒力因子的物质基础,故饮食是龋病发生的重要因素之一。

大量研究表明,致龋食物主要是碳水化合物类食物。主要有蔗糖,其次有葡萄糖、淀粉等糖类食物。含糖食品富有黏性,易附着于牙面,滞留在不易自洁的部位,在细菌的利用下产酸并合成细胞外多糖,促使牙脱矿,发生龋病。

糖的致龋作用与其种类、食糖生物性状、摄入量、摄糖频率和方式有关。其中蔗糖致龋能力最强,其他碳水化合物如葡萄糖、麦芽糖、乳糖、果糖等都可以被细菌利用产酸,但致龋作用均比蔗糖弱。甘露醇、山梨醇、木糖醇、甜菊糖则不能被致病菌利用产生葡聚糖及有机酸,因而可以作为防龋的糖代用品。一般固体含糖食品(如糖块)比液体(如饮料)更容易致龋;进餐次数越多,且在两餐之间进食含糖食品,龋发生的危险性越大。

四、时间因素

龋病是牙体硬组织慢性破坏性疾病,与其他慢性疾病一样,有一定的时间因素。从获得性膜的产生、附着到菌斑形成;从细菌分解代谢碳水化合物产酸到釉质脱矿等龋病发病的每一个过程都需要一定的时间才能完成。作为致龋因素,时间含义包括:牙萌出以后的时间;碳水化合物滞留于牙面上的时间;致龋菌斑在牙面滞留的时间;菌斑内酸性产物持续的时间;菌斑及唾液环境低于临界 pH 所持续的时间。以上因素的持续时间越长,龋病发生危险性越大。

上述各因素提示,预防龋病应采取综合性防龋措施,控制菌斑、增加宿主抗龋能力,建立合理的膳食饮食习惯,养成良好的口腔卫生习惯,及时采取有效防龋措施是降低人群龋发生率有效途径。预防措施持续的时间越长则效果越显著。

第二节　龋病预测与早期诊断

龋病的现代概念是依据科学研究的证据和临床实践已经接受的诊断标准,并不一定意味着新的,也不一定需要新的诊断技术。在文献中有多种方式来确定"龋病"的存在。现代的证据揭示,龋病的存在状态从亚临床——釉质表面下层发生改变,进一步发展到临床上可以探查到的表面下龋——称为表层"完整"的龋损,到显微镜下的各个阶段龋损以及其后的宏观釉质龋洞形成,并明显地侵及牙本质。因此,龋病比仅为龋洞的范围要广泛得多。

John D. B Featherstone(2001 年)认为:龋病是一个连续发展的过程。从概念上讲,龋病是一个简单的过程,但是,详细说来就复杂了。龋病的发病机制可以用以下的过程来描述:

酸原性(产酸)口腔菌斑中的细菌对进入口腔内的碳水化合物发酵,之后产生有机酸,包括乳酸、甲酸、乙酸和丙酸。这些酸扩散进入釉质、牙本质或牙骨质,部分地溶解矿物晶体(由碳酸盐组成的羟磷灰石)。矿物质(钙与磷)从牙扩散出来,如果这一过程继续,最终导致龋洞形成。若钙、磷与氟化物一起扩散进入牙,可以使釉质的脱矿化过程逆转。在无洞性龋损的晶体残余部分沉积一个新的覆盖层(这是再矿化层)。新的矿物晶体表面与原来的碳酸盐羟磷灰石矿物质相比对酸更有抵抗力。

一般脱矿化与再矿化过程在一天之内发生多次,或者导致龋洞形成,或者修复和逆转,或者保持现状。

根龋的形成是同样的机制。最初引起脱矿,胶原纤维暴露。一旦胶原纤维被暴露,细菌利用酶开始破坏,导致快速龋洞形成,并破坏牙根的牙本质。

一、龋病预测

(一) 临床预测

下列临床现象(龋危险因素)应作为龋易感的预测信号,应及时采取防龋措施。

1. 乳牙龋发生数量多　乳牙龋多预示儿童口腔已具备了多个致龋的危险因素。

2. 牙根面外露　中老年患者常因牙周炎造成牙槽骨吸收、牙龈萎缩,使易脱钙的牙根牙骨质外露,再加上牙间隙及龈缘菌斑滞留,预示龋发生的危险。

3. 釉质发育不全　全身及局部原因引起的发育性釉质缺陷,釉质缺失部位,抗酸蚀弱,特别是青少年易发龋,应尽早采取预防措施。

4. 早产儿和低出生体重儿　常伴牙发育缺陷,属龋好发的弱势群体。

5. 干燥综合征　多种原因引起的口干症患者,预示猖獗龋的发生。特别是头颈部癌症经放射治疗后出现口干症患者,应在治疗的同时,采取相应防龋措施。

6. 菌斑滞留　可引起单个牙或牙列的菌斑滞留的部位,是龋的好发部位。特别在患者接受正畸矫正、邻面充填及固定修复等治疗的同时,应注意控制牙菌斑。

7. 阻生牙　阻生齿窝沟龋,相邻第二磨牙远中邻面龋,是常见的临床表现。

8. 口腔卫生不良　应警惕菌斑滞留部位的龋病发生。

9. 不合理饮食习惯　进食含糖食品与饮料的量及频率多的人,是龋好发的人群。

(二) 实验室预测

以致龋菌及酸性产物为指标,检测龋发生危险因素的试验称龋活性试验(the caries activity test)。目前较成熟的方法如下:

1. Dentocult SM 试验　原理是观察唾液中变形链球菌数量来判断龋的活性。它是标准化的试剂盒,有代螺帽培养瓶,内含 MSB 培养液、杆菌肽纸片(用前加入)、附着板(粗糙面是计数细菌附着面)。检测时,受试者先咀嚼石蜡块 1 分钟后,持附着板在受试者舌背部转动 10 次,放入培养瓶内,37℃培养 48 小时,计数附着板在刻线以下的附着菌落数。

结果判断:附着菌落为蓝色菌落,与标准板对照,根据不同附着密度分四级:"0"无菌落附着,"1"$<10^5$,"2"$10^5 \sim 10^6$,"3"$>10^6$。"3"为龋活性显著。

2. Dentocult-LB 试验　原理是观察唾液内乳酸杆菌数量试验。是一种标准化的试剂盒,有标准的螺帽培养瓶,培养板上有乳酸杆菌选择固体培养基。检测时,收集受试者唾液并将唾液均匀浇在培养板上,倾去多余唾液,然后将培养板放回培养瓶中,旋紧螺帽,37℃培养4天。计数培养板上乳酸杆菌附着数(CFU/ml)。

结果判断:参照对照板,根据乳酸杆菌在板上生长密度分4级:$0 \sim 1000$为无龋活性,$<10^4$为低度龋活性,$<10^5$为中度龋活性,$>10^6$为龋活性显著。

3. Cariosta 试验　试验原理是检测牙菌斑内细菌的产酸能力。试验用含有溴甲酚紫及溴甲酚绿的液体培养基,是标准化的试剂盒。方法是在餐后1小时,用标准棉签揩拭磨牙颊面$4 \sim 5$次,采集菌斑,之后将棉签放入培养瓶内,37℃培养48小时。观察培养瓶变色情况并与标准瓶对照。

结果判断:(−)蓝紫色,(+)绿色,(++)黄绿色,(+++)黄色。黄绿色(pH $5.0 \sim 5.5$)为龋活性显著,黄色为龋活性非常显著。

4. Deutobuff Strip 试验　这种方法是标准化的试纸条。它是一种含pH指示剂的标准化酸性试纸条来检测唾液的pH值。此试纸条原色为黄色,遇唾液试纸pH升高变为绿色或蓝色。蓝色表示pH>6.0,说明唾液具有缓冲能力。

5. 刃天青纸片法　方法原理是利用变形链球菌对蔗糖消耗的氧化还原反应程度来判断细菌的数量。试验用一种滤纸片,纸片上含有刃天青、蔗糖、聚乙醇脂,纸片圆形直径8mm。检测时,用定量唾液浸润(饱和)圆纸片后,放置两张聚乙烯薄膜之间,贴紧,放置受试者腋下(32℃左右)夹紧保温15分钟,记录纸片出现的不同颜色反应。

结果判断:(−)蓝紫色,(+)红紫色,(++)红紫色变成红色,(+++)粉红色,(++++)白色。(+++)以上为龋活性显著。

6. 定量 PCR 方法　以变形链球菌特异性引物,用定量PCR方法检测受试者唾液内变形链球菌数量判断龋活性,方法已有报道,但还有待完善。

二、早期诊断

传统的概念是"有洞为龋,无洞不定为龋"。而龋病的新概念是白斑龋,即釉质表面呈现白斑(white spot),则可诊断为早期龋,或可直接称为白斑龋。白斑就是龋,是一个十分明确的概念提升。龋病的发生发展,是从初期由釉质表面下可逆性脱钙到不可逆性龋洞(浅龋——深龋)形成。龋洞是疾病发展的结果,不是诊断的界限。因此龋病的早期症状的发现,在预防上尤为重要:白斑龋具有可逆性。只要预防措施得当,可以完全恢复为健康牙。另一方面是龋临床试验的意义:如果龋病的诊断标准包括早期龋在内,可以减少临床试验的样本量,缩短临床试验的周期,降低临床试验的成本。

(一)临床诊断

早期龋的诊断方法分为两种:①视觉与视触觉诊断;②仪器诊断。

视觉与视触觉诊断

(1)光滑面早期龋:光滑面(包括牙殆面、唇颊面)的釉质表面下脱矿表现白垩色斑称龋白斑。为避免覆盖唾液的折光现象,牙表面防湿擦干唾液吹干牙表面,观察白垩色斑的存在。为避免破坏表面再矿化层,尽量不用尖探针划探,防止对矿化膜的破坏。

（2）窝沟早期龋：观察颜色变黑，探粗糙感，可初步确定龋坏。

（3）邻面早期龋：是容易忽略部位，呈表面粗糙或 X 线显示釉质表面下脱矿透影表现。应选择适当 X 线投射方法，如平行殆翼片投射方法，能较好显示邻面表面下脱矿现象。用牙科探针感觉粗糙感，再辅助 X 线投射，可确定早期龋的存在。

以视触觉相结合为标准，1999 年 B. Nyvad 等提出应用 10 分制区分活性与非活性龋损的诊断标准（表 3-1）。

表 3-1　新龋诊断标准（B. Nyvad 1999 年）

计分	分类	标　　准
0	正常	正常半透明釉质（允许正常裂沟有轻微染色）
1	活性龋（表面完整）	釉质表面呈白色/黄色不透明，失去光泽；用探针尖划过表面时感到粗糙；有菌斑覆盖。没有临床可以探查到的基质缺失，表面光滑；典型的龋损紧贴着龈缘。窝/沟：形态完整；缺损沿着沟壁延伸
2	活性龋（表面不完整）	釉质局部表面缺损，或无下层釉质或用探针探查时底层发软
3	活性龋（龋洞）	肉眼清晰可见釉质/牙本质有龋洞。用探针轻探时有皮革样感觉。可以或可以不涉及牙髓
4	非活性龋（表面完整）	釉质表面呈白色，棕色或黑色。釉质可以有光泽，当用探针尖轻轻划动时感到硬而光滑。没有临床可以探查到的基质缺损。表面光滑；典型的龋病位于离龈缘一定距离处。窝/沟：窝沟形态完整；龋损沿着沟壁延伸
5	非活性龋（表面不完整）	与计分 4 标准相同。釉质表面局部缺损（微洞）或无下层釉质，或用探针探查时沟底发软
6	非活性龋（龋洞）	肉眼清晰可见釉质/牙本质龋洞。洞表面可以有光泽，用探针轻压时感到发硬，不涉及牙髓
7	充填（正常表面）	
8	充填+活性龋	龋病可以有洞或无洞
9	充填+非活性龋	龋病可以有洞或无洞

（二）仪器检测

1. X 线诊断　X 线早期龋的诊断是临床常用的方法，多用牙殆翼片及根尖片，适合邻面龋或继发龋诊断，牙殆翼片比根尖片准确率更高些。由于 X 线剂量、曝光及投照技术的改进，早期龋的诊断率也在不断提高。

2. 激光荧光诊断

（1）激光荧光龋检测仪（DIAGNOdent）：是目前临床多用的早期龋诊断仪器。原理是以蓝绿范围的可见激光照射源，照射牙面组织有机及无机物吸收激光后，产生不同程度的荧光，龋坏部位荧光反应比正常硬组织反应强，探头将不同荧光反应转换信号，以数据显示。该仪器重复性强，简便，准确率高于 X 线检查。使用应严格按仪器要求操作。因仪器改进，从适合窝沟龋的早期诊断扩展到邻面龋的诊断。

（2）定量光导荧光法（QLF）：用氩离子激光器照射龋脱矿区，产生荧光，与健康釉质比较,荧光辐射少,显黑色,经 CCD 信号在 PC 机显示实时图像,以脱矿区显示暗区定量表示,但设备暂时昂贵。可对早期龋如窝沟龋、继发龋及近来的邻面龋检测,但方法有待进一步完善。

3. 电阻法 釉质是不良导电体,电阻大,当釉质出现脱矿后,釉质表面出现可浸入唾液的微孔间隙,而增加了导电性,局部电阻下降,下降值与龋损程度呈正相关,则以此为诊断早期龋的依据。

现用的仪器是"龋电测仪",方法操作简单,易掌握,但易受口腔内因素的影响,特异性较差,有待完善。

其他早期诊断仪器还有:内镜、超声波、光线透照及荧光染色等方法在研究及使用中。

第三节 龋病的预防措施和方法

一、分级预防

（一）一级预防

1. 促进口腔健康 普及口腔健康知识,增强口腔保健意识,建立良好口腔卫生习惯,定期口腔检查。

2. 实行特殊防护措施 在口腔医师的指导下,合理使用各种氟化物防龋措施,如进行窝沟封闭、应用防龋涂料等。

（二）二级预防

早发现、早诊断和早治疗,包括定期临床检查、X 线片等辅助检查,在检查诊断基础上做早期充填等治疗。

（三）三级预防

1. 防治龋的并发症 对龋病引起的牙髓及根尖周病的病牙应进行牙体牙髓治疗以保存自然牙列,阻止炎症向牙槽骨、颌骨深部扩展;对于严重破坏的残冠残根应拔除,以防止牙槽脓肿、颌面化脓感染及全身感染。

2. 恢复功能 修复牙体组织的缺损和牙的缺失,以修复牙颌系统的生理功能,保持身体健康。

二、预防方法

龋病是一种多因素疾病,其防治方法是以多种因素为基点,阻断其致龋作用。下面从控制菌斑,改变不合理膳食,增强宿主抗龋能力等方面介绍一些防龋方法。

（一）控制菌斑

龋只有在菌斑存在的环境中才可能发生,因此有效地清除或控制菌斑是防龋的主要环节。控制菌斑措施包括控制菌斑数量、滞留时间、致龋菌的毒性作用。具体方法如下:

1. 机械方法 机械清除菌斑是简易的自我保健方法,是指用牙刷、牙膏、牙线、牙间清洁器等保健用品,清除口腔内牙菌斑。长期坚持良好的口腔卫生习惯是控制菌斑的有效方法。

2. 生物学方法

（1）抗菌剂：主要作用是抑制致龋菌，从而达到控制菌斑的作用。其使用较广泛，效果也肯定，缺点是长期使用存在耐药性及毒副作用，并对口腔微生物无选择性地抑制，既可抑制有害菌，也可抑制有益菌。因此人工合成的抗菌剂使用逐渐减少，而天然植物抗菌剂毒副作用相对较少，已有应用，如厚朴、五倍子、金银花、血根草、大黄、黄芩、甘草等加到漱口剂或牙膏中使用，可起到减少菌斑作用。

（2）抗附着剂：具有抑制吸附及解吸附作用。如抑制菌斑黏多糖形成，阻止细菌对牙面附着，使已附着的菌斑（黏多糖）解脱。以下几种抗附着剂已经在防龋中应用：

1）天然植物药类：天然植物药中的甘草、五倍子、红花等可与获得性膜黏蛋白结合，阻止细菌黏附。茶多酚除了有较弱的抑菌作用，主要的作用是抑制葡萄糖基转移酶活性，减少葡聚糖的合成。这些天然植物药类多加入牙膏、漱口剂、口含片中使用。但临床效果仍有待进一步验证。

2）酶类：抗附着物质有非特异性蛋白水解酶，主要是破坏细菌表面蛋白，阻止致龋菌在牙体附着。特异性葡聚糖酶可溶解致龋菌产生的葡聚糖，影响菌斑的形成，目前可从青霉菌、黑毛菌等中分离出水溶性葡聚糖酶。

3）甲壳素类：属氨基多糖类物质，从虾蟹壳里提取甲壳素，经脱乙酰基后成为乙酰甲壳胺，可溶，可吸收，有多种衍生物，无毒副作用，是人类食品添加剂，可提高人体免疫功能。其主要防龋作用是凝集致龋菌，减少菌斑形成，使已黏附的菌斑解脱，同时能减少乳酸量，防止口腔 pH 值下降。目前已有加到口香糖、漱口剂、牙膏内使用，但其直接的防龋效果报道得很少。

3. 化学方法　氯己定（又名洗必泰），为广谱杀菌剂，对革兰氏阳性、阴性菌均有强的抑菌作用，对变形链球菌、放线菌作用显著。它可以和获得性膜蛋白的酸根结合，滞留于牙表面，阻止附着。防龋制品有漱口剂、牙膏、防龋涂漆及缓释装置等。缺点是使牙齿、舌背黏膜及充填体着色，但可通过刷牙及其他机械方法去除。其使用较广泛；效果也肯定，局部使用比较安全。

4. 免疫方法

（1）特异性抗原：特异性抗原的研究就是防龋疫苗的研制。是以主动免疫方式抑制致龋菌达到防龋目的。

1）全疫苗：是以传统的制备方法，将变形链球菌全细胞灭活制成死疫苗或减毒全细胞的活疫苗，经动物实验证实了防龋作用，但疫苗可诱发与人心脏组织有交叉反应的抗体，有导致心内膜炎的副作用。

2）亚单位疫苗：是利用生化方法将变形链球菌致病因子 Pac 表面附着蛋白和葡萄糖基转移酶 GTase 纯化的蛋白作为抗原，制成疫苗，经动物实验证实了防龋作用，抗原纯化的疫苗减少了心脏反应的副作用，但单一抗原的抗原性较弱，需要不同途径的免疫及辅以佐剂来增强其抗原性，因而也比较复杂。

3）多肽疫苗：是用变形链球菌 Pac 和 GTase 具有抗原性的核酸序列，制备出多肽抗原。它是一种单一抗原，抗原性弱，用单一抗原的片段与大分子载体结合，改变多肽结构可提高抗原性。

4）基因重组疫苗:是利用基因工程技术,将变形链球菌的特异性基因片段插入无毒的质粒载体,然后送入减毒的受体细菌体内,使之对目的基因复制表达,构成基因重组疫苗。常用的载体菌有减毒沙门菌和乳链球菌。其最大优点是避免了人心脏组织发生交叉反应的副作用,有较好的安全性和经济性,但稳定性差。

5）核酸疫苗:是一种新型疫苗,是将特定编码蛋白的外源基因(DNA 或 RNA)直接导入宿主细胞内,诱导宿主细胞对目的基因表达的蛋白,产生免疫反应,达到防龋作用。其优点是免疫性强、能激发体液和细胞免疫的持久性,制备方法简便、省力。

疫苗的研制,随着时间的推移会不断深入、不断完善。上述各种疫苗的研究,在实验室中取得了较好的效果,但到目前为止,在防龋疫苗的实际应用上还存在着一些主要障碍:①龋变形链球菌定植在牙菌斑内,体内产生特异性抗体后再分泌到口腔,实际上不容易在口腔环境中发挥有效的免疫作用;②诱导变形链球菌抗体与心内膜组织有交叉反应,可引起心内膜炎的副作用;③变形链球菌与口腔内其他链球菌有交叉反应性抗原,影响抗体的效价。因此,防龋疫苗在应用于人群作为防龋措施以前,还需要一段时间的安全性、稳定性、有效性的验证,才能用于人体临床试验。

（2）特异性抗体:是用被动免疫方法,使致龋菌特异性抗体直接在口腔内与致龋菌抗原进行免疫,达到防龋目的。

1）特异性单克隆及多克隆抗体:用致龋菌的单克隆及多克隆抗原免疫动物后,从动物提取特异性抗体,直接与口腔内致龋菌进行免疫反应达到防龋作用。经动物试验及受试者效果观察,证实了其防龋效果。

2）多肽抗体:是利用基因工程技术构件的疫苗免疫动物获得特异性抗体。研究证实它能抑制变形链球菌对蔗糖的依赖性黏附。

3）转基因抗体:是利用基因工程技术将特异性抗体分子整合到植物基因中,使转基因植物高水平表达单抗全长抗体分子。用表达的抗体经受试者验证,显示龋活性下降。

总之,特异性抗体直接作用于口腔内的致龋菌,使致龋菌总数减少,黏附受抑制,龋发生率下降,较疫苗安全。

（二）糖代用品

蔗糖的致龋性最强。而山梨醇、甘露醇、木糖醇、异麦芽酮糖醇等不易被菌斑中产酸菌利用,可使致龋菌的葡聚糖产生减少,常用作蔗糖代用品。其中木糖醇防龋效果显著,目前已广泛使用,近年来对异麦芽酮糖醇的防龋作用正引起重视。甜菊糖是一种强甜味剂,比蔗糖甜度高 20 倍,经研究证明有抑菌作用,但它供给的能量低,甜味中含中药苦味,不易被人接受,作为糖代用品有待于进一步改进。从营养及经济的角度考虑,目前还没有一种糖代用品可以完全替代蔗糖,它们只能起到限制蔗糖食用的辅助作用。

（三）增强牙的抗龋能力

1. 氟防龋　氟是人体必需的微量元素之一,能影响细菌的生长,促进牙体硬组织再矿化,提高牙齿的抗龋能力。经过半个多世纪的实践经验证明,全身和局部应用氟化物能有效地防龋。目前主要的氟化物防龋方法是公共饮水氟化和含氟牙膏的使用。另外一些国家和地区提出了氟片、氟凝胶、含氟漱口剂、含氟食品的使用。

2. 激光防龋　激光是一种单色高能量、短脉冲光束。经过多年的防龋实验证明:低能量激光对牙齿有增强抗龋齿的性能,而高能量激光进入釉质能爆炸呈裂纹,削弱牙齿的强度。激光防龋的主要功能是：经激光照射后的釉质，可形成抗酸性强的玻璃样物质，可减少牙脱矿量。激光照射与氟化物结合，可促使氟透过牙骨质、牙本质小管，促进矿化，封闭牙本质小管，提高抗酸蚀效果。经激光照射的致龋菌变形链球菌生长受到抑制。

目前用于防龋研究的激光物质有：He-Ne、Nd-YAG、CO_2、XeCl 等激发物。

在实际应用研究上，除经激光照射防止牙冠部龋外，近年来根面龋防治的研究较多，用低能量激光照射与氟化物应用相结合的方法，对减少根面龋的发生已取得一定的进展效果。但仍处于实验室研究阶段，能否应用于人体尚有待于某些关键问题的解决，如激光器件的稳定性和机器操作的灵活性、可行性等。

（四）替代疗法

替代疗法是根据口腔内微生态环境中细菌间定居竞争特征，利用同种、同属（类）无致病毒性的菌种替代致龋毒性的菌种，替代菌种称"效应菌株"。有关研究包括两个方面：一方面是在清除牙面致龋变形链球菌的基础。用变形链球菌葡萄糖基转移酶、细胞内多糖代谢基因缺陷株或乳酸脱氢酶活性缺陷株占据牙面定居点，排斥有毒性的野生型变形链球菌种，达到减少龋的发生。另一方面是利用同类菌如唾液链球菌替代菌斑内变形链球菌。两方面研究尚未在人体口腔内应用，因此"效应菌株"有待安全性验证及审批，才能广泛应用。

总之，龋病是多因素慢性细菌感染性疾病，龋病的预防应采取综合性的防治措施。

第四节　窝沟封闭

窝沟封闭又称点隙裂沟封闭(pit and fissure sealant)是指不去除牙体组织，在𬌗面、颊面或舌面的点隙裂沟涂布一层粘接性树脂，保护釉质不受细菌及代谢产物侵蚀，达到预防龋病发生的一种有效防龋方法。用于窝沟封闭的高分子材料，称窝沟封闭剂。

当牙面的窝沟被封闭之后，原来存在于窝沟中的细菌的营养来源被断绝，这一方面起到了预防龋病发生的作用，另一方面窝沟封闭也能阻止已存在早期龋损的发展，因此可以在早期龋损尚未成洞之前达到治疗的目的。窝沟封闭在提供有效、高质量的龋病预防措施中起到了非常重要的作用。

一、窝沟封闭的适应证与非适应证

决定是否采用窝沟封闭防龋涉及很多因素，其中最重要的是窝沟的外形和评价。

点隙裂沟容易患龋与很多因素有关，第一是点隙裂沟的解剖形态结构容易为细菌聚集定殖；第二是点隙裂沟的深度不能直接为患者与专业人员清洁所达到；第三是点隙裂沟由再生釉质上皮、食物残渣甚至菌斑阻挡，阻止局部氟的进入；第四，点隙裂沟可能接近釉牙本质界，在一些情况下，可能实际位于牙本质内，由于覆盖在牙本质上的釉质层较薄，因此龋的发生，较之光滑面早而深。

（一）窝沟封闭的适应证

1. 窝沟深，特别是可以插入或卡住探针（包括可疑龋）。
2. 患者其他牙，特别对侧同名牙患龋或有患龋倾向。

牙萌出后达到殆平面即适宜做窝沟封闭,一般是萌出后 4 年之内。如乳磨牙在 3~4 岁,第一恒磨牙在 6~7 岁,第二恒磨牙在 11~13 岁为最适宜封闭的年龄。釉质发育不全,窝沟点隙有初期龋损,殆面有充填物但存在未做封闭的窝沟等,可根据具体情况决定是否做封闭。总之,封闭的最佳时机是牙齿完全萌出,龋齿尚未发生的时候。

（二）窝沟封闭的非适应证

1. 殆面无深的沟裂点隙、自洁作用好。
2. 患较多邻面龋损者。
3. 患者不合作,不能配合正常操作。
4. 牙齿尚未完全萌出,被牙龈覆盖。
5. 已做充填的牙。

二、窝沟封闭剂的组成、类型和特点

（一）窝沟封闭剂的组成

窝沟封闭剂通常由合成有机高分子树脂、稀释剂、引发剂和一些辅助剂(溶剂、填料、氟化物、涂料等)组成。

1. 树脂基质　为封闭剂主要成分,目前广泛使用的是双酚 A-甲基丙烯酸缩水甘油酯。

2. 稀释剂　常在树脂基质中加入一定量活性单体作为稀释剂,以降低树脂黏度。一般有甲基丙烯酸甲酯、二缩三乙二醇双甲基丙烯酸酯、甲基丙烯酸缩水甘油酯等。

3. 引发剂　可分为光固引发剂与自凝引发剂两种。光固引发剂中,可见光固化引发剂采用 α-二酮类光敏剂如樟脑酯,紫外光固化引发剂用安息香醚类。自凝引发剂常由过氧化苯甲酰和芳香胺,如 N-N 二羟乙基对甲苯胺组成。

4. 辅助剂　封闭剂一般是无色透明的,可在封闭剂中加入少量白色或红色涂料,以便检查识别其保留率。其中有些封闭剂添加了一定量的填料,以提高其压缩强度、硬度和耐磨性,但粘接强度、固化时间和保留率不受影响。

（二）窝沟封闭剂的类型与特点

依照固化方式,窝沟封闭剂可以分为光固化与自凝固化两种。

可见光光固封闭剂的优点是:光固合成树脂有较大抗压强度和光滑的表面,比紫外光固化相比固化深度更大,且花费时间较少(10~20 秒)。另外,使用时不需调拌,克服了自凝固化在调拌及操作过程易产生气泡及固化过快或过慢的缺点,可以调控操作时间,操作方便,容易掌握。但操作需要特殊设备光固化机,尤其在大面积开展群体预防工作时需要大量光固化机,从而增加花费。目前常用的光源为 430~490nm 的可见光。在使用可见光固化机时,其波长、光密度与固化深度和硬度有关,应注意其性能。由于高亮度的可见光波对眼睛视网膜有害,应注意保护眼睛。

自凝固化的方法不需要特殊设备,花费较少。涂布前需调拌混合树脂基质与催化剂,材料经聚合反应在 1~2 分钟内即固化,因此调拌后术者须及时涂布,在规定时间内完成操作过程,否则会由于操作时间长,增加污染的机会而影响封闭的质量。此外,自凝固化在调拌及操作过程易产生气泡且固化过快或过慢也会影响封闭的质量。一般而言,自凝固化的封闭剂优于紫外光固化的封闭剂。

有的专家认为,加填料的光固化封闭剂较无填料的封闭剂更好(表3-2)。

表3-2 自凝封闭剂和光固化封闭剂比较

性能	理想程度	自凝封闭剂（无填料）	光固封闭剂（无填料）	光固封闭剂（有填料）
渗透性	高	中	低~高	低~中
工作时间	中	短~中	中~长	中~长
固化时间	短	中	根据需要	根据需要
吸水性	低	高	高	中
热膨胀	低	高	高	中
耐磨性	高	低	低	中
评分	100	53	62	70

(摘自:Dental Advisor 3(1):1986)

三、窝沟封闭的操作方法

窝沟封闭的操作一般分为清洁牙面、酸蚀、冲洗和干燥、涂布封闭剂、固化、检查6个步骤(图3-2)。封闭是否成功,有赖于每一个步骤的认真操作,这是封闭剂完整保留的关键。光固化封闭剂或自凝封闭剂,虽然固化方式不同,但操作步骤却大同小异。

图3-2 窝沟封闭的操作示意图
A. 清洁;B. 酸蚀;C. 冲洗和吹干;D. 涂布封闭剂;E. 照射固化;F. 术后检查

(一)清洁牙面

首先应对需要封闭的牙面进行刷洗清洁,特别是窝沟做彻底清洁,去除窝沟内的食物残屑及菌斑等。方法是在低速手机上装好锥形小毛刷或橡皮杯,蘸取适量清洁剂刷洗牙面(也可不用清洁剂采用干刷)。清洁剂不能含有油脂或过细磨料,可以用浮石粉或不含氟牙膏。

彻底冲洗牙面后冲洗漱口,再用尖锐探针清除窝沟中残余的清洁剂。

如果有条件,最好在放大装置(4倍)下检查窝沟情况,对于裂沟有可疑龋的,可以采用空气喷磨法,或用最小号球钻和金刚砂钻磨除龋坏釉质。

(二) 酸蚀

酸蚀可除去釉质表层,使新鲜的釉质表面产生微孔结构,增大与树脂的黏附面积。清洁牙面后通常用棉纱球简易隔湿(有条件最好采用橡皮障隔湿),将牙面吹干后用细毛刷、小棉球或小海绵块蘸取酸蚀剂放在要封闭的牙面上。酸蚀剂可为磷酸液或含磷酸的凝胶,目前多数学者研究认为使用35%~38%的磷酸可获得最佳酸蚀效果。酸蚀面积应为接受封闭的范围,一般为牙尖斜面的2/3。一般认为凝胶对保持酸蚀区固定在某一部位较好。两种类型的酸蚀剂都应轻轻搅拌,以保证酸蚀的釉质表面接触到新鲜的酸。

恒牙酸蚀的时间一般为20~30秒,乳牙酸蚀为60秒。注意酸蚀过程中不要擦拭酸蚀牙面,以免破坏被酸蚀的釉质面,降低粘接力。酸蚀剂的用量要适当,不要溢出到口腔软组织,还要注意避免产生气泡。

(三) 冲洗和干燥

酸蚀后用蒸馏水水枪或注射器加压彻底冲洗牙面10~15秒,去除釉质表面的酸蚀剂和反应产物。如用含磷酸的凝胶酸蚀,冲洗时间应加倍。冲洗时应用吸唾器随时吸净口内液体,冲洗后立即更换隔湿棉卷,不能让患者自行吐出或漱口。随后用无油无水的压缩空气吹干牙面约15秒,也可采用挥发性强的溶剂如无水乙醇、乙醚等辅助干燥。

封闭前保持牙面干燥,不被唾液污染是封闭成功的关键。酸蚀牙面干燥后呈白色雾状外观,如果酸蚀后的釉质没有这种现象,则应再次酸蚀。操作中要确保酸蚀牙面不被唾液污染,若发生唾液污染,则应再冲洗牙面,彻底干燥后重复酸蚀。

(四) 涂布封闭剂

采用自凝封闭剂时,每次封闭前要取等量A、B组分(分别含有引发剂和促进剂)调拌混匀。调拌时要注意掌握速度以免产生气泡,影响固化质量。两者一经混合即刻发生化学反应,其含量与环境温度均影响固化速度,含量多、温度高则固化加快,一般自凝封闭剂固化时间为1~2分钟,通常调拌时间为10~15秒,完全混匀后应在45秒内完成涂布,此后自凝封闭剂进入初凝阶段,黏度增大,流动性降低,故调拌涂布要掌握好时机,在初凝阶段前完成。涂布后不要再污染和搅动。

光固化封闭剂不需调拌,直接取出涂布在牙面上,如连续封闭多个牙,注意取量不宜过多,因为在自然光下光固化封闭剂也会逐渐凝固。

涂布方法:用细刷笔、小海绵或制造厂家的专用供应器,将封闭剂适量涂布在酸蚀牙面上。注意使封闭剂渗入窝沟,使窝沟内的空气排出,并覆盖全部酸蚀面。在不影响咬合的前提下,应尽可能涂有一定的厚度,有时可能会有高点,但2~3天后就可被磨去。如果涂层太薄就会缺乏足够的抗压强度,容易被咬碎。

(五) 固化

自凝封闭剂涂布后1~2分钟即可自行固化。光固封闭剂涂布后,立即用可见光源照射引发固化。照射距离牙尖约1mm,照射时间通常为20~40秒,具体照射时间要根据可见光源性能与使用的封闭材料类型决定。照射的范围要大于封闭剂涂布的范围。完成后漱口和用棉卷将表面的氧化物去除。

（六）检查

封闭剂固化后,用尖锐探针进行全面检查,观察固化程度,与牙面的粘接情况,有无气泡存在,寻找遗漏或未封闭的窝沟并重新封闭,观察有无过多封闭剂和是否需要去除,如发现问题及时处理。如果封闭剂没有填料可不调𬌗,2～3天后可被磨去;如使用含有填料的封闭剂,又咬合过高,应调整咬合。

封闭后还应定期(3个月、半年或一年)复查,观察封闭剂保留情况,如脱落应重新封闭。对已完成封闭的儿童应做好登记,以便复查。

四、窝沟封闭失败的原因及预防方法

（一）窝沟封闭的临床效果评价

对窝沟封闭的临床效果评价,常采用封闭剂保留率和龋降低率两个指标。封闭剂保留率的统计一般以牙为单位,即统计每个封闭牙封闭剂在窝沟的保留情况,可分为完整、部分脱落、全部脱落三种情况,分别计算所占总封闭牙的百分比。

计算封闭剂保留率的公式如下:

$$封闭剂保留率 = \frac{封闭剂保留的牙数}{复查的总牙数} \times 100\%$$

龋降低率的计算公式则如下:

$$龋降低有效率 = \frac{对照组患龋牙数 - 实验组患龋牙数}{对照组患龋牙数} \times 100\%$$

防龋效果与保留率直接相关,只要封闭剂完整保留,就能达到理想的防龋效果。封闭剂在临床应用时,如能6～12个月随访,对封闭剂脱落的牙重新涂布,将会得到更满意的效果。研究结果表明,窝沟封闭的保留率,年龄大较年龄小高,下颌牙较上颌牙高,恒牙较乳牙高,前磨牙较磨牙高,𬌗面较颊舌沟高。

实践证明,窝沟封闭对减少窝沟龋的发生是一种非常有效的方法。10年的随访研究表明,接受窝沟封闭的牙仅有21.7%的磨牙患龋,而没有应用窝沟封闭的牙,10年后有68.3%的磨牙患龋。与对照组相比,窝沟封闭减少了68%的龋发病率。

窝沟封闭无痛、没有创伤、省时省力。我国于20世纪90年代以来开始广泛应用和研究,但总的来说,仍然没有普及,其主要原因是口腔医师的态度(担心患龋牙封闭后龋仍会发展,封闭剂脱落后牙更易发生龋)、口腔医师缺乏认识和兴趣、对患者及家长开展窝沟封闭的口腔健康教育不够等,覆盖面还小,需要深入研究,努力促进其使用及普及。

（二）窝沟封闭失败的原因及预防方法

窝沟封闭的每一个步骤操作不当都可能导致失败。失败的原因主要包括:适应证选择不当;术者操作不当;封闭剂材料的性能不足等。

1. 适应证选择不当　如过浅的窝沟;误诊为深窝沟或初期龋的较深隐匿性龋;患者不配合,不能正常操作,导致封闭失败等。

预防方法:应严格选择适应证;对自洁作用好的浅窝沟不需要封闭治疗;如果有龋洞,应进行充填治疗;对不配合的患者可采用其他预防措施或进行长期监控。

2. 术者操作不当

(1) 隔湿不当,早期封闭失败最主要的原因之一就是没有很好的避免唾液对酸蚀釉质的污染,致使封闭剂脱落率较高。由于唾液污染,阻止了树脂渗透进入酸蚀后形成的微孔结构,因而在多数情况下,封闭材料脱落。有的情况下封闭剂保存下来,但污染的表面不能与树脂很好的结合,在其下形成一个通道,细菌及有机酸可在封闭材料下进入窝沟。研究表明,酸蚀釉质面只要暴露于唾液中 1~60 秒,污染层就不能用高压水汽喷吹去除,故酸蚀技术成功的关键是保护酸蚀釉质不受唾液污染。操作中一定要注意隔湿,及时更换隔湿棉球,使用吸唾器或橡皮障,不能让患者漱口。如果发生唾液污染应彻底清洗干燥,重新酸蚀。

(2) 酸蚀效果不佳,酸蚀牙面未冲洗干净,有酸蚀剂及(或)酸蚀代谢产物遗留。

(3) 压缩空气含有油或水,此时吹干牙面时均可在酸蚀面上覆盖一层油膜或水膜而影响树脂浸入釉质。可以通过向口镜上吹气来检查是否有污染。

(4) 光照强度不够、时间不足,使光固封闭剂固化不完全。

(5) 自凝封闭剂调拌时各组分的比例不当,调拌时产生气泡或调拌时间过长等,使封闭材料的性能下降。

(6) 封闭剂未固化前受触及而移动。自凝封闭剂涂布后不要再搅动。

(7) 涂布封闭剂方法不当,封闭剂下面出现空隙。涂布窝沟时,细刷笔上下微微抖动有助于封闭剂向窝沟内渗入,挤出其中空气。

(8) 封闭剂涂层太薄,缺乏足够的抗压强度,在咀嚼压力下可使封闭剂破损。可以在不影响咬合的情况下,封闭剂尽可能有一定的厚度。

(9) 遗漏未封闭的窝沟,尤其是下颌磨牙的颊面点隙,上颌磨牙的舌侧沟。应全面检查重新封闭。

3. 封闭材料的性能不足

(1) 封闭剂对牙面的粘接强度不够。

(2) 封闭剂的机械强度和耐磨性不足。

(3) 封闭剂与牙面间微渗漏:封闭剂在固化过程中体积收缩,产生微漏,即便在所有操作都标准的情况下仍难避免;封闭剂的热膨胀系数与牙体硬组织不一致,使边缘封闭不良等。

(4) 周围环境温度影响固化时间。

预防方法:应选用合格的封闭材料或通过改进封闭剂材料的性能提高封闭效果。

综上所述,封闭的成功关键在于牙的选择、术者训练程度、临床操作技术、工作态度和患者的配合程度。临床上只要掌握好适应证,术者具有足够的临床经验和严谨的态度,改进封闭剂材料的性能,就能避免和减少窝沟封闭的失败。研究也证实,尽管表面树脂已部分或全部脱落,封闭过的牙面龋患也明显减少。这可能是由于树脂突仍然保留在釉质中起着一定防龋作用的结果,当然这并不意味封闭剂脱落之后就可以不重新封闭。

第五节 预防性树脂充填

预防性树脂充填是仅去除窝沟处的病变釉质或牙本质,根据龋损的大小,采用酸蚀技术和树脂材料充填早期窝沟龋,并在骀面上涂一层封闭剂,是一种窝沟封闭与窝沟龋充填相结合的预防性措施。由于不采用传统的预防性扩展,只去除少量的龋坏组织后即用复合树脂或玻璃离子材料充填龋洞,而未患龋的窝沟使用封闭剂保护。这样就保留了更多的健康牙体组织,是一种预防早期龋进一步发展的治疗方法。

预防性树脂充填的优点是使用复合树脂或玻璃离子材料作为充填剂与釉质机械或理化性的结合,再与封闭剂化学性粘接,减少了漏隙产生的可能性。

自从 1978 年采用预防性树脂充填技术以来,对其保留率与龋发生率进行了长期的临床研究观察(表 3-3)。结果表明预防性树脂充填与窝沟封闭的保留率相似,较单纯封闭的防龋效果更好。同时证明,预防性树脂充填是处理局限于窝沟的早期龋的一种临床治疗方法。

表 3-3 预防性树脂充填保留率与龋发生率

封闭后的年份	保留率(%)			龋病发生率(%)
	完全保留	部分保留	完全脱落	
5 年	76	19	4	6
5 年	72	22	6	7
6.5 年	65	19	15	11

(摘自:Houpt M,et al. Pediatr Dent 1988,10:304)

一、预防性树脂充填的适应证

1. 深的点隙窝沟有患龋倾向;
2. 窝沟有龋损能卡住探针;
3. 沟裂有早期龋迹象,釉质混浊或呈白垩色;
4. 无邻面龋损。

二、预防性树脂充填的分类

基于龋损范围、深度和使用的充填材料,预防性树脂充填可分为 3 种类型。

1. A 型 需用最小号圆钻去除脱矿釉质,用不含填料的封闭剂充填。

2. B 型 用小号或中号圆钻去除龋损组织,洞深基本在釉质内,通常用稀释的树脂材料充填。

3. C 型 用中号或较大圆钻去除龋坏组织,洞深已达牙本质故需垫底,涂布牙本质或釉质粘接剂后用后牙复合树脂材料充填。

三、预防性树脂充填的操作步骤

预防性树脂充填除了去除龋坏组织和使用粘接剂,其操作步骤与窝沟封闭相同。

1. 用手机去除点隙窝沟龋坏组织,圆钻大小依龋坏范围而定,不作预防性扩展。

2. 清洁牙面,彻底冲洗干燥、隔湿。

3. C 型酸蚀前将暴露的牙本质用氢氧化钙垫底。

4. 酸蚀𬌗面及窝洞。

5. A 型仅用封闭剂涂布𬌗面窝沟及窝洞;B 型用稀释的树脂材料或加有填料的封闭剂充填,固化后在𬌗面上涂布一层封闭剂;C 型在窝洞内涂布一层釉质粘接剂后用后牙复合树脂充填。

6. 术后检查充填及固化情况,有无漏涂、咬合是否过高等。

操作中术者应特别注意避免唾液污染酸蚀后的釉质和保持酸蚀面绝对干燥。

第六节　非创伤性修复治疗

非创伤性修复治疗(atraumatic restorative treatment,ART)是指使用手用器械清除龋坏组织,然后用有粘接、耐压和耐磨性能较好的新型玻璃离子材料将龋洞充填。ART 是一种阻止龋病进展、最大预防和最小创伤的现代治疗方法。

ART 具有许多优点:如不需电动牙科设备、术者容易操作、患者易于接受、玻璃离子的化学性粘接可避免去除过多牙体组织、玻璃离子中氟离子的释放可使牙本质硬化以阻止龋的发展、兼有治疗和预防效果等。其最大优点是可以随身携带,口腔医师可以离开诊所深入到患者生活的环境,让更多的人获得口腔保健的机会。该项技术得到世界卫生组织的推荐,已先后在许多国家开始使用。

但是目前 ART 技术还存在着一些问题,如玻璃离子的调拌、强度及微渗漏的问题;公众对玻璃离子及 ART 技术的认识误区等。虽然目前 ART 临床试验有相当高的成功率,但在临床上,对 ART 修复与充填长期保留率的研究不够,多数研究少于 3 年,且对乳牙 ART 充填的研究很少。

ART 技术体现一种基本原理,即要求最少的创伤和最佳的预防。它的应用不应该只依赖于一种修复材料。随着新的充填材料在粘接性、耐磨性、微漏、再矿化能力方面的改进,ART 技术将成为更成功修复牙的治疗方法。ART 技术具有很大的发展潜力,适用于所有经济发展水平的所有人群,符合现代预防和口腔修复的概念,具有很好的发展前景。

一、非创伤性修复治疗的适应证

1. 适用于恒牙和乳牙的中小龋洞,能允许最小的挖器进入。

2. 无牙髓暴露,无可疑牙髓炎。

二、非创伤性修复治疗的基本材料和器械

1. 材料 玻璃离子粉、液,牙本质处理剂。

2. 器械 主要有口镜、镊子、探针、挖匙、牙用手斧(或称锄形器)、雕刻刀、调拌刀、调拌纸等。

ART方法治疗的成功有赖于操作者掌握各种不同器械的作用和正确的使用,器械也必须保持一个良好的功能状态。

口镜:牵拉口角,反射光线到术区,观察龋患。

探针:探查龋病损坏,也用来去除沟裂中的菌斑,注意不要用来探查有可能伤及牙髓或有髓腔暴露的深龋洞。

镊子:取放棉卷或棉球。

挖匙:去除软龋,清洁窝洞;一般分三号,小号的直径0.6mm,中号直径1.5mm,大号直径2.0mm。

牙用手斧(或锄形器):扩展洞形,用于进一步扩大洞口使挖器易于进入。

调拌刀和调拌纸:用于混合玻璃离子材料。

雕刻刀:有两种作用,扁平的一端用于将材料放入充填的洞,尖锐的一端用于去除多余的充填材料及修整牙的外形。

树脂条和T形带:用于恢复牙的邻间隙外形的成形片,前者用于恒牙,后者用于乳牙。

木楔:用于放入邻面固定树脂条,使材料不至于压入牙龈,应用软木制成。

三、非创伤性修复治疗的操作步骤

1. 洞形准备 使用棉卷隔湿保持牙面干燥,用湿棉球清洁牙面菌斑,再用干棉球擦干表面,确定龋坏的大小。如果龋洞在釉质开口小,则使用牙用手斧扩大入口,部分无基釉可能破碎,使用小的湿棉球去除破碎釉质,继续手术时再用棉球擦干。使龋洞湿润,以便于去除软龋组织。使用挖匙去除软龋组织。根据龋洞大小选用不同型号挖匙。特别注意使用挖匙通常应垂直围绕洞的边缘转动,去除软龋并达釉牙本质界,接近牙髓腔的牙本质应保留,避免牙髓暴露。将挖匙将去除的龋坏组织放在棉卷上并清洁器械,用棉球保持龋洞干燥清洁。此时要求患者咬合,观察对殆牙是否接触龋洞,这有助于充填后修整及调整咬合。

多面洞采用与单面洞同样的原则备洞。

2. 清洁 在牙本质表面使用手用器械将导致牙本质玷污层的产生,必须用牙本质处理剂清洁窝洞,去除玷污层,以提高玻璃离子材料与牙面的化学性粘接。牙本质处理剂一般为10%的弱聚丙烯酸,不能由树脂材料修复过程中使用的酸蚀剂替代。

牙本质处理剂还可预先激活牙齿组织中的钙离子,促使牙齿组织能更有效的与玻璃离子进行离子交换,增强两者之间的粘接力。

用小棉球或小海绵球蘸一滴处理剂涂布全部窝洞10秒,立即冲洗2次,用干棉球擦干。如窝洞被血及唾液污染,应及时止血,冲洗并干燥,用干棉卷隔湿再涂处理剂。

3. 混合与调拌 根据厂家推荐的粉液比例,将粉先放在调拌纸或调拌盘上,分为两等

份,将液体瓶水平放置片刻使空气进入瓶底,然后竖直将一滴液体滴入粉中。使用调拌刀将粉与液体混合而不要使其到处扩散。当一半粉剂湿润后,再混合另一半粉。调拌应在20～30秒内完成。

注意事项:每种类型的玻璃离子材料都有其自身的特点,请根据厂家产品说明的粉液比例、调拌时间使用。仅在调拌时才打开包装瓶,取出粉、液剂;使用之后将装粉剂的瓶盖旋紧,以防受潮。

4. 充填　材料调拌好后立即放入要充填的洞内。充填应在材料失去光泽之前进行,如果材料已经失去光泽变干,应重新调拌,不能使用已经变干的材料充填。

(1) 单面洞:注意工作环境保持干燥,用棉球擦干窝洞,调拌好玻璃离子后用雕刻刀钝端将其放入备好的洞内,用挖匙凸面压紧玻璃离子。为避免空气气泡,充填材料要稍高于牙面,包括将余下的点隙窝沟一并充填。

通常采用"指压技术"进行充填,即在戴手套的示指上涂少许凡士林放在材料上向龋洞内紧压,使玻璃离子进入窝洞内,当材料不再有黏性后再移开手指(约30秒),以避免将材料带出窝洞。立即用器械去除多余材料,使用凡士林覆盖充填物材料,维持充填物干燥时间30秒。充填后用咬合纸检查咬合情况,如咬合高用器械去除多余材料,调整到正常咬合。最后让患者漱口并嘱患者一小时内不要进食。

(2) 复面洞:复面洞充填与单面洞操作基本相同,通常复面洞龋坏较大并涉及多个牙面,因此,充填时应特别注意确保充填物外形正常。

1) 前牙复面洞充填:使用棉卷保持工作环境干燥,用棉球清洁擦干窝洞;在牙的邻面放置成形片,用其恢复邻面的外形;将软木楔放置在牙龈缘之间固定成形片;根据前述方法调拌玻璃离子放入窝洞并少量超填;用手指紧紧平行牙面方向压住成形片,使其紧紧包绕唇面让材料充满窝洞,用拇指紧按约30秒,直到材料固化。去除成形片,用雕刻刀去除多余材料,检查咬合并再涂一层凡士林。最后嘱患者一小时内不要进食。

2) 后牙复面洞充填:操作步骤与前牙复面洞充填方法相同。恒牙后牙复面洞使用树脂条和木楔固定修复邻面外形;乳牙不一定总是要求完全修复邻面外形,可根据龋洞大小及牙齿在口腔中可能保留的时间而定,为了避免牙齿邻面嵌塞食物,乳牙列中较大的邻面龋损可恢复为一斜面,可选择T形成形片。

第七节　氟化物防龋

20世纪口腔预防医学对人类最大的贡献之一是发现了氟化物能够预防龋病。氟是维持人体健康所必需的一种微量元素,它广泛地存在于自然界中,因此人类不可避免地要与氟接触。适量的氟可以预防龋病,摄入氟过多或过少则都会给人体健康带来不利的影响,特别是在牙萌出之前的牙形成和矿化期间。

经过几十年的探索、研究,人们对氟化物有了比较全面的了解。氟化物防龋技术也获得了WHO和许多国家的口腔医学界、卫生界权威机构的推荐,得以在世界范围内广泛应用。WHO、世界牙科联盟(FDI)、国际牙科研究学会(IADR)在2006年11月召开的"使用氟化物促进口腔健康全球专家大会"上,进一步强调使用氟化物来预防龋齿是目前降低人群患龋率最切实可行的方法。因此,面对目前群众对使用氟化物的疑虑,我们应该用科学的态度对待氟化物,"除氟害,兴氟利",使它真正成为综合防龋措施的基石。

一、氟化物与人体健康

(一)氟分布与人体氟来源

1. 环境氟分布　氟是自然界固有的化学物质,在构成地壳的各种元素中居第17位,占地壳总量的0.06%~0.09%,地壳的含氟量为600~900mg/kg,氟在自然界中的分布是十分广泛的。由于氟的化学性质极其活泼,具有很强的反应能力,常温下能与许多元素,特别是金属元素作用,因而自然界中的氟大多以化合物形式存在,绝大多数无机氟化物能溶于水,而有机氟化物不溶于水。

(1)岩石和土壤:地壳中各种岩石均含有一定量的氟,由于岩石的成因与成岩时的环境条件不同决定各种岩石含氟量不等,其中平均含氟量为650mg/kg(0.065%)。氟的成矿能力很强,在地壳中含氟的矿物有近百种之多,多数为硅酸盐,最重要的有磷灰石、萤石、冰晶石等(表3-4)。

表3-4　含氟的矿物质

名　称	化学成分	氟(%)
磷灰石	$3Ca_3(PO_4)_2CaF_2$	3.4
萤石	CaF_2	49
冰晶石	Na_3AlF_6	54

(资料来源:章金奇主编.无机化学.人民卫生出版社,1987年5月第1版)

土壤中的氟主要来源于各种岩石,土壤的含氟量与其成母岩的种类有关。土壤中氟的迁移途径是多方面的,其中最主要的是水迁移和植物迁移。

(2)生物:自然界各种动、植物体内普遍含有一定量的氟。生物含氟量直接与生长地区周围环境中的氟浓度有关,不同的动、植物有不同的摄氟能力。

植物中的氟多数来源于土壤。自然界植物,以鲜重计,平均含氟量为0.1mg/kg,但种间差异明显。植物中含氟量最高的是茶树,据报道有的茶树含氟量每公斤高达几百毫克。动物中以骨、软骨、肌腱的含氟量较高,其干品中含氟45~880mg/kg,其次是表皮等,海生动物含氟量高于陆地动物,海鱼的含氟量高于淡水鱼。

(3)水:由于各种氟化物在天然水中的溶解度不同,世界各地自然水源含氟量不等,差异极大。多数地区的地面水氟浓度低于0.1mg/L,大多数河水氟浓度低于0.5mg/L,雨水中的含氟量约为0.1mg/L,海水的含氟量较高,平均均为1.3mg/L。

我国的长江、黄河、珠江水的含氟量偏低,我国大城市自来水含氟量都较低。中国预防医学科学院环境卫生检测所1995年报告,我国约有7亿人的饮用水含氟量低于0.5mg/L。

(4)大气:大气中氟是以尘埃微粒或气体的形式存在,主要来源于火山爆发、工业废气和煤的燃烧。据报道,火山尘埃中含氟量高达253.5mg/m³,工业化城市空气中的氟浓度范围是0.5~3.8μg/m³,非工业化地区的空气中氟浓度则为0.05~1.9μg/m³,我国受到生活燃煤氟污染的地区,室内空气的含氟量最高可达到 $0.5 mg/m^3$。

2. 人体氟来源　氟是人体必需的微量元素之一。人体的平均含氟量 $37 \sim 70 \mu g/g$,其90%存在于骨骼、牙齿等硬组织中。人体每人每日需氟 $0.3 \sim 4.5 mg$,它们绝大部分来源于每天摄入的水和食物。

(1) 饮水:人体氟的主要来源是饮水,约占人体氟来源的65%。水中氟很容易被吸收,机体从饮水中摄入氟量的多少直接受到饮水氟浓度和饮水量的调控。饮水摄入量又与个体的年龄、生活习惯及当地的气温等因素有关,12岁以前的饮水量约占液体总摄入量的50%,成人饮水量每日 $2500 \sim 3000 ml$。热带地区饮水量显著大于严寒地区。茶叶含氟量很高,一个嗜好饮茶的人,每日从茶叶中可摄取 $1 \sim 3 mg$ 的氟。

(2) 食物:人体每天摄入的氟约有25%来自食品。所有食品中都含有一定的氟,同一地区的不同种类的食物,不同地区的同类食品的含氟量都存在着一定的差异。

国内外不同地区常用食品的含氟量见表3-5和表3-6。

表 3-5　我国北方几种常用食品的含氟量

食品名称	含氟量(mg/kg)	食品名称	含氟量(mg/kg)
大米	$0.27 \sim 1.0$	猪肉	$0.6 \sim 1.2$
小麦	$0.37 \sim 1.7$	羊肉	$0.2 \sim 1.3$
玉米	$0.2 \sim 1.0$	牛乳	$0.03 \sim 0.5$
土豆	$0.2 \sim 0.8$	鸡蛋	$0.1 \sim 1.2$
大白菜	$0.1 \sim 0.7$	苹果	$0.2 \sim 1.3$
胡萝卜	$0.3 \sim 0.7$	梨	$0.1 \sim 0.3$
黄瓜	$0.1 \sim 0.3$	葡萄	$0.1 \sim 0.4$
牛肉	$0.1 \sim 1.0$	西瓜	$0.1 \sim 0.3$
牛肝	$0.2 \sim 2.2$	粗茶	$74.0 \sim 123.0$

表 3-6　欧美国家食品的含氟量

类别	鲜品中的氟含量(mg/kg)	类别	鲜品中的氟含量(mg/kg)
肉类	$0.2 \sim 2.0$	咖啡	$0.2 \sim 1.6$
内脏	$2.3 \sim 10.1$	柑橘类	$0.03 \sim 0.36$
鱼	$5.8 \sim 26.9$	其他果类	$0.11 \sim 1.32$
贝类	$0.7 \sim 2.0$	谷类	$0.1 \sim 0.7$
蛋类	1.2	蔬菜类	$0.1 \sim 1.0$
牛乳	$0.07 \sim 0.22$	葡萄酒、啤酒	$0.07 \sim 0.24$
干酪	1.62	棉籽油	12.0
茶叶(干品)	97.0		

（3）空气：空气中的氟含量很低，但在某些特殊环境条件下引起空气氟污染，这样，空气中的氟可通过呼吸道进入人体，造成机体氟中毒。

（4）其他可能的氟来源：随着口腔局部用氟产品的广泛应用，人体从中摄取的氟也越来越受到重视。有些局部用氟产品中氟浓度很高，使用不当可导致机体摄入氟含量增高。年幼儿童使用含氟牙膏后由于吞咽反射尚不能有效得到控制，也可使机体的氟摄入量增高，因此婴幼儿不推荐使用含氟牙膏。

（5）氟的总摄入量：氟的总摄入量为每日从空气、水、膳食等摄取氟量的总和（mg/d）。

氟的总摄入量包括两个含义，一是适宜总摄入量，简称适宜摄氟量，另一个是安全总摄入量，简称安全摄氟量。适宜摄氟量是指防龋和维护其他正常生理功能的生理需要量，是制订各种氟载体卫生标准的科学依据。因此在确定适宜摄氟量时，必须综合考虑机体摄氟的多种途径，才能使适宜摄氟量有比较准确的限定。安全摄氟量是指人体最大可能接受的量，长期超过此量将会导致慢性氟中毒的发生。

计算氟的总摄入量虽然理想，但问题较复杂。由于氟的适宜和安全总摄入量的标准难以统一，因此只提供一个范围，即每公斤体重的摄氟量在 0.05mg 到 0.07mg 之间为适宜的，一般不应超过上限。中国营养学会常务理事会 1989 年通过推荐的每日膳食中营养素供给量的说明中，关于氟的适宜和安全总摄入量见表 3-7。我国一些单位和组织建议氟的最大安全摄入量见表 3-8。

表 3-7　氟的适宜摄入量和安全总摄入量

年　龄	氟摄入量（mg/d）	年　龄	氟摄入量（mg/d）
初生 ~6 个月	0.1 ~0.5	7 岁以上	1.5 ~2.5
6 个月 ~12 个月	0.2 ~1.0	11 岁以上	1.5 ~2.5
1 岁以上	0.5 ~1.5	成人	1.5 ~4.0
4 岁以上	1.0 ~2.5		

表 3-8　我国一些单位和组织建议氟的最大安全摄入量

建议单位或组织	每人最大安全摄入量（mg/d）
饮水氟卫生标准研制科研组	3.0
食品氟卫生标准研制科研组	3.5（未计入空气吸入氟量）
卫生部初级保健	4.0
中国预防医学科学院环卫所（1995 年）	3.4（成人） 1.9 ~2.1（7 ~15 岁）

（6）国家氟化物卫生标准：见表 3-9。

（二）人体氟代谢

了解氟化物的代谢过程，对安全有效地应用氟化物是非常重要的。通常氟的代谢过程可分为吸收、分布与排泄（图 3-3）。

表 3-9 我国有关氟化物的卫生标准

项目	标准	备注
饮用水	不超过 1.0mg/L	《中华人民共和国生活饮用水卫生标准》（GB5749-2006），2007 年 7 月 1 日起实施
环境空气	适用于城市地区： 日平均浓度：0.007mg/m³（标准状态） 1 小时平均浓度：0.02mg/m³（标准状态） 适用于农、林、牧业区： 月平均浓度：1.8μg/(dm³·d)～3.0μg/(dm³·d) 植物生长季平均浓度： 1.2μg/(dm³·d)～2.0μg/(dm³·d)	《环境空气质量标准》（GB3095-2012），2016 年 1 月 1 日在全国实施
粮食 大米、面粉 其他	≤1.0mg/kg ≤1.5mg/kg	《食品中污染物限量》（GB2762-2005）2005 年 10 月 1 日起实施
豆类	≤1.0mg/kg	
蔬菜	≤1.0mg/kg	
水果	≤0.5mg/kg	
肉类	≤2.0mg/kg	
鱼类（淡水）	≤2.0mg/kg	
蛋类	≤1.0mg/kg	

图 3-3 氟代谢示意图

1. 吸收　氟可以通过消化道、呼吸道和皮肤接触等途径进入人体。通常氟随饮水、食物或借助一种氟载体被摄取,根据氟的溶解性和理化特性,各种浓度的氟被吸收后迅速进入循环系统。

氟化物的吸收主要在消化道和呼吸道,经皮肤吸收的量很少。氟吸收是一个被动扩散的过程,氟在胃、肠道均可被吸收,氟在胃的吸收机制与胃的酸度有关。由于氟化物可通过胎盘,这是胎儿吸收氟的一种特殊的途径。

2. 分布

(1) 血液:血浆是氟分布至机体各部位及排出体外必须流经的中心部位,吸收入血的氟大约有 75% 存在于血浆内,其余的主要存在于红细胞内部和表面。氟在血浆中通常以两种形式存在:离子型与非离子型(与血浆蛋白质结合的),两者保持着动态平衡,统称为血浆氟。游离氟不与血浆蛋白结合,参与生理反应。

(2) 骨和牙:氟是钙化组织的亲和剂,对骨骼和牙齿的亲和力很强,骨骼甚至可称为人体的"氟库",可以容纳大量的氟。体内 99% 的氟出现在钙化组织中,氟以氟磷灰石或羟基氟磷灰石的形式与骨晶体相结。

骨氟随着摄氟量和年龄而增加,骨氟浓度在疏松骨高于致密骨,在代谢旺盛骨中氟含量高于静止骨。氟在硬组织中的沉积是终生不断的,因此,骨氟的含量可作为个体一生中氟摄取量的指标。氟与骨的结合是可逆的,蓄积在骨中的氟还可以释放到血液中。

牙齿比骨骼含氟稍低。氟在牙体硬组织中的浓度以牙骨质最高,牙本质次之,牙本质含氟量为釉质的 3 倍,牙的氟含量随饮水氟浓度增加而提高,釉质氟主要聚集在外层,釉质外层较内层高 5~10 倍。

值得注意的是,釉质一经形成就不再重建,氟在牙齿内的交换是极其有限的。

(3) 唾液和菌斑:唾液中的氟:一般来说唾液中的氟浓度低于血浆氟浓度,但在一定程度上可反映血浆氟浓度水平,即血浆氟浓度升高,腺体分泌的氟浓度就增加。全唾液的氟含量不仅与腺体分泌有关,还与日常摄入的饮食以及氟制剂的使用有关。低氟区人群唾液氟浓度不足 $1\mu mol/L$,非刺激性唾液和全唾液的氟浓度高于刺激性唾液。尽管唾液氟浓度较低,但对维持牙矿化物的稳定性,发挥防龋作用是十分有效的。

菌斑中的氟:菌斑中氟含量为 5~10mg/L(湿重),是全唾液的 100~200 倍。其含量取决于外源性氟化物的使用频率和氟浓度的高低。菌斑中的氟主要来源于食物,唾液和龈沟液。菌斑液中的氟含量较唾液高,这可能是与牙齿表面有较厚的唾液层、菌斑中氟离子排出较慢或是菌斑中的氟化钙不易分解有关。

唾液与菌斑及菌斑液直接接触,局部用氟后唾液中的氟很快会转移到菌斑及菌斑液中,唾液及菌斑中的氟浓度适当升高。

(4) 其他组织:血氟随循环分布到全身各组织和器官中,而且年龄不同,各组织和器官的贮留量也不相同。

3. 排泄

(1) 经肾脏排泄:肾脏是清除体内氟的主要器官,决定氟在尿中排泄量的是肾小球滤过率,滤过率下降,血浆及肾中的氟浓度就升高。滤过的氟 10%~90% 可以在肾小管中再吸收,再吸收的程度主要取决于肾小管液的 pH 值。肾的氟清除率与尿 pH 值呈正比关系。尿氟的排泄速度快,在摄入氟的最初 4 小时最快,30% 氟仅 6 小时被排泄,24 小时可排除摄入氟的60%,氟的快速排出对人体是一种保护作用。长期摄入一定量的氟,尿氟排泄量及骨中的浓度可达到稳定的平衡状态,此时,尿氟的日排量基本可以反映氟的总摄入情况。尿氟水平被广泛看作为监测氟摄入量的最佳指数之一,大多数人群的尿氟浓度相当低,1~2mg/L或更低。尿氟与水氟关系密切,在饮水氟浓度低时,尿氟为0.2~0.5mg/L;饮水氟为1mg/L时,尿氟常为0.5~1.5mg/L,尿氟一般与水氟浓度基本一致。

(2)其他排泄通道:粪便也是氟排泄的一种途径,粪内氟的来源有二:一为未吸收的氟;另一为虽已吸收但又排入肠腔的氟。一般认为,经粪便排出的氟占排泄总氟量的12.6%~19.5%。还可由汗液排泄一定量的氟。唾液、乳汁、眼泪,头发和指甲亦可排出极其少量的氟。

(三)氟的生化功能

氟是人体必需的14种微量元素之一,通过大量研究证实,氟对人体具有多方面的生理和生化功能。

1. 氟与生长发育和繁殖的关系　适量的氟对哺乳类动物的生长发育和繁殖是十分必要的。有人研究发现,当小鼠饲料中含氟量小于0.005mg/kg时,动物生长发育迟缓,生殖能力降低,甚至发生不孕;补充一定量的氟后,可恢复其正常发育和生殖能力。

氟对生物体寿命的影响是人们关注的问题,但目前研究不多。Schroeder等曾报道,雌鼠缺氟时生长发育明显减慢,寿命缩短。

2. 氟与骨骼代谢的关系　机体正常的钙、磷代谢离不开适量的氟。在一定的pH值条件下,氟有助于钙和磷形成羟基磷灰石,促进成骨过程。但是,羟基磷灰石易被酸溶解,也容易被骨细胞吸收。实验证实,补充适量的氟,羟基磷灰石的羟基可被氟取代,形成均匀一致的氟化磷灰石。后者的溶解度明显降低,其热力学的稳定性明显升高,增强了骨骼的强度。

3. 氟的防龋作用　人们早就认识到氟有预防龋齿、保护人牙齿健康的作用。自1945年以来,世界上许多地区广泛实施饮水加氟。当前已趋向于局部用氟防龋。某些研究发现,釉质的龋变是从表层下开始的。在酸的作用下,一般是由表及里的溶解,溶解则发生脱矿,同时伴随矿化,最终形成釉质表层完整而表层下龋变的特殊病理损害状态。而这种损害可通过补充适量的氟得到矫治。

4. 氟对造血功能的影响　当氟缺乏时,可引起实验动物的造血功能障碍。有动物实验发现,缺氟时动物主要表现为小细胞性贫血,这种贫血补充铁剂后可以得到纠正;同样,补充适量的氟也可以纠正铁在临界量时出现的小细胞性贫血。当机体处于缺铁的状态时,氟对铁的吸收、利用有促进作用。1979年美国首次将氟作为血液代用品应用于临床,由此揭开人造血液新篇章。

5. 氟对神经系统的作用　氟对神经系统兴奋性的影响主要是通过对某些酶的作用而体现的。氟能抑制胆碱脂酶活性,减少体内乙酰胆碱分解,从而使乙酰胆碱的含量增多,提高了神经的兴奋性和传导作用。同时,氟还能抑制三磷酸腺苷酶,使体内三磷酸腺苷(ATP)的含量增多。ATP能提高肌肉对乙酰胆碱的敏感度,因而也可提高神经肌肉接头处的兴奋传导。

6. 氟对脂代谢的影响　机体摄入量的氟对脂代谢有良好的影响,氟不但能阻止类脂质的吸收,而且能阻止游离脂肪酸通过黏膜上皮细胞时的再脂化作用。

（四）氟的防龋机制的假说

由于龋病病因尚未肯定,氟化物防龋机制也无定论,但经多数学者长期研究认为,适量使用氟化物的防龋作用,一是直接提高牙齿的防龋能力,二是抑制可能的有关致龋因素。主要机制有以下几个方面,而且它们之间有一定的联系。

1. 抑制致龋菌代谢生长   调查资料表明,饮水中含氟最较高的地区,儿童口腔中产酸菌的数量明显地低于含氟量较低的地区。一些实验室的资料也发现,在含蔗糖的培养基中,加入一定浓度的氟化物,可抑制致龋链球菌细胞内多糖的贮藏。氟离子以 HF 形式扩散入菌细胞内,在碱性细胞质内解离成 H^+ 和 F^-,使细胞内 pH 值下降,造成细胞内环境改变而抑制一些生长代谢酸的活性。此外,氟还可以抑制多糖、脂磷壁酸等大分子物质的合成。细胞内多糖是细菌的营养物质,它的缺乏,足以影响细菌的代谢生长和繁殖。氟化物也能抑制致龋链球菌合成细胞外多糖的作用,从而阻碍了细菌在牙面上的黏附。

2. 减少牙菌斑内酸的形成   氟化物是有效的抗酸剂,可通过牙组织向外或通过唾液向内的两个途径进入菌斑,由于牙菌斑中的致龋链球菌能将糖分解为乳酸,氟化物即在乳酸形成过程中的一个环节抑制烯醇化酶,而烯醇化酶在细菌发酵的糖酵解和产酸中起重要作用,由此使磷酸甘油转化为磷酸丙酮酸的过程被阻抑,从而减少了外在致病因素——乳酸对牙组织的侵袭。氟能以 HF 形式携带 H^+ 进入细胞质,同时又抑制了细胞膜向外主动运转 H^+ 的功能,使细胞质 pH 值降低,从而直接抑制酸的形成。

3. 降低釉质的溶解度   已知氟素进入牙组织后,特别在釉质中氟化物的含量显著提高,由此增强了釉质的抗酸性能。牙齿萌出后,氟离子可由牙齿表面渗透到釉质,增强其抗酸性,成为抗龋力量的有利因素。氟化物降低釉质在酸中溶解度的机制是:氟离子能与釉质中的羟磷灰石发生反应,代换磷灰石晶体中的羟离子而形成难溶于水的氟化磷灰石(FAP),也可以氟化钙(CaF_2)的结晶形式存在于釉质表面,增强了釉质的抗酸性能。在氟的全身应用时,组织液里存在低浓度的 F^- 进入正在形成和矿化的牙齿磷灰石晶体中,其反应方式有:

（1）置换磷灰石晶体中羟磷灰石$[Ca_{10}(PO_4)_6(OH)_2]$晶胞的部分羟基(OH^-)、碳酸根(CO_3^{2-})和柠檬酸根($C_6H_5O_7$)等。置换反应的化学方程式是:

$$Ca_{10}(PO_4)_6(OH)_2 + 2F^- \longrightarrow Ca_{10}(PO_4)_6F_2 + 2(OH)^-$$

由于 F^- 与 OH^- 的大小接近,F^- 又有很强的结合力,所以置换是容易的。

（2）F^- 填补羟磷灰石晶胞中离子空缺位置,被置换和被填补的羟磷灰石晶胞变成氟磷灰石$[Ca_{10}(PO_4)_6F_2]$晶胞,使磷灰石晶体的结晶性、稳定性和硬度都得到增强,釉质的一个磷灰石晶体一般含有 50 万个以上的晶胞。

在氟的局部应用时,氟浓度相当高,牙齿表层除形成一定的氟磷灰石外,还沉积一层氟化钙(CaF_2),反应的化学方程式是:

$$Ca_{10}(PO_4)_6(OH)_2 + 20F^- \longrightarrow 10CaF_2 + 6PO_4^{3-} + 2(OH)^-$$

CaF_2 慢慢溶于唾液,有一部分进入菌斑。菌斑和多孔的脱矿釉质能富集氟,氟浓度特别高。余下的 CaF_2 释出的 F^-,以及菌斑释出的 F^- 与磷灰石晶体反应。其反应方式有几种:①F^- 以弱的静电结合方式吸附在磷灰石晶体表面;②通过与磷灰石晶体中羟磷灰石晶胞的 OH^- 置换;③与晶体表面溶解出来的 Ca^{2+} 条和 PO_4^{3-} 结合,为氟磷灰石再结晶到磷灰石晶体中;④与 Ca^{2+} 条和 PO_4^{3-} 反应为氟磷灰石,结合在磷灰石晶体表面,使晶体长大。

Jeanson 等认为 CaF_2 为釉质抗酸能力提供了相对不易透析的屏障,从而降低了釉质在弱酸中的溶解度。

最近,一些实验室的报道也证明了这一论点,即将氟化物处理过的和未处理过的健康釉质片和致龋变形链球菌一起,培养于含蔗糖的培养基中,用扫描电子显微镜观察,结果发现在未经氟化物处理组的釉质片表面,见到由菌斑产酸所引起的脱钙现象较处理组为重。

4. 促进釉质的再矿化 近年来很多研究者都认为,人类龋损的形成,不是一个简单的持续性脱钙过程,而是脱钙和再钙化的连续的动力学过程。在一定的时期内,脱钙作用超过再钙化作用时,就发生龋病,如口腔环境内有适量的氟离子存在时,可能促进磷灰石沉积在釉质表面,对脱钙的初期龋损起到再矿化作用。

实验证明即使 0.05mol/L 的氟化物也可以使釉质的再矿化增加 4.5 倍,研究又证明在矿化液中加入微量氟化物较单用矿化液能更迅速和更有效地增强釉质的硬度。磷酸钙和溶液中低浓度氟化物有利于沉淀和增加沉淀磷灰石的倾向。用氟化物溶液浸泡方法观察对早期人工龋损的影响时,发现釉质表层的脱矿区变浅,趋向于完整和增厚,使龋损得到修复和重建。促进再矿化,就是通过促进早期龋损愈合,达到预防的目的。

总之,氟化物能使牙在发育的三个阶段受其影响,即牙胚发育钙化时,氟化物可从血液途径进入磷灰石晶体;随着牙冠的形成,组织液内的氟离子可进入牙釉表面;牙萌出后则受到来自口腔环境中的氟化物影响。氟的防龋机制,虽然其解释不一致,可防龋作用是肯定的,主要包括对菌斑细菌和釉质两个基本方面。

(五) 氟的毒性作用

氟广泛应用于牙科领域以降低龋病的发生。像其他营养素和药物一样,氟对人体的效应与剂量有关,适宜剂量的氟可维持生理,有益健康。当机体摄入过量的氟后,会导致中毒,甚至死亡。氟化物的完全忍受剂量(safely tolerated dose)为 8 ~ 16mg/kg,成人致死量(certainly lethal dose)为 32 ~ 64mg/kg,儿童服用 15mg/kg 即可致死,而婴儿致死量仅 0.25g。由于平均致死量相差太大,Whitford(1987 年)提出可能中毒剂量(probable toxic dose,PTD),即很可能导致急性中毒,可能致死,必须即刻留院治疗的最小剂量,一般以 5mg/kg 为上限,供确定治疗方案参考。

过量氟可从 4 个方面对机体造成损害:①氟盐接触潮湿的皮肤或黏膜后形成氟氢酸,引起化学灼伤;②作为全身性原浆素抑制酶的活性;③与神经活动所需的钙结合;④导致高血钾症引发心脏中毒。

氟化物中毒可分为两种类型,急性氟中毒和慢性氟中毒。

1. 急性氟中毒 一次大量误服氟化物,可造成急性氟中毒。急性氟中毒的主要症状是数分钟内出现恶心、呕吐和腹痛,可伴有流涎、流泪、腹泻、头痛,甚至肠道出血,肌肉疼挛、血压下降、呼吸困难;重者引起心、肝、肾器质性损害,以至昏迷,可在 4 小时内导致死亡。

急性氟中毒的急救处理措施是:催吐、洗胃、口服或静脉注射钙剂、补糖、补液及其他对症治疗。

如果氟摄入量不足于 5mg/kg,可服用一定量钙、铝、镁作为急救解毒剂;如果摄入氟量超过 5mg/kg,应先迅速采用急救措施,然后住院观察;如果服用氟接近或超过 15mg/kg,应采取紧急措施,尽快将患者收医院急诊室进行心脏监护、抗休克疗法。

2. 慢性氟中毒　在高浓度的氟环境中,机体长期摄入过量的氟可导致慢性氟中毒,慢性氟中毒有地方性氟中毒和工业性氟中毒。地方性氟中毒又称地方性氟病,分布遍及世界各地。根据氟的来源不同,地方性氟中毒可分为饮水型和生活燃煤污染型。此外,还有学者提出"饮茶型氟中毒"概念。多数资料指出,饮水氟浓度达到 3mg/kg 以上可产生氟骨症(skeletal fluorosis)。生活燃煤污染是某些地区居民以高氟煤为生活燃料,煤燃烧时释放出大量的氟污染室内空气和烘烤中的粮食和蔬菜等。机体进食污染的粮食和蔬菜,吸入污染的空气,摄入过量的氟,引起氟中毒。从事冰晶石或矾土作业的工人,通过吸入、食用或饮水摄入氟,可达 20~80mg/d,这种状况持续 10 年~20 年,骨中的氟可导致骨硬化症。

慢性氟中毒的临床表现是氟牙症、氟骨症以及神经系统、骨骼肌和肾脏等非骨性损害。氟骨症主要表现为骨质硬化和骨旁软组织骨化。

预防地方性氟中毒的预防可采用以下措施:①饮水型主要是选用适宜氟浓度的水,方法是寻找合适的水源和采取饮水除氟措施;②生活燃煤污染型主要是消除因生活燃煤带来的氟污染,方法是炉灶改革,改变生活方式,不用或少用高氟劣质煤;③调整饮食结构,如高氟区少饮茶,不用含氟药物或制剂,增加钙质、蛋白质和维生素 C 的摄入量。

工业氟中毒的预防可采用:①改善工作环境,加强个体防护;②合理处理工业"三废";③预防工业氟污染。

3. 氟牙症　氟牙症(dental fluorosis)又称氟斑牙或斑釉牙,是在牙发育矿化时期机体摄入过量的氟所引起的一种特殊的釉质发育不全。发育中的牙胚是机体对过量的氟摄取最为敏感的器官,出生后直到恒牙的萌出、矿化未完成之前机体摄入过多氟,恒牙易受到氟的损害,形成终生永不消失的氟斑牙。氟斑牙是地方性氟中毒的一种突出表现。

(1) 临床特点:

1) 氟牙症多发生在恒牙,乳牙很少见。这是因为乳牙釉质的发育主要在胚胎期和哺乳期,胚胎期只有极少量的氟通过胎盘,母乳氟含量也很低且比较恒定。

2) 氟牙症病变特点常是多对牙齿,甚至全口牙齿对称性受累。

3) 氟牙症数目的多少取决于牙发育矿化时期在高氟区生活时间的长短,出生至自生后在高氟区居住多年,可能全口牙受损害;如两岁前生活在高氟区,以后迁移至非高氟区,在恒牙氟牙症可能表现在前牙和第一恒磨牙;如果 6~7 岁以后再进入高氟区,则不出现氟牙症。

4) 釉质可出现白色斑纹,甚至整个牙为白垩色釉质;有些牙呈现黄褐色;严重者出现牙实质性缺损以至牙失去整体外形。

5) 釉质和牙本质变脆,耐磨性差,但对酸蚀的抵抗力强。

(2) 分类和诊断标准:为研究氟牙症的严重程度与氟摄入量的密切关系,许多学者提出了氟牙症的分类及诊断标准。

Dean 分类法:Dean 于 1942 年提出的分类法将氟牙症分为六度,即正常、可疑、很轻度、轻度、中度和重度,为世界卫生组织(WHO)的推荐标准(见表 2-18)。

Smith 分类法:此法将氟牙症分为 3 级:即白垩、变色、缺损(表 3-10),适用于大面积筛选或粗略的流行病学调查。

表 3-10　Smith 氟牙症分类标准

分　类	标　　准
白垩型(轻度)	牙面失去正常光泽,出现不透明斑块
变色型(中度)	牙面出现黄色、黄褐色或棕褐色
缺损型(重度)	除上述改变外,牙面还出现浅窝或坑凹状缺损,或因磨损使牙失去正常外形

Horowitz 分度法:1984 年,Horowitz 提出了一种新的分度法即氟中毒牙齿表面指数,简称TSIF(the tooth surface index of fluorosis),分为 0～7 度共 8 度(表 3-11)。本分度法取消了Dean 法中的 1 度(可疑),扩大了重度缺损的分度范围,且对每一个牙齿的牙面定度。前牙定唇面与舌面两个面,后牙定颊面、舌面和咬合面 3 个面,最后可统计分析人群全牙面各级氟牙症的百分率。

表 3-11　Horowitz 分度法

度别	临 床 特 征
0	釉质没有氟中毒证据
1	釉质有肯定的氟中毒体征,也就是羊皮纸样—白色区域,占可见釉质表面的 1/3。这一类型氟中毒仅局限于前牙的切缘和后牙的牙尖顶
2	羊皮纸样—白色氟中毒区,总计至少占可见表面的 1/3,但少于 2/3
3	羊皮纸样—白色氟中毒区,总计至少占可见表面的 2/3
4	釉质出现着色,并与上述氟中毒水平相联系。该着色局限于从光亮到深暗褐色的肯定褪色区
5	釉质出现分散的坑凹,但着色不波及整个釉质面。这些斑坑诊断要点为在釉质表面肯定的物理缺陷,表面粗糙,有完整釉质壁包围。这些斑坑区域通常着色,或与周围的釉质颜色不同
6	分散的坑凹和整个釉质出现着色,两者并存
7	釉质表面存在融合的斑坑,大面积釉质可能缺失,牙齿的解剖结构可能出现改变。常常出现暗褐色着色

此外,还有 TF 分度法(Thylstrup-Fjerskov),将氟牙症分 0～9 度共 10 度。

(3) 鉴别诊断:在进行氟牙症流行病学调查时,应注意与以下几种釉质异常相鉴别。

1) 釉质发育不全:釉质发育不全白垩色斑的边界比较明确,且其纹线与釉质的生长发育线相平等吻合;氟牙症的斑块是散在的云雾状,周界不明确,与生长发育线不相吻合;釉质发育不全可发生在单个牙或一组牙;而氟牙症发生在多数牙,以上前牙多见;氟牙症患者有在高氟区的生活史。

2) 四环素牙:四环素釉质表面有光泽,由于釉质和牙本质着色,使整个牙变暗,呈黄褐色,有四环素接触史。

(4) 防治:预防氟牙症的基本原则是限制摄入过量的氟,如选择新的含氟量适宜的水源,应用活性矾土或活性骨炭去除水源中过量的氟,消除其他致高摄氟量的影响因素。

对于已形成氟牙症可用以下方法处理:①对无实质性缺损的氟牙症,前牙可采用脱色法

（磨除加酸蚀法），后牙不予处理；②对有实质性缺损的氟牙症，前牙适合用可见光复合树脂修复，重者可用贴面、烤瓷冠修复，后牙氟牙症影响咀嚼功能者，可采取充填法或金属全冠修复。

二、氟化物防龋的应用

氟化物的适宜应用是目前研究最多和能大面积推广的公共防龋措施，并被认为是多数发达国家近几十年来龋病显著降低的重要原因。应用氟化物防龋的方法很多，总体来说可以分为全身应用和局部应用两方面。

（一）全身应用

氟化物的全身应用（systemic use of fluoride）是通过消化道将氟化物摄入机体，通过胃肠道吸收进入血液循环系统，然后传输至牙体及唾液等组织，达到预防龋病的目的。补充的办法有饮水氟化、口服氟片或氟滴剂、食盐加氟、牛奶氟化等，其中饮水氟化是最经济、收效最大的公共口腔卫生措施。

1. 饮水氟化　饮水氟化是将饮用水的氟浓度调整到最适宜的水氟浓度，以达到既能防止龋病的发生，又不引起氟牙症的流行的目的。饮水氟化是一种迄今世界上最有效、最经济、最易行的公共卫生措施。饮水氟化有自来水氟化、学校饮水氟化和家庭饮水氟化。

（1）自来水氟化：历史发展：McKay 和 Black（1916 年）、Buntlag 等（1928 年）研究氟与龋病关系，发现氟牙症的牙齿对龋病敏感度下降。1933 年 Dean 调查美国 21 个城市 7257 名 12～14 岁儿童，发现饮水氟含量与氟牙症患病率呈正相关，与龋病患病率呈负相关，证实饮水氟含量是影响氟牙症和龋病发生的主要因素。认为可选择适宜饮水氟浓度，既有效控制龋病，又不会引起氟牙症。

1967 年和 1975 年两次 WHO 全体会议上通过决议，向各会员国推荐在低氟区实行自来水加氟防龋。世界上已有 40 多个国家和地区，大约 3 亿人口采用饮水加氟。在美国已有超过 1.4 亿的人口饮用氟化饮水，10 万人口以上城市使用饮水加氟已达 70%。英国五百万人、欧洲大陆一千五百万、前苏联三千万人饮用氟化水，澳大利亚、新西兰、新加坡等地自来水也实行了氟化。

中国香港地区于 1961 年开始实施饮水加氟计划，儿童乳牙患龋率从实施前 97% 下降到实施后 67%（1987 年）。1965 年广州芳村区饮水加氟试点，半年后全市推广应用。加氟标准平均为 0.8ppm，1975 年改为 0.7ppm，1976～1979 年中断加氟。由于出现氟牙症流行，1983 年停止加氟。氟化水源 10～13 年后，15 岁以下儿童的龋均由 1.9 降至 1.0，龋均下降为 47%，患龋率下降为 20%～60%。广东东莞市自 1974 年开始实行自来水氟化防龋，加氟的浓度平均为 0.6ppm，加氟 10 年后，青少年儿童龋均减少 56.98%，患龋率降低 12.68%。斑釉率为 1.7%。

饮水氟化的安全性：有关氟的致畸、致癌、致突变作用，大量流行病学调查和实验研究认为：氟化到适宜浓度的自来水对人类安全没有任何威胁，即不致癌、不致畸、不致冠心病和不助长衰老等。

1984 年，世界卫生组织专家委员会经过大量的工作确定社区饮水加氟是安全和经济有效的，在当地居民可以接受的情况下，应积极进行。饮水加氟的适宜浓度一般应在 0.5～1.0mg/L，具体确定浓度时应综合考虑气候条件、饮水量、食物构成等因素。

饮水加氟的原则:Dean 原则:①饮水氟含量应保持在 0.7 ~ 1ppm 范围内,既有利于牙齿硬组织的钙化和代谢,又能有效地防龋,且不会引起慢性中毒,如处温带区的饮水氟浓度属于这一范围,则无变动必要;②饮水氟含量超过 1.5ppm,则应采取措施,消除过量的氟,以防慢性氟中毒;③如饮水氟含量低于 0.5ppm,应考虑人工加氟,以增强牙齿的抗龋力。

我国加氟原则(广州会议):①饮水适宜氟含量一般应保持在 0.5 ~ 0.6ppm。②饮水氟含量低于 0.5ppm 的低氟区,必须先做氟牙症流行情况调查,如氟牙症指数大于 0.6,则无加氟的必要。③饮水氟含量在 0.5ppm 以下,氟牙症指数小于 0.6,可根据当地龋病高低决定。即以 12 岁儿童的恒牙龋均为标准,如果 DMFT 大于 1,可适当增加饮水氟含量;如 DMFT 很低,可采用其他防龋措施。④饮水氟含量超过 1.5ppm,必须采取除氟措施。氟含量低于 1.5ppm,氟牙症指数大于 1 时,应找出原因,采取措施减少氟的摄入量。⑤按季节、气温的变化,做饮水加氟含量调整。⑥严格管理和建立健全检测系统,确保安全有效。

饮水加氟的方法:分液体加氟法和固体加氟法两种。投加的氟化物有氟硅酸(H_2SiF_6)、氟硅酸钠(Na_2SiF_6)和氟化钠(NaF)等。如果是氟硅酸和氟化钠,用液体投加法,如果是氟硅酸钠,则用固体投加法。根据当地原水氟浓度、气候以及供水量定量投加。广州市自来水厂所投入的氟化物就是从磷肥厂废气无害化处理中回收得来的氟硅酸钠。

实施过程中,水厂要严格控制管理,氟化水源控制系统要精确可靠,确保水氟浓度的稳定性。此外,要有严格的检测系统,每日要测验数次,包括水厂的水源及支流。为保证测验的质量,每月要取 3 次水样送其他实验室鉴定,必须在 48 小时内出报告。如有差异则必须校正检测技术。饮水支流每周要检测一次。所用氟化物药品在使用前应通过有关单位鉴定。由于气温直接影响人体饮水量,有些专家指出饮水加氟浓度应根据当地每日最高气温的全年平均值进行调节,见表 3-12。

表 3-12　饮水加氟控制界限的建议值

平均最高气温 (℃)	氟控制界限		
	下限(ppm)	最佳(ppm)	上限(ppm)
10.1 ~ 12.0	0.9	1.2	1.7
12.1 ~ 14.6	0.8	1.1	1.5
14.6 ~ 17.6	0.8	1.0	1.3
17.7 ~ 21.4	0.7	0.9	1.2
21.5 ~ 26.2	0.7	0.8	1.0
26.3 ~ 32.5	0.6	0.7	0.8

(资料来源:Preventive dental services. Department of Health and Welfare Canada,1980;Source:Fluoridation census. 1975)

(2) 学校饮水氟化(school water fluoridation):没有公共供水系统的低氟区,可根据当地情况在托儿所、幼儿园、中小学校的饮用水中加入适量氟化物。学校饮用水只是学生饮水总量的一部分,所以学校饮水加氟浓度比公共供水加氟的浓度要高。不同浓度的比较研究表明,学校饮水加氟浓度应为公共供水浓度的 4.5 倍。防龋效果相似于自来水氟化。但学校饮水加氟要安装设施,需要一定技术力量,故难以普及。

饮水氟化作为一种最有效的大规模防龋措施已得到公认。但世界上仍有许多人群不能受益于该项措施,其主要原因是一些国家缺乏资金和生产氟化饮水的技术,以及担心氟化物的副作用或一些法律因素而不能开展饮水氟化防龋。

2. 食盐氟化(salt fluoridation) 食盐氟化是以食盐作为载体,将氟化物加入人们常吃的食品中,以达到适量供氟、预防龋病的目的。其思路来源于加碘盐预防甲状腺肿取得的成功经验,倡导者是 Eggenberger。瑞士学者 Wespi 于 1946 年最早应用氟化食盐预防龋病。随后许多国家对食盐氟化进行了基础研究和临床应用,并取得了较为理想的防龋效果。1994 年 WHO 在口腔专业卫生状况和氟化物应用专业委员会会议上建议:在由于技术、经济或社会文化等因素而不能开展饮水氟化的地区,食盐氟化可被考虑作为一种替代饮水氟化的防龋途径。大量研究表明食用氟含量为 90~350mg/kg 的食盐能明显减少龋齿。目前推荐浓度是含氟 250mg/kg 食盐。

Toth(1978 年)报道了匈牙利应用 250mg/kg 氟化食盐 10 年后,儿童乳牙及恒牙龋的患病情况,对照组龋均在 10 年间变化不大,而实验组龋均得到明显控制;同时也发现应用氟化食盐越早,对第一磨牙的防龋效果越好。国内湖北医科大学口腔医学院在进行了氟化食盐可行性研究以后,于 1988 年开始在幼儿园实施 200~250mg/kg 食盐氟化的临床观察。结果表明,应用氟化食盐 3 年后,乳牙新生龋均降低 50% 左右,第一恒磨牙龋均也显著下降。

食盐氟化除了具有饮水氟化类似的效果,还有一些饮水氟化没有的优点,包括:①覆盖人群广泛,不受地区条件限制可大规模的生产和供应;②不需要设备完好的供水系统;③与饮水氟化相比,减少了氟的浪费;④生产和控制方法简单,费用较低;⑤每个家庭可自由选择,无心理上的障碍。其不足之处在于:①防龋效果与大众接受程度和范围有关;②难以精确控制每一个体的耗盐量;③食盐摄取量在不同地区与不同人群之间差异很大;④氟化食盐的销售范围难以控制。因此,食盐氟化的有效实施取决于对食盐制造和销售的控制能力。

3. 牛奶氟化(milk fluoridation) 牛奶氟化是将一定剂量的氟加入到牛奶中供人们饮用,增加机体氟的适量摄入,以达到预防龋病的目的。它可以在幼儿园、学校、家庭中实施。1960 年美国学者 Russoff 首次报告了氟奶防龋的临床试验效果,1968 年 WHO 与 Borrow 牛奶加氟基金会(BDMF)共同建立了国际牛奶氟化防龋社区实验项目。

Banoczy 等报道,269 例 3~9 岁儿童饮用加氟牛奶 3 年后,第一恒磨牙的龋减少 44%。牛奶含氟浓度可根据年龄、当地饮水含氟量等适当调整如下:3~5 岁 0.43mg/d;6~9 岁,0.75mg/d。我国北京已开始进行社区牛奶氟化的试点工作,三年结果显示降低乳牙龋约 30%。

牛奶营养丰富,含有多种蛋白质、脂类、乳糖、维生素以及丰富的钙和磷等矿物质。牛奶氟化不改变日常行为,消费者可自由选择氟化或非氟化奶。但氟与牛奶中的钙和蛋白质结合可能降低氟的局部防龋作用,而且牛奶的饮用在多数发展中国家儿童用量很少,尤其在农村地区。

4. 食品加氟 饮水含氟量低的居民区,每天在饮食中补充氟化物,能够取得与氟化水源一样的抗龋效果。如有主张在饮料中如可乐、牛奶、橘子汁等加氟,浓度为 0.3~1.5ppm。也有在面粉、糖果、糕点、鱼肝油等食物加入适量氟化物。食品加氟实施过程中人体对氟化物的摄入量不易控制,因此一般不主张使用。

有些食物,如鱼类、茶叶等天然含氟量较高,也是获得氟化物的途径,但食物中的含氟量并不恒定,有差异。

5. 氟片(fluoride tablet) 氟片是由中性氟化钠或酸性氟磷酸盐加香料、赋形剂、甜味剂制成的片剂,每片含氟量为0.25mg、0.5mg和1.0mg。口服氟片适用于未能实施其他全身性用氟防龋的低氟区。

氟片作为全身补充氟化物、预防龋齿的方法之一,其防龋的有效性已得到多个研究的证实。Binder等人收集整理了18份关于口服氟片2~3年的防龋效果报告,一般均可使乳牙患龋情况降低50%~60%。此外,氟片用于防龋还具有成本低,经济效益较好的特点。

关于氟片应用的安全性,目前国内外均未见有急性氟中毒的报道。Day指出持续使用氟化物是安全、有效的公共健康措施。Szpunar和Ismaill指出用氟进行龋病预防时,出现的氟牙症多为轻度,只有专业人员才能发现,无需特别的治疗,对美观未造成影响。只要严格控制氟化物的使用量,正确使用,会大大减轻氟牙症发生的危险性。

氟片需由口腔科医师开处方后方可服用,每次处方氟化钠总剂量不得超过120mg。应用剂量与当地饮水氟浓度和儿童年龄有关。近年来考虑到氟化牙膏的使用,美国、加拿大都对补充氟的剂量进行了调整,1995年1月美国儿科学会通过了调整后的使用剂量(表3-13)。

表3-13 每日氟补充量(mg/d)

年龄	饮水氟浓度(mg/L)		
	<0.3	0.3~0.6	>0.6
6个月~3岁	0.25	0	0
4~6岁	0.50	0.25	0
7~16岁	1.00	0.50	0

氟片一般不宜吞服,口服时,应将片剂嚼碎或含化并布满整个口腔,使它兼有局部作用,增加防龋效果。服后半小时内不漱口、不进食。婴儿可将氟片研碎后加于食物或饮料中给予。

6. 氟滴剂(fluoride drop) 氟滴剂是一种含氟溶液。氟滴制剂防龋兼有局部和全身用氟的双重作用,国外多数文献报道使用氟滴剂可使龋病降低40%。其使用方法简便易行、易掌握,适用于低龄儿童,特别婴幼儿,因为此时儿童吞咽功能的发育尚不完善。在幼儿园群体使用,易管理、安全、收效大。使用时直接将氟滴滴在儿童口中,要求吮吸半分钟后吞服,使用氟滴后半小时不饮水,可获得全身和局部的双重作用。氟滴每天补充的氟化物量与氟片相同。

7. 饮茶防龋 我国是世界上最早栽培和饮用茶叶的国家。自古以来就有饮茶和以茶水漱口防龋的做法。

茶叶之所以有益于牙齿,除了茶水能清洁口腔软垢和茶多酚可杀灭口腔细菌,更重要的是,茶中含氟较高,而氟离子具有防龋作用。有研究表明茶叶浸泡4~8分钟,氟溶出即达高峰。因此,若利用茶提供氟,关键在于所用茶品,而非浸泡时间。同时还需注意的是,粗老茶叶的含氟量高于茶芽和嫩叶。

以上所述全身用氟的方法,在选用时,应注意适应证的选择,综合考虑患龋的危险性、当地饮水含氟量、每日总摄氟量、群体或个体的年龄等因素;在具体实施过程中,应严格控制用氟量,注意氟化物可能的副作用,如氟化物过敏、急性氟中毒、慢性氟中毒等,注意含钙药物及食物与氟化物的相互作用等问题。只有正确地运用全身用氟,才能更好地为人民群众的口腔健康服务。

(二) 局部应用

局部用氟(topical benefits)是采用不同的方法使氟化物直接作用于或者接近于牙表面,以便于牙的摄取,通过这种局部作用预防龋病。其目的是促进牙齿表面矿化或再矿化,以提高牙齿的抗龋力。局部应用氟化物的办法方便而安全,现今世界上有很多国家都在采用这个办法,如牙膏加氟、氟化物漱口、局部涂氟化物等,还有将氟化物加在口香糖内或做成咀嚼片剂的。因使用的药物不同,浓度不同,方法不同,其防龋效果有较大差异,局部用氟一般龋齿降低率为20%~40%,局部用氟也是很好的防龋措施,但局部用氟只对已萌出的牙齿起作用。

1. 含氟牙膏(fluoride toothpaste) 氟化物防龋的应用,不仅要提高效力,而且要简化其使用方法,才能便于推广。很早就有人研究洁牙剂加氟法,但最初所使用的含氟牙膏其防龋效果并不显著,自从改用氟化亚锡和进行其他一系列有效措施后,这种防龋牙膏的功效已渐稳定。牙膏是人们必需的口腔卫生用品,将适量氟化物加入牙膏内,通过刷牙动作使氟化物广泛接触各个牙齿的表面,是最容易推广的预防龋齿有效方法。

含氟牙膏自20世纪40年代起至今已逐渐普遍推广使用,主要用于防龋,目前在欧美等国认为是最近十年来龋齿减少的主要原因之一。世界卫生组织1989年指出:"在没有加氟水源的国家中,龋病能趋下降,是因为过去十年迅速增加了加氟牙膏的供应"。虽然水源加氟可以很大程度上减少龋病的发生,但在许多地区还没有加氟自来水,在这些地区,加氟牙膏就显得相当重要。

据调查,在北美市场上,含氟牙膏销售量占牙膏总销量的80%~85%,在欧洲达90%,在我国市场达30%~40%。目前常用于含氟牙膏的氟化物有氟化钠、酸性磷酸钠、氟化亚锡、单氟磷酸钠与氟化铵等。

(1) 常用的含氟牙膏:

1) 氟化钠牙膏:1945年美国最早把氟化钠加入牙膏,其中含 NaF 0.22%(约含 F^- 1000ppm)。但当时选用的摩擦剂是易与氟离子作用的碳酸钙、磷酸钙,易反应形成不溶性氟化钙而失去氟的活性,临床观察也未见明显的防龋效果。近20年来,将摩擦剂改为焦磷酸钙、不溶性偏磷酸钠、无定形二氧化硅或塑料粉等,以及合理严谨地临床设计观察,使防龋效果明显提高,1975年被美国牙科协会治疗委员会承认。

2) 氟化亚锡牙膏:最早报告临床试验成功的含氟牙膏,于1964年第一个得到美国牙科协会治疗委员会认可。由于氟化亚锡牙膏的不稳定性、生物活性保存时间短以及有染色等缺点,逐渐由其他含氟牙膏所取代。近年来经过研究改进,又开始重新生产和应用,用以抗牙菌斑、牙龈炎,同时又防龋。具有代表性的是含0.4%氟化亚锡牙膏,其摩擦剂为焦磷酸钙,它与 SnF_2 有较好的相容性,经观察临床防龋效果良好。

3）单氟磷酸钠牙膏:是由 0.76% 单氟磷酸钠(MFP)和不溶性偏磷酸钠摩擦剂等膏体构成。据认为 MFP 比 SnF_2 有更优良的性能:比 SnF_2 更偏中性(MFP 的 pH 值 = 5.5 ~ 6.5,SnF_2 的 pH 值 = 4.8),稳定不易水解;MFP 在牙膏中与含钙物有很好的相容性;这种牙膏不像 SnF_2 牙膏会使牙齿变色;临床防龋效果较 SnF_2 明显;MFP 能与多种摩擦剂具有相容性,包括碳酸钙和磷酸钙。其钙盐的溶解度大,不丧失效力,而 SnF_2 与之反应形成不溶性氟化钙。MFP 牙膏于 1969 年被美国牙科协会治疗委员会认可。

4）氟化铵牙膏:1962 年 Marthaler 进行氟化铵牙膏临床试验研究,3 年后结果表明降低龋病30%。氟化铵作为一种有机氟化物,它是典型的表面活性剂,使氟快速分布于牙表面,增加釉质的氟摄取于沉积,增强釉质的抗酸能力并促进早期龋损的再矿化。氟化铵牙膏的氟含量为 0.125%,毒性低。

(2) 含氟牙膏的有关问题:

1）不同氟化物配方牙膏的防龋效果:目前含氟牙膏的氟化物基本使用氟化钠或单氟磷酸钠,或两者合用。研究表明两种含氟牙膏均能有效降低龋齿的发生,防龋效果基本一致。1992 ~ 1994 年的三次国际研讨会对氟化钠与单氟磷酸钠牙膏的防龋效果是否存在明显差别问题,展开了科学论证,从统计学与实际临床意义两个方面得出了不同的结论,其中两次会议(多伦多、斯德哥尔摩)认为虽然以上的研究是在不同人群、不同条件下进行的,但从结果上来看没有多大的区别。表 3-14 为三种不同氟化物牙膏的防龋效果比较。

表 3-14　含氟牙膏的防龋效果比较

牙　膏	研究报告(例)	预防效果(患龋率低)
氟化钠	17	21.4
氟化亚锡	46	22.0
单氟磷酸钠	34	22.2

(资料来源:J. R. Mellberg 等,1983)

2）氟化物与摩擦剂系统的相容性:含氟牙膏的防龋效果依赖于其游离氟的含量,而所用摩擦剂的种类影响其在牙膏中的稳定状态。氟化钠-二氧化硅、氟化亚锡-偏磷酸盐具有良好的相容性,很多摩擦剂与氟化钠不相容,氟化钠-碳酸钙完全不相容,使氟离子很快丧失。大多数摩擦剂与单氟磷酸钠相容,单氟磷酸钠与偏磷酸盐和碳酸钙在一段时间内也相当稳定。

3）牙膏的含氟浓度:目前常用牙膏含氟浓度为 1000ppm、1100ppm、1450ppm。由 1000ppm 至 2500ppm 之间每增加 500ppm 可降低龋齿发病率约 6%,含氟在 500ppm 以下的含氟牙膏防龋效果不明显。我国国家标准对市售含氟牙膏的总氟浓度要求为 400 ~ 1500ppm 之间,即含氟总量小于等于 0.15%,大于等于 0.04%。

4）儿童使用含氟牙膏应注意的问题:6 岁以下儿童吞咽机制尚未健全,刷牙时经常会吞食部分牙膏。牙膏的吞咽量随年龄增长而逐渐降低,据估计在 2 ~ 3 岁时几乎可达到 50%,在 6 ~ 7 岁时达 25%。当每天两次用 1g 氟浓度为 1000ppm 含氟牙膏时,机体摄入的氟量为 0.4 ~ 0.6mg。

表3-15　3~6岁幼儿含氟牙膏用量、吞咽量和吞咽比的平均值和最大值

比较项	平均值	最大值
牙膏用量	0.2049g±0.0965g	
吞咽量	0.0530g±0.0420g	0.21g
吞咽比	26.163%±14.534%	95%

（资料来源：《关于儿童含氟牙膏氟化物吞咽量的实验报告》冯希平,2007）

一般情况下,儿童使用少量含氟牙膏刷牙,不会引起氟牙症,但经常过多使用含氟牙膏的儿童有患氟牙症的可能。解决这一问题的方法是：①3岁以下的儿童应禁止使用含氟牙膏；②4~6岁的儿童应在家长或老师指导下慎重使用,牙膏用量应少,约黄豆粒大小或挤出牙膏约5mm,刷牙时防止吞咽,刷牙后吐出并彻底漱口；③在饮水氟含量过高,有氟病流行地区,7岁以下儿童不推荐使用含氟牙膏；④儿童使用含氟牙膏中氟含量应低于1000ppm,一些专家建议氟含量为500ppm较好,低氟牙膏的防龋效果有待进一步研究。

虽然含氟牙膏存在的问题至今还未完全解决,但由于加氟于牙膏的防龋方法易于推广,且初步已证实确有防龋作用,因此今后应逐步改进。除生活在有地方性氟中毒地区的儿童外,各处都应推荐使用含氟牙膏。中华口腔医学会预防口腔医学专业委员会联合国内相关学会组织了预防口腔医学、公共卫生学、毒理学、地方病防治、医学地质学以及医学教育学等多方面的专家,于2006年12月15日在北京召开了"使用含氟牙膏的安全性与有效性研讨会"。与会专家明确提出,"使用含氟牙膏是安全的、有效的、经济的预防龋齿的方法。提倡在全国范围内进一步推广使用含氟牙膏。"

2.含氟漱口剂（fluoridated mouthrinse）　含氟漱口剂漱口是另一种可行性较强、安全有效、较易推广的自我局部用氟防龋的方法。适用于低氟区及适氟区,适合作为公共卫生项目的防龋措施。含氟漱口剂漱口不需要特殊的器材,不需专业人员的监督,但必须掌握使用的剂量和正确含漱的方法,学生可在家庭和学校由家长或教师的监督下施行。含氟漱口剂有氟化钠、酸性磷酸钠、氟化亚锡与氟化铵溶液等,目前最常用的是氟化钠漱口液。

（1）氟化钠溶液（sodium fluoride）：氟化钠溶液pH值呈中性或酸性,味道易接受,价格较便宜。用0.2%氟化钠溶液每周含漱一次,或用0.05%氟化钠溶液每天含漱一次。5~6岁儿童每次用量5ml,6岁以上儿童每次用量10ml。含漱一分钟后吐出,半小时内不漱口、不进饮食。

（2）磷酸钠溶液（acidulate phosphate fluoride sodium,APF）：酸性磷酸钠溶液pH值为4.0~5.0,漱口方法同氟化钠溶液。其防龋效果与中性氟化钠溶液无显著差异,但因口味不佳而难接受。

含氟漱口剂除在学校作为公共卫生项目应用和家庭应用外,还可应用于下列特殊人群：龋活性较高者,正畸患者和活动义齿佩戴者,不能实行口腔自我保健护理的伤残患者,因药物、手术、放疗等原因而导致唾液减少和龋患多者。这些人群最好每天含漱一次,并结合其他防龋方法。

3.局部涂氟　局部涂氟是最早期的局部用氟防龋方法。据一般实验室报告,在儿童中可降低患龋率40%左右。在不同地区、民族、生活状态中,其结果常不一致。我国南京市小

学生牙面涂氟的防龋效果,采取同一口腔左右牙对比法,第一恒磨牙的龋齿数,在涂氟侧较对照侧减少24.2%。

常见的局部涂氟的氟化物有以下几种:2%氟化钠溶液化学性能较稳定,宜贮存于塑料容器中应用;8%氟化亚锡(SnF_2)溶液经临床试用,其效果较2%氟化钠溶液为好,离体实验发现能降低釉质在酸中的溶解度,但本溶液化学性能不稳定,宜使用当日配制以免转化为氟化高锡而失效;酸性氟磷酸溶液,为氟化钠在弱酸中的溶液,化学性能稳定,易于保存,对牙牙龈无刺激,是效果较好的牙面涂布药物。

局部涂氟的操作法如下:

(1) 清洁牙面,如牙面堆积的软垢、菌斑、牙石较多,应先用洁治器械清除,牙面沉积物不多者,仅用牙刷与洁牙剂刷牙。

(2) 漱口、隔离唾液并吹干牙面。

(3) 用小棉球蘸药液涂擦牙面约一分钟,或吹干后再重复涂药1~2次。

局部涂药应分区按顺序进行,以免遗漏。小棉球浸入的药物不宜过多,避免流入口内,吞咽下去。每年涂药的次数不等。建议每半年、每季度或每两个月涂一次。

牙面涂氟法的优点和效果较显著,剂量易掌握,但所需人力和时间较多,大规模推广有困难。

4. 含氟涂料(fluoride varnish) 含氟涂料作为一种氟化物局部使用的防龋制剂自1964年被Schmidt提出后在欧洲已经广泛使用,并取得良好的防龋效果,在近年来,国内外对氟化物涂料研究认为,氟化物涂料的作用在于增强釉质的抗龋能力。氟化物涂料涂在牙齿表面上,自然干燥后形成一层含氟薄膜,其中氟化物释放出来,对釉质表面起到保护作用。

使用方法:牙面简单清洁、隔湿吹干后,将含氟涂料涂布于牙表面,涂布后半小时内不漱口、不进食,每年涂布2次。涂料涂布后很快凝固,在牙面形成一薄层半透明贴膜,能保留几小时。一般用量为0.3~0.5ml。

5. 含氟凝胶(fluoride gels) 由氟化物和羧甲基纤维素等制成,氟化物主要是酸性磷酸氟和氟化钠。含氟凝胶可由专业人员操作,也可由使用者自我操作。专业人员使用的酸性磷酸氟凝胶浓度为1.23%,供个人保健使用的浓度为0.5%。据报告酸性磷酸氟凝胶每年应用1次或2次,平均可降低龋21.9%,每年应用2次,可降低龋26.3%。

专业人员使用含氟凝胶的方法为:先清洁牙面,隔湿,吹干,用托盘装入含氟凝胶放入上下牙列,使凝胶布满牙面并挤入牙间隙,从侧方可插入一个吸唾器吸去唾液和多余凝胶,托盘在口内保留4分钟后取出,拭去黏附于牙面和牙间隙的凝胶,半小时内不漱口、不进食。

含氟凝胶一般每半年使用一次。含氟凝胶临床使用时要严格要求,尽量减少氟的摄入,尤其儿童使用时应避免吞服过量的含氟凝胶而引起中毒。可以采用如下的预防措施:①患者取端坐位;②嘱患者不要吞服凝胶;③应选用合适托盘;④每个托盘用量不超过2.5ml;⑤有条件可配用吸唾器;⑥取出托盘后拭去残留凝胶。

含氟凝胶的优点是一次可用于处理全口牙,操作简便省时,对牙龈无刺激性,不使牙齿着色,易为患者和医师接受,防龋效果与相应氟溶液涂布的效果类似。含氟凝胶主要用于高度易感龋病的患者和特殊人群,如正畸治疗的患者、头颈部接受过放射治疗的患者等。因为此法花费较大,一般很少作为公共卫生措施。一些研究显示,使用含氟凝胶可中止成年人早期根面龋的发展。

6. 其他局部用氟方法 目前有口内氟化泡沫、口内氟素释放装置、氟离子透入法、含氟充填材料和咀嚼齿胶等。

氟化泡沫(fluoridated foam)是近年来出现的一种新的局部用氟方法。它是以气泡的形式附着在牙齿的表面,连续不断地释放出氟化物,明显延长氟化物与釉质表面两者的接触时间和接触浓度。其含氟浓度为1.23%,pH值为3.0~4.0,使用方法与氟凝胶相似,氟的用量明显减少,为氟凝胶的1/4,被吞咽的量明显少于凝胶,使用安全。氟化泡沫通过增加矫味剂可有草莓味、蜂蜜口香糖味、薄荷味、葡萄味等口味,因此,不但避免了使用者作呕,还增加了儿童对使用泡沫剂的兴趣。

知识扩展

氟化泡沫使用说明

【主要结构、性能】

氟化泡沫为白色泡沫,含氟离子12300ppm或6000ppm,pH值为3.8~5.8。对口腔无刺激,无致敏反应,体外细胞毒性反应不大于二级。

【适用范围】

预防龋齿,对龋病高发区和龋病高发人群作为龋病预防使用。

【使用方法】

应有口腔专业医务人员,口腔专业医务人员指导监督下经过培训的其他医务人员或受指导的使用者自我操作。方法如下:

1. 打开瓶盖,轻推瓶嘴,断开连接点,即可开封使用。

2. 摇动瓶子3~4秒。

3. 将瓶口垂直朝下,放置托盘底。

4. 缓缓在瓶嘴处加压,氟化泡沫即会喷出。此时将瓶嘴从托盘一端移至另一端,注意不应用力过猛,否则氟化泡沫会喷出过多。

5. 根据不同的年龄选择与其相适应的托盘。

6. 每次使用量应控制在0.6~0.8克之间。一般灌注托盘1/2~2/3高度即可。由于泡沫挤出后有轻微膨胀,挤出泡沫不宜过多以避免浪费。

7. 将托盘放置口中,用牙齿咬住托盘2分钟,头稍向前倾,使唾液流出。

8. 取出托盘后,彻底吐净口腔内残余的氟化泡沫。

9. 为保证疗效,使用后30分钟内勿进食或饮水。

10. 定期使用,一年2~4次,正畸儿童预防龋齿每月一次。

【禁忌】

高氟区禁用。

【注意事项】

1. 放置托盘时应动作轻柔,避免刺激咽后部,引起个别人产生条件反射性的恶心、呕吐。

2. 请勿吞食。

3. 3 岁以下儿童不宜使用。

4. 过敏体质及弱智儿童慎用。

5. 感冒发烧,胃病或胃肠不适等发病期间,不宜使用。

6. 应在瓶口开封后连续使用,避免放置时间过长。

7. 本品为充气包装,应避免被尖利物品刺穿,请勿接近火源。

8. 请勿放置儿童可取之处。

【储存】

在正常室温下储存

口内氟素释放装置:药物控制释放系统是近年来药物治疗研究中一个相当活跃的领域,它能以固定速率将预定剂量的药物在一段较长的时间内持续传递到特定的靶组织,是由Robinson(1978 年)首次明确提出。在口腔领域研究最多的是局部氟的控释系统,目前,口内氟素释放装置已开始应用,这是一种膜/贮存体型系统。其贮药体含有80%的氟化钠。体外可以 0.02 ~ 1.0μg/d 的恒定速率释氟长达 6 个月。研究表明,口腔内释氟装置可长期使唾液氟浓度明显升高而无不良反应。在临床应用方面,口腔内氟素释放装置可附着在患者双侧上颌第一前磨牙颊侧,或附着在可摘局部义齿基托或活动矫治器上。

口腔氟素释放装置目前还存在一些问题,在临床研究中,少数受试者局部出现刺激症状,少数装置发生脱落或磨损,有待于进一步改进。

氟离子透入法:氟离子透入法为 80 年代国内外出现的一种新的防龋技术,目前在我国和日本、德国等国家已应用该技术对儿童进行龋病预防并取得良好效果。氟离子透入法防龋机制是利用氟化物在直流脉冲电场的作用下,电离出氟离子,氟离子可透入牙体组织,与牙面钙盐结合,加速釉质的再矿化,增加釉质的氟含量,从而提高牙齿的耐酸力,达到防龋的目的。该方法是一种比较理想的防龋手段。氟离子透入法防龋,具有明显的优点,操作方法简便、时间短、无毒性、无痛苦,故适用于 3 ~ 12 岁的儿童。

含氟充填材料:含氟充填材料(fluoride filling material)是在玻璃离子粘固粉,聚羧酸锌粘固粉,银汞合金和洞衬剂等中加入适量氟化物,如 CaF_2 等。这些材料凝固以后能慢慢释放出 F^-,达到保持局部 F^- 浓度,促进接触部位的牙质矿化和预防继发龋的目的,提高治疗效果,保护牙体组织免受进一步的破坏。

咀嚼齿胶:咀嚼齿胶是一种聚乙烯纤维质的咀嚼辅助用品,经氟浸透,每片咀嚼齿胶所含的 0.5mg 氟可以在牙面产生浓度超过 5ppm 的氟,并可持续 5 分钟。因此,可作为大众在日常生活中防龋的一种局部用氟的有效措施。

(三) 氟化物的联合应用

氟化物的多种作用途径为其不同形式的浓度的联合使用(combined use offluorides)提供了理论基础,在已饮水氟化地区,各种局部氟化物的应用(漱口水、牙膏)也有效果,其所提供的好处超过了仅靠氟化饮水的受益。许多以氟化饮水和氟化牙膏联合使用的国家,龋齿已显著减少,如澳大利亚、加拿大、新西兰、新加坡和美国等。

氟是人类生长发育所必需的营养物质,摄入过多又具有强烈的毒性作用,故严格控制氟的用量,强调安全预防措施在实施局部用氟项目时是非常必要的。总之,全身和局部应用氟化物的办法应方便而安全。在我国使用氟化物防龋必须坚持安全第一、效果第二的原则。

小　结

龋病是在以细菌为主的多种因素作用下的,牙体硬组织发生慢性进行性破坏的一种细菌感染性疾病。是宿主、细菌、食物、时间等因素相互作用的结果。了解龋危险因素采取多个指标综合预测可较好预测龋,综合控制龋危险因素可防止早期龋。对早期龋的诊断,在重视临床检查标准的基础上,尽量结合仪器作为辅助检查以减少遗漏。

龋病的防治应是多种措施的有计划的综合防治。窝沟封闭、预防性树脂充填和非创伤性修复治疗是常用的临床口腔预防技术。氟化物也可有效预防龋齿,适量的氟化物可通过降低釉质脱矿和促进釉质再矿化以及对微生物产生作用而达到预防龋齿的作用。氟化物预防龋齿的方法众多并各自有其自身特点,总的来说可分为全身应用和局部应用两大类,合理的应用氟化物可有效预防龋病。

（刘学聪）

思　考　题

1. 龋病的致龋因素及预防方法有哪些?
2. 简述龋病的三级预防。
3. 试述窝沟封闭的概念、适应证及操作步骤。
4. 氟的防龋机制有哪些?
5. 简述氟的全身应用及局部应用。

第四章 牙周病的预防

学习目标

口腔医学专业：
　　1. 掌握：牙周病的三级预防的概念和措施；菌斑控制机械方法；刷牙的方法及应注意的问题；牙线的使用方法。
　　2. 熟悉：牙周病的致病因素；菌斑控制相关因素；牙间刷等其他牙间隙菌斑去除方法。
　　3. 了解：菌斑控制的药物方法；牙膏的作用特点。

口腔医学技术专业：
　　1. 掌握：菌斑控制机械方法；刷牙的方法及应注意的问题；牙线的使用方法。
　　2. 熟悉：牙周病的致病因素；牙间刷等其他牙间隙菌斑去除方法。
　　3. 了解：牙膏的作用特点。

　　牙周病(periodontal disease)是口腔最常见的疾病之一,在世界大多数人口中广泛流行。牙周病是发生在牙周组织包括牙龈、牙周膜、牙骨质、牙槽骨的疾病。Page 和 Schroeder(1976年)根据临床和组织学的观察资料,将从健康牙龈到牙周病的发展过程分为四个阶段,它们之间并无明确界限,而是移行过程:即牙龈炎症与出血、牙周袋形成、牙槽骨吸收、牙齿出现松动和移位。牙周病发病早,病程长,治疗不及时,最终只能将患牙拔除。牙周病所造成的损害,常不限于单个牙齿,而是损害多颗牙、一组牙甚至波及全口牙。北京医科大学口腔医学院于1986年对拔牙患者原因的统计分析表明:因牙周炎拔牙者占拔牙总人数的44%,占首位。可见牙周病是导致牙齿丧失、咀嚼器官破坏的重要原因,是危害人类口腔健康的主要疾病。牙周病患者由于有牙石堆积和口臭,还会影响其仪表和社会交往,危害人类的心理健康。此外,牙周病还可以危害全身健康。细菌及其产物容易通过牙周袋内的溃疡扩散到附近或远隔器官,导致或加重某些全身疾病,如冠心病、糖尿病、肺部感染等疾病的发生发展。

　　口腔医务工作者应对牙周病采取积极、早期的预防措施,向广大群众宣传口腔卫生知识,帮助患者消除各种可能致病的因素,使人们自觉地维护自身的口腔健康,以预防牙周病的发生和控制牙周病的发展。

科普知识

牙龈出血的处理

　　健康的牙龈在刷牙、进食时是不会出血的。当口腔内的细菌在牙面上聚集,又未被及时清理,久而久之沉积形成牙石。在菌斑与牙石的作用下,牙龈毛细血管扩张,通透性增强,血流量增加。牙龈出现红肿,甚至溃烂。这种炎症牙龈在刷牙及进食时就容易出血。除此以外全身各系统疾病很多都可以引起牙龈出血如糖尿病等。

　　出现牙龈出血,应该立即到医院进行检查。大多数人去除牙石后,牙龈炎症便可消退。治疗后还必须坚持天天刷牙及使用牙线等措施保证口腔清洁,防止牙石的形成,减少牙龈炎的发生。

第一节　牙周病的致病因素

　　牙周病的病因主要包括局部因素和全身因素。局部因素中,菌斑微生物及其产物是导致牙周病的始动因素;牙石、软垢、食物嵌塞等,能促进菌斑的积聚,增强细菌毒力,造成牙周组织损伤,称为局部性促进因子。全身因素或称全身性促进因子,如内分泌失调、免疫缺陷、营养不良等,可导致机体抵抗力减弱,牙周组织被感染的机会增加,从而促进牙周病的发生和发展。

一、始动因素

　　牙菌斑是一种牢固附着于牙面的以细菌为主体的生态系。它不能被水冲去或漱掉,但可通过刷牙、洁治等机械方法被清除。菌斑按其形成部位,分为龈上菌斑和龈下菌斑。龈上菌斑附着于龈缘以上的临床牙冠上,包括光滑面、𬌗面点隙裂沟、邻面和颈缘。龈下菌斑附着于龈沟或牙周袋内的根面上。可分为附着性龈下菌斑和非附着性龈下菌斑。附着性龈下菌斑从龈缘延伸到牙周袋,附着于牙根面,与龈上菌斑相接。非附着性龈下菌斑位于附着性龈下菌斑的表面,为结构较松散的菌群,直接与结合上皮和袋壁上皮接触。各菌斑中的细菌成分不尽相同,其优势菌有革兰氏阳性需氧菌和兼性菌,革兰氏阳性兼性菌及厌氧菌,革兰氏阴性厌氧菌和能动菌等。龈下菌斑,尤其是非附着性龈下菌斑与牙周炎的发生和发展密切相关。

　　牙菌斑是引起牙龈炎、牙周炎的主要致病因素。细菌及其产物进入牙周组织,引起牙周组织破坏。虽然菌斑是牙周病的始动因素,但少量菌斑在机体的防御功能控制之下,维持动态的生态平衡,仍可保持牙周组织的健康。

二、危险因素

　　除菌斑微生物外,还有一些局部促进因素和全身影响因素对牙周病的发生和发展起到促进作用。

（一）局部促进因素

1. 牙周局部解剖结构及理化特性的影响　健康完整的牙龈上皮组织是阻止外来刺激物向深层牙周组织入侵的重要防线。但是牙周组织在解剖结构上存在一些薄弱区,有利于微生物及其外来刺激物的入侵:①沟内上皮的上皮薄,无角化,具有半透膜的作用,保护作用差,细菌毒素及其产物可通过沟内上皮进入牙龈固有层组织;②结合上皮是无角化、分化低的上皮,它以半桥粒的形式与牙面紧密附着呈领圈状,任何化学或机械损伤都可能损伤结合上皮,破坏上皮与牙的附着关系;③龈谷上皮薄,无角化,不易清洁,容易堆积菌斑和牙石,在牙周炎的发生中起重要作用;④随着年龄的增长或女性体内激素水平的改变,牙龈上皮角化程度降低,抗损伤及抵御微生物的作用减弱。

龈沟是游离龈与牙面之间形成的狭窄间隙。位于牙颈部近龈缘的菌斑未能及时清除,则使龈缘发炎,龈沟加深,间隙加宽,利于形成龈下菌斑和牙石。

龈沟液具有清除异物,增进上皮与牙齿贴附的作用,还有抗菌和增强牙龈免疫的能力,但它又是细菌滋生的培养基,是牙周的微环境之一。菌斑堆积时间延长,则龈沟液量增多,其流出量与该部位的炎症程度呈正比。因此,对龈沟液成分的测定与分析,作为一项指标,可以对牙周组织的健康状态、牙龈炎或牙周炎症的程度做出评价。

唾液对口腔黏膜有润滑和物理性保护作用,对口腔有清洁作用,并对细菌产生的酸、碱有缓冲作用,所含多种抗菌因子可发挥抗感染或免疫作用,调节口腔微生态平衡。另一方面它含有丰富的营养成分,是细菌的良好培养基,对菌斑的发生、成熟和代谢以及牙石的形成起重要作用。

2. 牙石　牙石是指沉积于牙齿表面的已钙化或正在钙化的菌斑及其沉淀物。根据牙石沉积的部位和性质可分为龈上牙石和龈下牙石(图4-1)。龈上牙石是位于龈缘以上的牙面和龈沟处的牙石,钙化成分来源于唾液,肉眼可见,呈淡黄或乳白色,也可因烟、茶、咖啡等而着色加深。龈上牙石一般沉积较快,量多,质地疏松,较易去除。龈下牙石是沉积于龈缘之下,附着在龈沟或牙周袋内的根面,钙化成分来源于龈沟液。一般口腔检查时看不到,须用探针仔细地探查其部位和范围。龈下牙石较致密而坚硬,呈深棕色,牢固附着于牙面。菌斑刺激造成局部炎症导致渗出液增加,为龈下牙石形成提供矿物质,促进龈下牙石的形成。

图4-1　牙石的分类
A. 龈上牙石　B. 龈下牙石

牙石与牙周病的关系非常密切。牙石的存在增加了菌斑的堆积,并吸附细菌毒素,增加对牙龈的刺激。坚硬粗糙的牙石机械刺激牙龈,进一步促进炎症的发展。因此,牙石是牙周病的重要促进因素,在牙周病的预防和治疗中应首先彻底清除牙石。

3. 软垢　软垢为疏松地附着在牙面、修复体、牙结石和牙龈上的一种软而黏的沉积物,呈白色、灰白色或浅黄色,易沉积在牙颈部1/3和错位牙表面,肉眼可观察到。它由微生物、食物碎屑、脱落上皮细胞、白细胞、唾液蛋白、脂类等堆积混合组成。软垢含有大量的细菌及其产物,能引起口臭、牙龈炎、牙龈出血等。刷牙可以清除软垢,用力的漱口也能去除部分软垢。

4. 食物嵌塞　在咀嚼过程中,食物被咬合压力楔入牙间隙内,称为食物嵌塞。根据食物嵌塞的方式分为垂直型食物嵌塞和水平型食物嵌塞。食物嵌塞是导致局部牙周组织破坏最常见的原因。由于嵌塞的机械作用和细菌的定殖,除引起牙龈组织的炎症及出血外,还可引起牙龈退缩、牙槽骨吸收、急性牙周膜炎、牙槽脓肿、邻面龋和口臭。

5. 创伤𬌗　牙周组织的健康有赖于功能𬌗力的刺激,当𬌗力超过牙周组织适应能力时,即可发生牙周组织的损伤,称为𬌗创伤。导致创伤的𬌗关系称为创伤𬌗,如咬合时的过早接触、牙尖干扰、夜磨牙以及正畸治疗加力不当等。

单纯性的创伤𬌗只引起骨、牙周膜、牙骨质的改变,而不影响牙龈组织。一旦消除创伤后,牙周组织的变化即可恢复;当牙周炎和创伤𬌗并存时,两者可发挥协同破坏作用,加重牙周组织的破坏程度。因此,𬌗创伤是牙周炎的一个重要的促进因素。

6. 不良习惯

(1) 吸烟是牙周组织病的主要危险因素之一。许多研究证明吸烟是牙周病的高危因素,吸烟者较非吸烟者牙周炎的患病率高、病情重,失牙率和无牙率高。吸烟对牙周组织的影响是多方面的,但吸烟导致牙周病的发病机制尚未明了。

(2) 磨牙症和紧咬牙均能导致牙的过度磨损,产生异常𬌗力,加重牙周组织的负荷,还可造成食物嵌塞。在已有牙周炎存在的条件下,可加重牙周组织的破坏。

(3) 单侧咀嚼习惯常使一侧缺乏咀嚼的牙齿因缺少咬合的功能刺激,造成失用性牙周萎缩,同时牙面可有大量牙石、菌斑堆积,使牙龈发炎。

(4) 长年口呼吸可以影响口腔和鼻腔的正常发育,又易致牙龈增生或发生炎症。

(5) 儿童咬唇、吐舌、吮指、咬指甲等不良习惯可造成咬合紊乱,咀嚼力不均衡,加重某些牙齿的牙周组织负担。

7. 不良修复体　不良修复体,如修复体边缘的缺陷、修复体的外形不良、不适当或不正确的邻面接触、修复体与口腔𬌗型不一致、修复体的表面粗糙等,容易使菌斑积聚,导致食物嵌塞或咬合紊乱,可对牙周组织造成损害。

活动义齿卡环的位置不当、正畸治疗中矫治器佩戴不当等,不但直接压迫和刺激牙龈组织,而且修复体不易清洁,造成食物碎屑和菌斑大量堆积,也可引起牙周组织的炎症。

8. 错𬌗畸形　牙的错位、扭转、过长或萌出不足等,均易造成接触点位置改变或边缘嵴高度不一致,有利于菌斑堆积,使菌斑控制困难,或造成创伤性𬌗、食物嵌塞等。

（二）全身影响因素

全身因素作为牙周病的危险因素可降低牙周组织对外来致病因素的抵抗力,增进宿主对细菌及其产物致病的易感性,促进牙周病的发生和发展。

1. 内分泌因素　内分泌系统的生理和病理改变与牙周病有关,它们能改变牙周组织对菌斑等外来刺激物的反应。性激素与牙周组织关系密切:雌激素可使牙龈上皮过度角化,刺激骨形成和纤维组织形成;雌激素缺乏可致龈上皮萎缩,牙槽骨疏松,牙骨质沉积减少。性激素及其代谢物存在于牙龈组织中,炎症时其浓度增加,有利于菌斑内的中间普氏菌繁殖,使炎症加重。

糖尿病是牙周病的危险因素之一,而且牙周病和糖尿病之间具有双向影响的关系。调查显示,非胰岛素依赖性糖尿病患者发生牙周病的危险性比无糖尿病者高 3 倍,若加上吸烟因素,前者产生牙周炎和丧失牙槽骨的机会高出后者 20 倍。

肾上腺皮质激素、甲状腺激素、甲状旁腺激素等分泌过多或不足也可能增加牙周病的严重性。

2. 遗传因素　总的来说,牙周病不属于遗传性疾病。单纯遗传因素不会引起牙周疾病,但某些遗传因素或基因异常的疾病,可增加宿主对牙周病的易感性,能影响和改变宿主对微生物的反应,并决定疾病是否进展及其严重性。如侵袭性牙周炎患者,往往有家族聚集性;掌跖角化-牙周综合征（Papillon-Lefevre syndrome）,其牙周组织的严重破坏可能与中性粒细胞的趋化功能抑制有关;Down 综合征（又名先天愚型）,其牙周破坏可能与细胞介导和体液免疫缺陷以及吞噬系统缺陷有关。对牙周炎遗传易感性患者可通过控制菌斑和一定的牙周治疗减少牙丧失。

3. 血液疾病　一些血液病能影响牙周病的严重性。白血病患者由于抗感染的能力降低,菌斑和牙石等局部刺激因素的存在,容易患牙周炎;急性白血病时,牙龈显著肥大,牙龈溃疡和自发性出血;各种贫血病在严重时也促进牙周组织的破坏。

4. 营养因素　良好的营养有助于维护健康的牙周组织抵抗细菌的感染。动物实验证明,蛋白质缺乏可引起牙龈、牙周膜结缔组织变性,牙槽骨疏松。维生素 C 缺乏可出现牙槽骨疏松、牙龈出血、牙松动。维生素 D 和钙、磷缺乏或不平衡可引起牙槽骨疏松、骨质钙化不良。

5. 宿主的免疫炎症反应　机体免疫功能缺损,容易引起细菌性感染。吞噬细胞数目减少或功能缺陷都与牙周组织的破坏有关。如人类免疫缺陷病毒（human immunodeficiency virus,HIV）感染被认为是牙周炎的一个危险因素。HIV 感染伴牙周炎者常有牙周组织迅速坏死、丧失。有报道表明,一些 HIV 患者的牙周附着在 3～6 个月中丧失 90% 以上,继而波及全口牙。

以上危险因素中,有些是可以通过医师干预、改变个人不良行为、加强健康教育等清除或减弱其影响。此外,宿主的易感性在疾病的发生和进展中起重要作用。而社会因素在牙周病的发病中也有一定的影响。人群中的牙周指数随受教育程度的提高而下降,经济水平与文化教育水平影响着人群口腔卫生知识水平、口腔保健条件、生活条件以及生活习惯等,从而成为牙周疾病流行的因素之一。

第二节　牙周病的分级预防

　　牙周病预防的主要目的是消除致病的始动因子及促进疾病发展的危险因素。这是预防牙周病流行的唯一和最有效的方法。预防牙周病应从以下几方面着手:①以健康教育为基础,增强人群牙周病预防的意识,提高自我口腔保健和维护牙周健康的能力;②养成良好的口腔卫生习惯,去除致病微生物,使牙周支持组织免遭破坏;③提高宿主的防御能力,保持健康的生理和心理状态;④维持牙周治疗的疗效。实践表明,在定期作口腔保健治疗的基础上,进行日常自我菌斑控制是预防牙周病发生和控制其发展的最有效方法。

　　1979 年 Grant、Stern、Eventt 提出了牙周病的三级预防,其中又可分为 5 个亚级。各级预防的主要内容见表4-1。

表 4-1　牙周病的三级预防

一级预防		二级预防		三级预防
促进健康	特殊性防护措施	早期诊断治疗	防止功能障碍	康复
1. 健康教育	1. 训练控制菌斑方法	1. 定期 X 线检查	1. 治疗牙周脓肿	修复丧失的牙槽嵴和失牙,改善美观和功能
2. 启发患者的主观能动性	2. 有效的口腔卫生措施,刷牙、牙线清洁器	2. 促进早期牙周损害的治疗、消除牙周袋	2. 袋内刮治和根面平整	
3. 定期口腔检查	3. 去除不良修复体	3. 促进所有牙周损害的治疗	3. 牙周手术治疗	
4. 口腔卫生训练	4. 纠正不良习惯	4. 治疗与牙周病有关的其他口腔病损	4. 牙周固定	
5. 足够的营养	5. 恢复牙龈组织的正常颜色、形态、韧性		5. 拔除不能保留的患牙	
6. 饮食调节	6. 平衡咬合			
7. 健康的生活条件				

一、一级预防

　　一级预防亦称为初级预防,是指在牙周组织受到损害之前防止致病因素的侵袭,或致病因素已侵袭到牙周组织,但尚未引起牙周病损之前立即将其去除。一级预防是最积极、最有效的预防措施。

　　一级预防旨在减少人群中牙周病新病例的发生,主要方法是对群体进行口腔健康教育和指导,帮助人们建立良好的口腔卫生习惯,培养自我保健意识,掌握正确的刷牙方法,最终达到清除菌斑和其他有害刺激因素的目的,同时提高宿主的免疫能力,防止龈炎和牙周炎的发生。定期进行口腔卫生保健,定期对牙周组织进行常规检查,最好每6个月1次,发现问题及时处理,以达到有效控制和消除菌斑、预防牙周病的目的。

二、二级预防

　　二级预防亦称"三早预防",即早期发现、早期诊断、早期治疗。它是在牙周疾病初期采取的预防措施。

　　二级预防旨在减轻已发生的牙周组织病变的严重程度,控制其发展。"三早预防"的根本办法是做好口腔卫生宣传和提高口腔医务人员的诊断治疗水平,通过自我检查和定期检查,及早发现疾病初期患者,并使之得到及时合理的治疗,使初期的龈炎恢复正常。

　　对局限于牙龈的炎症,及时采取专业性洁治,去除菌斑和牙石,控制其进一步发展,使牙周组织恢复健康。对已发生牙周炎的患者,采用龈上洁治术、龈下刮治术等方法去除致病因子,消除牙周袋。采用 X 线检查法定期追踪观察牙槽骨情况,根据情况采取适当的治疗方法,改善牙周组织健康,并防止继发病的发生。二级预防的效果是在一级预防基础上取得的,其长期效果与患者是否能长期坚持各种预防措施有关。

　　牙周病的自我察觉:

　　1. 刷牙时刷毛上有血迹,咬食物时食物上有血迹,说明有牙龈炎。

　　2. 如果有牙龈红肿,碰触易出血,说明有牙龈炎。

　　3. 牙齿有不同程度的松动,牙根暴露或牙龈红肿、有脓,说明已发展到牙周炎。

　　4. 有口臭说明可能有牙龈炎,甚至牙周炎。

　　以上情况需找口腔医师检查和诊治。

　　轻微的牙龈出血是早期牙龈炎的指征,此时不应停止刷牙而应用软毛保健牙刷采用正确的方法认真刷牙,一般都可以使牙龈出血得到控制。如果一周后还有牙龈出血现象,就应及时找口腔医师检查和治疗。

三、三级预防

　　牙周组织病变已发展到较严重的程度,需做深袋刮治术、龈切除术或翻瓣术等复杂牙周治疗以预防继发病或后遗症者,称为三级预防。

　　三级预防旨在用各种药物和牙周手术方法最大限度地消除牙周组织病损,防止功能障碍,以义齿修复失牙,重建功能,并通过随访、精神疗法和口腔健康的维护以维持其疗效,预防复发。同时,还应治疗相关的全身性疾病,如糖尿病、血液病、营养缺乏症,增强牙周组织的抵抗力和牙周组织的再生修复能力。

　　总之,牙周病的预防需要口腔健康教育、口腔卫生宣传和具体口腔预防措施相结合,但是其效果更有赖于患者对个人和家庭口腔卫生措施的坚持和正确实施。二级和三级预防属治疗性措施,而一级预防是去除致病因素预防疾病的发生,其意义更为重大。

拒绝老掉牙

中国有句俗话叫"老掉牙",用来形容人的年纪大了牙齿脱落。很多人都误认为老掉牙是正常生理变化,而事实并非如此。老年人掉牙,主要是由牙周病所导致。牙周病是牙齿周围支持组织发生慢性进行性病变,能引起牙龈出血、牙周袋形成、牙槽骨吸收,最终造成牙齿的松动和脱落。

很多人在青年期和中年期就患上了牙周病,又没有认真治疗过。随着年龄增长,到了老年,牙齿的支持组织破坏殆尽,牙齿必然就会松动脱落。牙周疾病是我国中老年人牙齿缺失的主要原因。

所以说,老掉牙并不是一种正常的生理现象。只要注意日常口腔卫生保健,定期口腔检查,及早治疗牙周病,即使老年仍然会有一口健康的牙齿。

第三节 控制菌斑

牙菌斑是牙周病的主要致病因素。只有控制和彻底地清除,才能有效地预防牙周病的发生。由于牙菌斑形成快,清除后几小时内还会在牙面重新形成,因此,必须坚持每天彻底清除。对于已患有牙周病者,除了在治疗过程中彻底清除牙面的菌斑、牙石,还必须指导患者掌握自我菌斑控制的方法,才能保证牙周病治疗的顺利进行以及维持疗效、防止复发。

一、菌斑显示

菌斑黏附于牙面上肉眼难以发现,临床上可借助菌斑显示剂使菌斑染色。菌斑显示的目的是:①作为显示牙面不洁状态的手段;②作为检测、评价牙面清洁程度的手段;③作为确定残留菌斑,以提高口腔清洁技术的手段。如刷牙前用菌斑显示剂了解牙面菌斑的分布情况,或刷牙后可用菌斑显示剂来显示残余菌斑,根据菌斑残余的程度来检测刷牙的效果。

菌斑显示剂大多由染料制成,应具备染色强,无毒、无害、无异味、无刺激性,并有防腐性或杀菌性。剂型有溶液和片剂两类,可根据不同的情况选用。

常用的菌斑显示剂有:

1. 2%碱性品红 成分碱性品红 1.5g,乙醇 25ml。漱口的浓度为 1%水溶液。染色性很好,紫红色浓染。

2. 2% ~5%藻红 片剂每片 15mg。染色性较好,淡红染色。

3. 酒石黄 以 85:15 的比例与广蓝混合,然后制成 4%的水溶液。

4. 1.0% ~2.5%孔雀绿。

5. 荧光素钠 在特殊的蓝色光源下,菌斑显出黄色,在日光下不显示颜色。

液体菌斑显示剂的使用方法是将蘸有显示剂的小棉球涂布牙面,滞留一分钟后漱口,无菌斑处显示剂被冲掉,有菌斑处显示剂不易冲掉而着色。使用片剂可嘱患者将药片放入口中左右侧共咀嚼 1 分钟,再用舌舔至牙的颊舌面,然后漱口,菌斑就可被染色。个别人对显示剂中的某些成分可能发生过敏反应,故使用前要仔细询问过敏史。

二、菌斑控制的临床评估

检查牙菌斑的记录方法有许多种,O'Leary 菌斑控制记录卡,是国际上广泛采用的、能帮助患者自我评价菌斑控制效果的记录卡(图 4-2)。

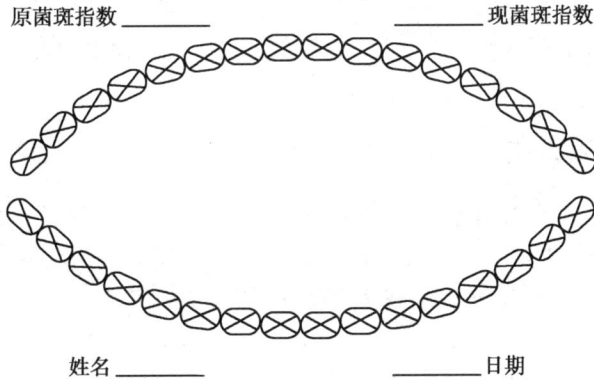

图 4-2　菌斑控制记录卡

医师可用菌斑显示剂检查、记录菌斑控制的程度,并将菌斑控制结果反馈给患者,以鼓励、督促患者加强菌斑控制的实践。

记录方法为:包括所有的牙,或是选定的六颗牙(16、21、24、36、41、44),每个牙按唇侧、舌侧、近中、远中四个牙面计,凡显示有菌斑存在的牙面,可在记录卡中相应部位的格内用"—"表示;凡未萌出或缺失的牙,用"×"表示(图 4-3)。

图 4-3　菌斑控制效果图

计算方法:

$$菌斑百分率=\frac{有菌斑牙面数}{被检牙面数}\times100\%$$

107

被检牙面总数 = 被检牙总数 × 4

根据菌斑记录卡反映的信息,通常患者在首次染色记录时,阳性百分率较高,但在接受口腔卫生指导后,若能认真地按要求执行,菌斑记录的百分率都会明显下降。菌斑百分率在10%以下,认为达到良好目标。菌斑百分率在20%以下,认为菌斑基本被控制。

还有一些指数也可用来衡量口腔健康教育和菌斑控制的效果,如 Turesky 改良菌斑指数、口腔卫生指数等。

龈下菌斑通常较薄,位于牙周袋或龈沟中,肉眼不可见,用刮匙或探针从牙周袋或龈沟中取出菌斑样本,也可用消毒的吸水纸尖收集龈下菌斑,做微生物培养,或用特异性抗体或核酸探针,对龈下菌斑中致病微生物作定量或定性分析,以预测和评估龈下菌斑的致病能力及菌斑控制水平。

三、菌斑控制的方法

牙菌斑控制方法可分为机械性和化学性两种。大多是采取机械性控制牙菌斑的方法防治牙周病,包括刷牙、牙线、牙签的使用(详见本章第五节)、龈上洁治术及龈下刮治术等。化学性控制牙菌斑包括全身或局部应用药物,常作为配合机械性控制牙菌斑的方法。

(一) 机械性菌斑控制方法

用龈上洁治术、龈下刮治术及根面平整术等机械方法去除菌斑、牙石、软垢等局部刺激因素后,牙龈炎症和肿胀消退,出血和溢脓停止,牙周袋变浅。

1. 龈上洁治术 是用洁治器械去除龈上结石、软垢、菌斑,然后用磨光器磨光牙面,使牙龈的炎症消退而恢复牙龈组织健康,防止菌斑和牙石再沉积,是进行牙周病预防和治疗的首要步骤。

(1) 超声波洁治术:是利用超声波洁牙机高效去除牙石的一种方法,尤其对去除龈上大块牙石有省时、省力的优点。但超声洁治术不宜用于放置心脏起搏器的患者,也不宜用于肝炎、肺结核、艾滋病等传染性疾病患者。

步骤:开启主机电源后调节适当功率对厚而硬的牙石用大功率,薄而少的牙石用中功率或小功率。中小功率还适用于牙面残留的细小牙石或烟斑。洁治时将工作头以15°角轻轻与牙石接触,使牙石在工作头的快速震动下被击碎。操作中要注意支点,轻握器械,以短垂直来回或水平来回的手法洁净牙石并平整根面,不宜将工作头停留在一点震动,以免在牙齿表面形成粗纹及凹陷。

(2) 手用器械洁治法:手用洁治器由三部分构成,即工作端、颈部、柄部(图4-4)。

常用的龈上洁治器械(图4-5)有镰形洁治器、锄形洁治器、磨光器。

图4-4 牙周器械的三个部分
A. 工作端 B. 干 C. 柄

图 4-5　龈上洁治器
A. 前牙镰形器　B. 后牙镰形器　C. 锄形器　D. 杯状刷　E. 橡皮杯轮

手用洁治器的基本操作方法：为防止器械在术中突然滑脱而损伤软组织，必须正确握持器械及有良好的支点。施行手术时常用的方法是改良握笔法（图 4-6）。

图 4-6　改良握笔法

洁治时将洁治器刀刃放在牙结石下方，使刃口紧贴牙面，刀刃与牙面形成 80°左右的角度，继之手指向𬌗面方向使用拉力，同时配合手腕旋转力，将结石从牙面分离。操作中支点要稳，刃口紧贴牙面，使结石整块剥脱。器械的移动范围最大为 1～2mm，不超过𬌗面及切缘，注意不要损伤软组织。一般可先用镰形洁治器按顺序逐牙进行，然后再用锄形洁治器刮除牙面上细小残留牙石和色渍，去除牙结石后，用探针或菌斑染色剂检查洁治是否彻底，等完全洁治干净后，用磨光器械将牙面打磨光滑。全口洁治时，应有计划分区进行。

对于牙龈炎患者，每 6～12 个月做一次洁治，可有效地维护牙周健康。

2. 根面平整术　是用比较精细的龈下刮治器刮除位于牙周袋内根面嵌入的牙石和菌斑，并刮除牙根表面感染和病变的牙骨质，形成一坚硬、光滑、平整的根面，消除牙体和牙周之间界面的炎症潜在因素，恢复牙侧和牙周侧界面之间的生物相容性，有利于牙周再附着的形成。根面平整术是龈下洁治术的继续和完善，常在牙周袋内完成，也可在外科翻瓣术中进行。

常用的手术器械有：匙形刮治器 1 对，适用于刮除大部分龈下牙石、平整根面和刮除牙周袋内壁肉芽组织；锄形刮治器 2 对，用于刮除牙根各面较厚的牙石；根面锉 2 对，用于锉平锉光根面（图 4-7）。

操作时，先用锄形器刮除较大的牙石，再用匙形器去除较小牙石和刮除病变牙骨质。匙刮进入牙周袋内贴靠根面，使刃口与牙根表面成 80°角。先以短刮、连刮的冠向刮治动作平整根面，然后用斜向刮治动作交叉来回，使根面光滑坚硬（图 4-8）。

在牙周袋内做根面平整，手术过程简便，便于常规治疗。但在操作时不能直视，只能凭感觉应用器械除去龈下牙石、菌斑和牙根表面感染和病变的牙骨质，故术者必须经过专门训练。操作时，正确使用锐利的器械和掌握支点，动作精细，不损伤组织，才能取得好的效果。

图 4-7 龈下刮治器
A. 通用匙形刮治器 B. 龈下锄形刮治器 C. 根面锉

图 4-8 根面平整术
A. 根面平整时作冠向、斜向的短刮连动动作 B. 两种匙刮的不同
a. 通用匙刮,刃与干成 90°;b. Graeey 匙刮,刃与干成 70°

（二）菌斑控制的药物方法

在机械控制菌斑的基础上,配合化学药物的使用可弥补机械控制菌斑的不足,达到预防和治疗牙周病的目的。但应避免滥用抗菌药,以免产生耐药菌株或加重感染。使用的方法有局部应用及全身应用。

能采用局部药物治疗者,应尽量减少全身用药。局部用药包括含漱、龈下冲洗、上药、烧灼等。在用药前,必须先进行龈上洁治、龈下刮治和咬合调整;用药时,必须隔湿,以免唾液稀释药液而降低疗效。一些药物还可加入牙膏中,有抑制菌斑形成的作用。

作为控制菌斑的药物应具有以下特点:①能杀灭菌斑微生物或防止其生长繁殖,对特异性致病菌有效,必须对引起牙周病的致病菌能产生控制效果;②性能稳定,不受口腔和菌斑中其他成分的影响,必须在存在细菌的牙周袋内达到有效的浓度;③不引起细菌的耐药性,对口腔组织和全身均无毒性,不引起机体的变态反应,不应有任何副作用产生。常用的控制菌斑的药物的特点见表 4-2。

1. 抗菌药物的全身应用

（1）甲硝唑:抗厌氧菌感染药。对牙周病致病菌有明显的抑菌和杀菌作用,口服后可在唾液、龈沟液内达到较高而持久的有效浓度,对牙周炎有很好的疗效。口服每次 200mg,每日 3～4 次,连服 5～7 日。

表 4-2　牙周局部常用药物的特点

药物	抗菌能力	副作用	实用性	抗菌谱
氯己定	好	牙染色,异味	好	广谱
氯化物	一般	很少见	好	广谱
酚	一般	很少见	差	广谱
无机盐	差	少见	差	
四环素	好	少见	好	广谱
血根碱	好	少见	好	广谱
甲硝唑	好	少见	好	专性厌氧菌

（摘自：陈莉丽等主编.口腔厌氧菌与牙周病.人民卫生出版社,2003）

（2）替硝唑：较甲硝唑的疗效更高、半衰期长、疗程更短的抗厌氧菌药。口服首日顿服 2g,此后每次 1g,每日一次,连服 3~4 日。

（3）四环素：与牙周疾病密切相关的细菌都有效,特别对局限性青少年牙周炎的疗效好。它还能抑制胶原酶的活性,阻止胶原纤维的破坏,促进牙周新附着的形成。口服四环素后,龈沟液中的浓度是血药浓度的 2~10 倍。口服每次 250mg,每日 4 次,连服 2 周。

（4）强力霉素：又名多西环素。半合成的长效四环素,抗菌谱和四环素相似,但抗菌作用比四环素强 2~10 倍。用于牙周病的治疗,它对组织的穿透力较强,半衰期较长,所以用药剂量较小,该药还能控制牙周炎的活动期。强力霉素对伴放线放线杆菌有特殊的抑制效果,可用作预防和治疗青少年牙周炎。口服每次 20mg,每日 1 次,3 个月为一疗程;停药 3 个月后继续一个疗程。

（5）螺旋霉素：对革兰氏阳性菌抑菌力强,对革兰氏阴性菌也有一定的抑制作用。它能有效地抑制变形链球菌、黏性放线菌、产黑色素拟杆菌及螺旋体。对于急性炎症、牙周溢脓、出血者疗效优,可使出血停止,溢脓明显减少,炎症消除。药理检验表明,服药后龈沟液中浓度较血清浓度高 10 倍。在唾液、牙龈、牙槽骨中保留时间长,停药 22~26 天骨组织仍有药物存在。口服每次 200mg,每日 4 次,连服 5~7 日。

（6）联合用药：即同时应用两种或两种以上的抗菌药物。牙周病是多种细菌的混合感染,临床上可采取抗菌药物的联合应用。联合用药时,要考虑药物之间的相互作用,配伍得当,可使药物间的协同作用得以发挥,有利于提高疗效。应注意避免产生药物间的拮抗作用。螺旋霉素与甲硝唑联合应用,具有协同作用。而青霉素与四环素联合应用,则会产生拮抗作用。

2. 抗菌药物的局部应用

（1）氯己定：又名洗必泰,化学名称为双氯苯双胍己烷,为广谱抗菌剂,对革兰氏阳性及阴性细菌和真菌都有较强的抗菌作用。临床上主要用于含漱及牙周袋的冲洗,也可加入牙膏中。漱口:0.12%~0.2% 氯己定,每日 2 次,每次 10ml,含漱 1 分钟;牙周冲洗浓度为 0.12%~0.2%,但如牙周袋内有脓血的情况下其作用的发挥会受到一定的影响;氯己定缓释片,置入牙周袋内,能提高药物在局部长期维持有效的治疗浓度,增强疗效,减轻副作用。该药长期使用安全,不易产生耐药菌株。副作用小,主要副作用为味苦及长时间使用可使牙面、修复体或舌背上染色成棕黄色;有部分患者含漱后出现一过性味觉改变,故可在饭后及睡前使用;少数患者出现口腔黏膜上皮剥脱,口干及灼痛,停药后可消失。

(2) 过氧化氢:是一种氧化剂,过氧化氢与组织、血液、脓液中的过氧化物酶接触后,立即释放出新生态氧,产生大量气泡,有清洗、止血、灭菌、除臭功能。含漱液浓度为3%,对厌氧菌和螺旋体有良好抑制作用。用于超声波洁治前含漱1分钟,可大大减少洁治术时喷雾中细菌的数量,减少诊室环境的污染。3%过氧化氢溶液冲洗牙周袋,可改变袋内的厌氧环境,抑制厌氧菌的生长繁殖。对治疗急性坏死性龈炎有较好的效果。

(3) 碘制剂:碘伏刺激性小,低毒安全的消毒剂,可用于脓肿引流后的牙周袋,有较好的消炎作用。碘甘油刺激性较小,有抑菌、消炎、收敛作用。牙周袋冲洗擦干后,将药液置入袋内。

(4) 氟化亚锡(SnF2):除了用于龋病的防治,它还是活性较高的抗菌剂,能抑制菌斑的形成。0.05%或0.1%的SnF2含漱能减轻牙龈炎症,可用于牙周病的防治。但SnF2不稳定,应新鲜配制使用。

(5) 米诺环素:"派丽奥"软膏为2%米诺环素缓释剂,可吸收。将米诺环素软膏导入牙周袋深部,遇水变硬形成膜状,可在牙周袋内缓慢释放,并在较长时间内保持局部较高药物浓度。

(6) 甲硝唑:25%甲硝唑凝胶和甲硝唑药棒是临床常用的缓释剂。对牙周脓肿及深牙周袋的治疗效果良好,但牙周袋内有效药物浓度维持时间较短,约2~3日。

第四节　控制相关危险因素

去除与牙周病相关的不良因素,也是预防牙周病不可缺少的有效方法。

一、局部因素

(一) 改善食物嵌塞

造成食物嵌塞的原因很多,要消除食物嵌塞,首先要找出原因,针对原因进行处理。垂直型食物嵌塞,殆面过度磨损、边缘嵴或溢出沟已磨平、外展隙变窄或有充填式牙尖存在,而邻面接触关系基本正常,一般可用选磨法磨改牙齿的外形来消除食物嵌塞。对邻接区不紧密而造成的食物嵌塞,可用充填术或冠的修复来消除食物嵌塞。若下颌第三磨牙近中倾斜面与第二磨牙之间有食物嵌塞时,应拔除第三磨牙;若上颌或下颌第三磨牙有一方缺牙而使相对牙伸长造成食物嵌塞者,应拔除伸长的牙;其他如多生牙、错位牙等与正常位置的牙间邻接区异常,均可发生食物嵌塞,也应拔除。青少年牙排列不齐或先天性牙列稀疏等原因造成食物嵌塞者,应作正畸矫治。食物嵌塞用磨改方法无法改善时,多可采取自我护理的方法,如餐后用牙线、牙签剔除或用间隙刷清除。

(二) 调殆

调殆常采用选磨法调磨患牙的创伤性牙尖或边缘嵴,改善牙体外形,从而消除创伤,建立功能,恢复对牙周组织的生理性刺激,以维持牙周组织的健康。调殆适用于那些因殆干扰或早接触而引起了咬合创伤的病理改变者。调殆应在控制了龈炎和牙周炎之后进行。因为在炎症期牙可伸长或移位,当炎症消退后,患牙的位置和动度有所恢复,此时调𬌗更准确些。如果是因失牙过多而余留牙出现的创伤𬌗,则需要修复缺失牙。

(三) 破除不良习惯

根据不同年龄,可采取说服教育,并适当应用矫治器,帮助儿童纠正不良习惯。口呼吸者如鼻道正常可在夜间用胶布交叉贴于幼儿口外,也可在唇部垫纱布 2～3 层,直到完全消除口呼吸为止。在换牙期,可用说服教育,并锻炼唇肌闭合,以消除之;对于有吮指和咬唇习惯的婴幼儿,应注意辅助喂养的方法,勿使饥饿。必要时可采用黏性苦味不损伤软组织的化学药物涂于指或唇部,或采用橡皮指套和金属指套以消除。对年龄大的儿童,可同时采用说服教育方法,必要时,可用矫治器如腭刺;由于舌系带过短或附着位置接近舌尖而引起的伸舌习惯,可及早外科手术治疗;不良咬物习惯者,应进行及时教育,反复教育,耐心教育;单侧咀嚼者应找出病因,如有病牙应及时治疗,改正咬合,并教育儿童养成双侧咀嚼的良好习惯;磨牙症者可查找病因,并加以去除,可制作𬌗垫矫治顽固性磨牙症,并定期复查;吸烟被认为是牙周炎的一个危险因素。试验表明,在口腔健康教育中加入戒烟内容是减少患者吸烟、保护牙周健康的有效辅助措施。

(四) 预防、矫治错𬌗畸形

错𬌗可造成菌斑滞留,咬合力不平衡,导致牙周组织损伤的发生和发展。因此,对错𬌗畸形进行预防和矫治是治疗和预防牙周病所必要的手段。预防错𬌗畸形包括:宣传教育,提高母亲的预防意识;促进正常发育,给予儿童有利于颌面部组织正常生长发育的食物;预防和治疗龋病,保持乳牙牙体完整;消除替牙障碍,及时拔除影响恒牙异位萌出的多生牙、滞留的乳牙等;及时发现和纠正口腔不良习惯,矫治已经发生的各种错𬌗畸形;定期检查,及时防治,以减少牙周病的发生。

二、全身因素

全身因素可影响牙周组织对局部因素的反应,对牙周组织的破坏程度和修复能力产生一定的影响。因此,除了控制局部刺激因素,提高机体的抵抗力是预防牙周病的另一重要因素。

1. 合理的营养可促进牙周组织的代谢和生理性修复。在日常食谱中要注意各种营养物质的补充,如蛋白质、维生素 C 及钙、磷等。

2. 消除精神紧张因素,锻炼身体,积极治疗全身性疾病,加强个人口腔卫生,提高牙周组织的抗病能力。

3. 积极治疗和控制与牙周病发生有关的全身性疾病,如内分泌紊乱、糖尿病、营养代谢性疾病、血液病及遗传性疾病等。

4. 加强对高危人群的监测。青春期和妊娠期是牙周病,特别是牙龈炎发生的高危期,除了积极调整内分泌平衡,特别要注意对高危人群的专业性口腔卫生护理,定期进行口腔检查,进行常规的牙周冲洗和洁治,同时加强个人的家庭口腔卫生护理,避免细菌及其毒性物质对牙龈组织的侵袭。

综上所述,牙周病的预防必须采取自我口腔保健与专业性防治相结合的综合性措施,才能消除引起牙周病的始动因子——菌斑微生物及其毒性物质,控制其他局部因素对牙周组织的影响,提高宿主的抗病能力,降低牙周组织对疾病的易感性。

第五节　自我口腔保健方法

自我口腔保健在预防口腔疾病和维护口腔健康中的地位非常重要。刷牙是自我维护口腔健康的常用手段,能切实有效的机械清除菌斑,并依靠患者的自我菌斑控制来保持疗效,减少复发。漱口、刷牙、使用牙线、牙签、牙间隙刷等机械方法是去除牙菌斑、清洁牙面、保持口腔卫生的重要措施。

一、漱口

漱口(gargle)是利用液体含漱从而清洁口腔的方法。通过漱口可清除食物残渣和部分松动的软垢,以及口腔内容易借助含漱力量而被清除的污物和异味。口腔内有感染,根据临床医师的处方和推荐,可以应用加入一定药物的漱口剂含漱,帮助减少口腔内致病微生物或抑制细菌的繁殖生长,起到一定的辅助治疗作用。但漱口不能替代刷牙对菌斑的机械清洁作用,只能作为日常口腔护理辅助手段。

(一) 漱口方法

漱口时将少量漱口液含入口内,紧闭嘴唇,上下牙稍微张开,使液体通过牙间隙区,轻轻加压,然后鼓动两颊及唇部,使溶液能在口腔内充分地接触牙面、牙龈及黏膜表面,同时运动舌,使漱口水能自由地接触牙面与牙间隙区。利用水力前后左右,反复几次冲洗滞留在口腔各处的碎屑和食物残渣,然后将漱口水吐出。

(二) 漱口液的作用及种类

1. 防龋作用　含氟漱口液,如 0.05% ~ 0.2% 氟化钠含漱液,每天或每周使用,能够减少儿童龋和老年人根面龋的发生。对于龋高危人群效果明显。

2. 抑菌作用　0.12% ~ 0.2% 氯己定为广谱抗菌剂,能有效防止牙菌斑形成,对治疗牙龈炎效果较好。由于它能在口腔黏膜及牙面滞留,漱口后可保持数小时之久;另外,在手术后使用0.12% ~ 0.2% 氯己定,能有效地防止感染,促进伤口愈合。但长期使用可使牙齿及黏膜着色。

3. 止痛作用　含有 0.5% 普鲁卡因的漱口液对于口腔溃疡等引发的疼痛有止痛作用。

(三) 使用漱口液的注意事项

1. 通常为饭后漱口,可清除食物碎屑,清新口气,每次含漱 5 ~ 10ml。口腔黏膜溃疡,或牙周洁治和牙周手术前后,用药物漱口液 5ml 含漱 1 分钟,每小时含漱 1 ~ 2 次。

2. 药物漱口液不能用做长期漱口。一般用于龈炎洁治后,牙周手术及其他口腔手术后,口腔疾患痊愈后,就应停止使用,以免引起口腔内正常菌群失调和产生抗药性。

二、刷牙

刷牙(toothbrushing)是每个人日常的自我口腔保健措施,通过正确的刷牙,能有效去除牙面上的菌斑和软垢,并借助牙刷刷毛的按摩作用,促进牙龈组织的血液循环,促进牙龈上皮的角化程度,从而提高牙龈对有害刺激因子的抵抗力,增强牙周组织防御能力,维护牙龈健康。大量研究证实,每天坚持用正确方法刷牙,可有效自我控制牙菌斑,减少牙龈炎的发生。

（一）牙刷

牙刷（toothbrush）是刷牙必不可少的工具。牙刷必须能够去除牙垢和牙菌斑，并对牙龈进行生理按摩。由于使用牙刷者的年龄和口腔的具体情况不同，故牙刷的设计也不一样。如：儿童和成年人使用的牙刷大小不同，牙周组织的健康状况不同，使用的牙刷刷毛的软硬程度要有一定区别。每个人应选择适合自己的牙刷，以便更好地保持口腔卫生，增进口腔健康。

1. 牙刷的设计　牙刷可分为普通型与特异型二大类。普通型牙刷以直柄为宜，刷毛软硬适度，排列平齐，毛束排数不宜过多，一般为 10 ~ 12 束长，3 ~ 4 排宽，各束之间要有一定的间距（图4-9）。特异型牙刷是为了适应口腔的特殊情况和特殊目的而设计的，刷毛的排列形式各有不同，包括平面形、波浪形、半球形、中凹形等（图4-10），刷柄设计可有一定的曲度，且弯曲的形式和方向也有差异。

图 4-9　普通型牙刷

图 4-10　特异型牙刷刷毛的排列形式（A ~ G）

根据我国人群的口腔情况，1978 年卫生部等多个部门联合制订了我国保健牙刷的设计标准（表4-3）。

表 4-3　我国保健牙刷的设计标准

项目	幼儿	7 ~ 12 岁	13 ~ 18 岁	成人
牙刷全长（mm）	120 ~ 130	140 ~ 150	155 ~ 160	160 ~ 180
刷头长度（mm）	16 ~ 18	20 ~ 24	25 ~ 30	30 ~ 35
刷头宽度（mm）	7 ~ 8	9 ~ 10	10 ~ 11	11 ~ 12
毛束高度（mm）	8.5 ~ 9	9.5 ~ 10	10.5 ~ 11	11 ~ 12
毛束排束（mm）	2 ~ 3	3	3	3 ~ 4
刷毛直径（mm）	≤0.18	≤0.18	≤0.2	≤0.2
刷毛尖端（根）	圆钝形	圆钝形	圆钝形	圆钝形

（1）刷毛：理想的刷毛可以清洁牙齿，按摩牙龈，应具有适当弹性及硬度、表面光滑、不易吸收水分，容易洗涤及干燥，无臭无味。刷毛端应磨成呈圆形，不损伤牙齿及牙龈。使用

猪鬃毛制成的刷毛,吸附牙膏及清洁效果均好,但磨损快,不易干燥,易生霉变质。目前,国内外市场上尼龙丝毛牙刷较为普遍。用尼龙丝制成的刷毛,有不同直径和硬度多种规格,能更长的保持较好的硬度和弹性,耐磨、干得快,易保持清洁。质地细软耐磨而富有弹性,可进入邻间隙及龈沟,便于清除邻面及龈下菌斑。但遇到高温形成卷毛后,不能再使用。

刷毛有软、中、硬三种。从清洁作用来说,硬毛牙刷清除菌斑和牙垢的作用较好,但对牙齿的磨损作用和牙龈的损伤也较大;软毛牙刷柔韧易弯曲,并能进入龈缘下和邻面间隙清除菌斑,但对厚的菌斑不能完全去除。目前已普遍使用中、软毛牙刷,牙刷刷毛的硬度与其直径呈正比,与长度呈反比。可根据不同的情况选择适宜的牙刷。

波浪形刷面与平面形刷面的比较:有人认为波浪有利于牙间隙的清洁,尤其在竖刷时,尖型的毛束能进入牙间隙,故对牙齿的洁净及牙龈的按摩均有良好作用,但也有人认为用波浪形牙刷刷牙,对牙龈及牙齿的损伤较大;而平面形刷毛排成等高平齐型通用性较强,适用于各个牙面清洁。

（2）刷头大小:成人牙刷刷头较大,少儿牙刷刷头较小,幼儿牙刷刷头最小(表4-3)。牙刷刷头大小应根据不同年龄阶段口腔特点,设计成便于进入口腔内清洁最后一颗牙齿为宜。

（3）刷头形状:传统的牙刷刷头是长方形或长圆形,新型牙刷刷头的设计样式较多,如钻石形、椭圆形、圆形等。刷头设计应考虑到能否深入口内清洁难刷部位。

（4）刷柄的设计:目前多用塑料制品。刷柄应有足够硬度、强度,能负担刷牙时使用的力量,并不易弯曲与折断,防潮,不吸收水分,容易干燥。刷柄应有适当的长度与宽度,便于握持,不易滑脱或转动。

2. 牙刷的种类

（1）保健牙刷:我国在1975年国家卫生部、轻工业部、商业部在北京召开全国牙刷定型推广会议,决定在全国推广新品种牙刷,并取名为"保健牙刷"。目前在国内推广使用的"保健牙刷",优点较多,可广泛采用。保健牙刷的优点是:①刷头短而窄,占面积小,便于灵活运转挤刷;②刷毛有软、硬两种,可根据个人情况选用,软毛牙刷适用于老年人、牙周患者及儿童;③毛束孔距适当,便于牙刷本身洗涤清洁,不易滞留食物残屑;④刷毛长度相等,且集聚成柱状,适应于牙齿各面洗刷需要,可防止牙龈被刺伤或擦伤;⑤毛型有平切、波浪等种类,可根据各人喜爱选用;⑥刷柄扁平且直,便于握持,能负担刷牙时使用的力量。

（2）特异型牙刷:由于特异型牙刷刷毛排列成不同形式,故适用于口腔情况特殊者。如戴固定矫治器者可选用刷毛毛束排列成V形的牙刷(图4-11)。

图4-11 毛束排列成V形的牙刷

（3）新型牙刷:随着科学的发展,20世纪80年代以来,国内外还设计了具有特殊功能的牙刷。

指套牙刷:如对刚刚长牙的婴儿设计了指套式乳胶柔软牙刷,套在拇指或示指上,以指代柄,凭手的感觉,刷牙刷得更细致。由母亲、保育员带在示指上就可以给婴儿刷牙。

喷头式牙刷:由喷头、水压结构、水和牙膏混合装置3个部分组成,喷头喷出的细水流清除牙缝隙里的食物残渣,同时也起着按摩牙龈的作用。

喷雾牙刷:由气压压缩而喷出雾状液体的牙刷,可以按摩牙龈组织,起到冲除牙齿沟隙污物的保洁作用。

音乐牙刷:用这种牙刷的时候,能发出美妙的乐曲声,而且横着刷时,乐曲就不响了。可通过有趣的游戏方式教给儿童正确的刷牙方法。

弯毛牙刷:这种牙刷两外侧的毛长而向内弯曲,中间一排毛短而直,刷牙时外侧的两排长毛总能包住整个牙齿,因此刷牙时只需做简单的水平运动,就能达到良好的洁齿效果(图4-12)。

图4-12 弯毛牙刷及其刷洗时模式图

此外,还有含牙膏牙刷、液压牙刷,电磁牙刷(半导体牙刷、电离子牙刷、电子牙刷、磁性磨毛保健牙刷)等。

(4)电动牙刷:多采用单向转动、相对转动、左右摆动和钟摆式旋转等运动形式。也有的将几种运动形式相结合的,如钟摆式旋转加上脉冲式震动,形成三维运动形式。充电型电动牙刷的运动频率已达到每分钟几千次的转动和几万次的震动。且电动牙刷也越来越智能化,如通过内部的芯片连同无线传输技术实现多种刷牙模式的转换、刷牙时间和刷牙压力的提醒等(图4-13)。

图4-13 电动牙刷
A. 刷毛 B. 刷柄 C. 开关 D. 机壳(内有电机、高能电池) E. 尾盖(内有充电极)

电动牙刷普遍采用干电池或充电电池驱动,使用方便。随着技术的进步,电动牙刷刷头的设计也得以不断改进,除了更好的清洁牙菌斑效果,电动牙刷还具有更好的清洁色斑的功效。临床研究表明,采用抛光杯设计的电动牙刷刷头结合左右转动使电动牙刷能够更加有效地去除外源性色斑。

对使用手动牙刷刷牙无法达到理想刷牙效果的患者应该鼓励选择电动牙刷以提高刷牙效率,保证口腔清洁效果。

3. 牙刷的选择 牙刷的种类繁多,均有各自特点,选择牙刷时,应熟悉自己的口腔健康状况,尤其是牙齿的排列情况,牙龈与牙周的健康状况选择大小、形状、刷毛软硬适度的牙刷,采用适合自己情况的刷牙方法。

(1)刷头要适合口腔的大小,在口腔里转动灵活。

(2)刷毛应具有一定的弹性和硬度,不宜过硬或过软,刷毛末端充分磨圆,以便于刷洗牙面和牙缝中的污物,对牙龈和牙齿没有损伤。

(3)毛束间要有适当的距离,便于保持牙刷的洁净。

(4)刷牙方法不正确或不勤的人,可选择电动牙刷弥补不足,有残疾的患者,选用电动牙刷更有效。

（5）牙周病患者,戴固定修复体或牙颌畸形矫治器患者均应在口腔医师的指导下选择牙刷。

（6）对于舌苔多的人可选择带有舌苔清洁器的牙刷,能帮助清除舌苔,可减轻和预防口臭。

（7）牙刷刷柄应根据手大小选择易把握的牙刷。

（8）儿童在不同年龄段,因根据其口腔解剖的不同特点,有针对性地选择儿童牙刷。0~6个月:牙齿未萌出阶段,可以选择指套牙刷由父母给婴儿进行口腔清洁及牙龈按摩;6个月~2岁:乳牙萌出阶段,选用宽柄软毛的儿童牙刷,利于成人握持,可清洁牙面,刷头周围最好是软胶;2~4岁:乳牙阶段,儿童开始学着自己刷牙,可选择小头软毛牙刷,手柄卡通设计要能够引起孩子的刷牙兴趣;5~7岁的儿童开始萌出第一恒磨牙,所以应该使用末端刷毛长的牙刷,便于清洁萌出过程中的第一恒磨牙;8岁以上的儿童进入混合牙列时期,口腔清洁难度加大,可选择交叉刷毛和末端动力刷毛的牙刷。

4. 牙刷的保管　牙刷是人们清除口腔内牙菌斑及食物残渣,洁齿防龋的用品,如果保护不当,使用被细菌污染的牙刷就会导致细菌的传播。美国牙科医师在做细菌培养时发现,不管是患者还是健康人使用的牙刷,只要用上一个月,上面都繁殖有大量的白色念珠菌、溶血性链球菌和葡萄球菌。因此,每次刷完牙后,要用清水反复冲洗牙刷,并将刷毛上的水分甩干,然后将牙刷头向上放入漱口杯中或悬挂于通风且有日光之处干燥。不应将牙刷放在密闭的牙刷盒中或刷头倒置于漱口杯内,否则牙刷毛不易干燥,利于细菌的滋生繁殖。

牙刷应每人一把,以防止疾病交叉感染。对于集体生活的儿童,应该有专人负责儿童牙刷的清洁工作。

尼龙刷毛受热可弯曲变形,不能浸泡在沸水中。牙刷用旧后刷毛变形卷曲不仅失去清洁作用,还会擦伤牙龈,一般应2~3个月更换一把新牙刷。

（二）洁牙剂及其作用

洁牙剂是刷牙的辅助用品,洁牙剂按剂型有粉状、液状和膏状。粉状制剂又称牙粉,使用不方便,目前已很少用。液剂不含摩擦剂和洁净剂,摩擦力小,没有足够的洁牙作用,也很少用。膏状的洁牙剂即牙膏,性能较稳定,摩擦效果较好,刷牙时使用牙膏可增强洁净牙齿的效果,目前被广泛使用。

牙膏是刷牙的辅助用品,使用牙膏刷牙可起到增强摩擦作用以更有效地去除菌斑、清洁抛光牙面、使口腔清爽等作用。目前我国使用的牙膏可以分为普通牙膏、功效牙膏两大类。

1. 牙膏的组成　牙膏的成分主要包括摩擦剂、洁净剂、润湿剂、胶黏剂、防腐剂、芳香剂和水（表4-4）。

（1）摩擦剂:在牙膏中含量最多,用以加强洁牙剂的摩擦作用,而达到去污及磨光牙面之功效。摩擦剂要有一定的摩擦作用,但又不损伤牙面及牙周组织,能防止色素沉着。常用的摩擦剂有碳酸钙、磷酸二氢钙、不溶性偏磷酸钠、焦磷酸钙等。

（2）洁净剂:又称发泡剂或表面活性剂。具有降低表面张力的作用,能穿透并松解牙面沉积物,乳化软垢,有利于加强刷牙的机械去污力。此外,清洁剂有发泡作用,可在刷牙时产生泡沫。常用的洁净剂有十二醇硫磺钠、脂肪硫酸钠等。

（3）润湿剂:用于保持洁牙剂的湿润性,防止膏体接触空气而硬化并使剂型保持稳定。常用的有甘油、山梨醇和丙烷二醇等。

表4-4 普通牙膏的基本成分和作用

组成	成 分	百分比（%）	作 用
摩擦剂	碳酸钙、磷酸二氢钙、不溶性偏磷酸钠、焦磷酸钙等	20~60	去除菌斑、色素、食物残屑、磨光,使牙面光洁
洁净剂（表面活化剂）	十二烷基硫酸钠	1~2	降低表面张力,增进洁净效果,浸松牙面附着物,使残屑乳化和悬浮,发泡利于除去食物残屑
润湿剂	甘油、山梨醇、丙二醇	20~40	维持一定的湿度使成膏状,防止在空气中脱水,延迟变干
胶黏剂	藻酸盐、合成纤维素衍生物	1~2	稳定膏体,避免水分同固相成分分层
芳香剂	薄荷、薄荷油等	2~3	味道清新、爽口、减轻口臭
防腐剂	乙醇、苯甲酸盐、二氯化酚	3	防止膏体变质,膏体硬化
水	蒸馏水	20~40	作为溶媒

（4）胶黏剂:用于防止膏体在储存期间固体与液体成分分离,保持均质性。常用有机亲水胶体,如羧甲基纤维素钠等。

（5）芳香剂:采用各种香精和无致龋性甜味剂加入牙膏中,使刷牙者感到爽口,舒适、消除口臭,提高刷牙兴趣。

（6）防腐剂:用于防止细菌生长膏体变质。常用的有乙醇、苯甲酸盐、二氯化酚等。

2. 牙膏的作用

（1）增加刷牙的去污作用:由于牙膏中含有摩擦剂和洁净剂,刷牙时牙面的污物更容易被洗刷掉。

（2）帮助消除口臭:牙膏既有助于去污,又含有芳香剂,可以帮助消除部分口臭,使之爽口舒适。

（3）提高刷牙兴趣:牙膏中加入芳香物质和甘甜物质,有助于提高人群特别是儿童对刷牙的兴趣。

（4）抑菌灭菌能力:牙膏中加入某些药物,如氯己定、氟化钠、氯化锶等,有抑菌、灭菌、消除菌斑,防止龋坏,预防口腔疾病的作用。

（5）美观作用:通过牙膏的清洁、抛光作用,可以保持牙面清洁、美观。

3. 功效牙膏 功效牙膏是指除了普通牙膏清洁口腔的功能,还具有预防或治疗某些口腔疾病的牙膏。包括:防龋、防牙龈炎、消炎抗菌、止血、抗过敏、美白等。功能牙膏必须具备下列要求:①具有抗菌和增强釉质抗酸力的作用;②使用安全有效,无毒、无副作用;③与膏体成分有良好的相容性。目前功效牙膏已在全世界广泛应用,在欧、美等国家功能牙膏的产量占牙膏生产总量的90%,我国市场上功能物牙膏的销售量也占牙膏总销售量的80%以上。常见的功能牙膏的种类有以下几种:

（1）含氟牙膏:最常见的功效牙膏,主要用于防龋。1945年,美国在牙膏中添加氟化亚锡,研制出了世界上第一支加氟牙膏。我国在20世纪70年代后期也开始将氟化物牙膏投入市场。2009年2月1日起,我国开始实施新的牙膏强制性国家标准,对功效性牙膏进行了规范。标准规定,成人含氟牙膏的氟含量在0.05%~0.15%之间,儿童含氟牙膏的氟含量在0.05%~0.11%之间。含氟牙膏须注明氟添加量,儿童含氟牙膏还须标明警示性文字。

关于氟化物牙膏对牙周病是否有预防作用,目前研究较少,但由于用氟化物牙膏刷牙可消除菌斑或抑制菌斑中的细菌生长繁殖,因此对减少牙石的形成和促进牙周组织健康应具有一定的作用。换言之,氟化物牙膏对预防牙周病应有积极意义。

(2)氯己定牙膏:氯己定是一种广谱抗菌剂,广泛用于口腔保健,是目前减少菌斑和龈炎的最有效的制剂。氯己定能与唾液蛋白结合,使牙面吸附的蛋白减少,同时也与细菌细胞外多糖黏合,从而共同影响细菌菌斑的形成。目前,氯己定已广泛用于牙周病和龋病的预防,并收到良好的效果,其不足是长期使用可使牙染色。

(3)抗牙本质敏感牙膏:目前市面上主要有两种缓解牙本质敏感机制的牙膏。一类作用于神经细胞外部,通过去极化抑制神经疼痛信号传导而减轻外部刺激带来的痛觉,如硝酸钾和氯化钾。大多数含钾牙膏都被要求标识,除非医师建议,否则不要连续使用超过4周。这是因为钾离子会使痛觉神经麻木,可能会延误其他口腔问题的发现和治疗。另一类抗牙本质敏感牙膏是通过堵塞暴露的牙本质小管口阻隔外界刺激而减轻牙本质敏感,如氟化亚锡、乙酸锶、磷硅酸钙钠等。牙膏通过刷牙或按摩能在暴露的牙本质表面形成沉淀物封闭开放的牙本质小管,阻隔外界冷热酸甜的刺激,从而减轻敏感症状。同时形成保护层避免日常饮食导致的牙本质敏感复发。

(4)中药牙膏:中药牙膏的品种较多,如两面针、田七、云南白药牙膏等,有防治龋病、牙周病及牙本质脱敏等作用。但有些尚缺乏可靠的药效鉴定和临床观察,药理作用也不够明确,有待进一步研究。

如上所述,利用功能牙膏来预防龋病和牙周病应该是很理想的途径,但目前由于下列原因,功能牙膏的应用还存在某些缺陷:其一,任何药物都需作用一定时间、具有一定的剂量方能达到防病治病的功效,为了避免刺激口腔软组织,牙膏中含有的抑菌药物剂量小,刷牙中水的冲洗及牙膏在口腔中停留时间短暂,受到唾液的稀释,其浓度大为降低,达不到理想的要求的药物浓度和作用时间,难以达到理想杀菌目的。其二,牙膏中药物常因储存时间过久而使药效有所减弱,有效药品又常因带异味而不适宜加入牙膏中。其三,口腔内寄生的大量微生物维持着口腔生态系统的稳定,如果盲目长期滥用药物牙膏,可以干扰口腔生态平衡,导致菌群失调或产生耐药性,甚至导致疾病。因此,选择使用药物牙膏时,应几种交替使用,以免口腔中的细菌产生耐药性。

4. 牙膏的用量　成人每次刷牙使用的牙膏剂量为1g(长度约1cm)。儿童在3岁之前不建议使用含氟牙膏,以免误吞。6岁以下儿童使用含氟牙膏刷牙时,每次使用剂量为0.5g(长度约0.5cm)。

(三)刷牙方法

刷牙方法不正确,不但达不到刷牙目的,反会引起各种不良后果。不正确的方法引起的软组织损伤,最常见的是牙龈组织的退缩,并由此而引起的牙颈部感觉过敏症。在牙齿硬组织方面所发生的主要损伤多为磨损及颈部楔状缺损。此外,由于一般人对刷牙的作用认识不足,大都忽略对牙龈按摩的作用。因此,掌握基本的、正确的刷牙方法是清除牙菌斑,维护牙及牙周组织健康的一项重要措施。

目前提倡的大多数刷牙方法中都包括有旋转、拂刷与颤动三种基本动作。这些基本动作有助于使牙刷刷毛到达每个牙面或牙龈部位,以轻柔的压力摩擦牙菌斑使其从牙面松脱,还可通过拂刷与擦洗达到清除牙菌斑和按摩牙龈的作用。通过适当的练习,这些刷牙方法一般都可以达到较好的效果。目前,国际上最受推荐的是巴斯刷牙法。

1. 巴斯刷牙法(bass method of tooth brushing)　又称水平颤动法(图4-14)。

| 前牙唇侧 | 上前牙腭侧 | 下前牙舌侧 |
| 后牙颊侧 | 后牙舌侧 | 后牙殆面 |

图4-14　Bass刷牙法

选择软毛牙刷,将刷毛与牙长轴呈45°角指向根尖方向(上颌牙向上,下颌牙向下),按压龈-牙交界区,使刷毛一部分进入龈沟,一部分铺于龈缘上,并尽可能伸入邻间隙内,用轻柔的压力,使刷毛在原位做前后方向短距离的水平颤动10次。颤动时牙刷移动仅约1mm,每次刷2~3个牙。在将牙刷移到下一组牙时,注意重叠放置(图4-15)。

图4-15　牙刷刷牙位置的设定

刷前牙舌腭时,将牙刷竖放,牙刷毛进入龈沟及邻间隙约呈45°角,对着牙长轴做短颤动。殆面的刷牙动作是将刷毛紧压殆面,使毛端深入点隙,做前后牙方向的颤动。

这种方法由于清洁能力较强,克服了拉锯式的横刷法的缺点,而变为短横刷,能有效地除去颈部及龈沟内的牙垢和菌斑,按摩牙龈,还可避免造成牙颈部楔状缺损及牙龈退缩。

在上述刷牙方法熟练的基础上,可以综合其他刷牙方法,如先做水平颤动法,再做几下垂直颤动的拂刷动作,效果更好。

2. Fones刷牙法　又称圆弧法(图4-16),这种方法最易为年幼儿童学习理解和掌握。刷牙要领是在闭颌下,将软毛牙刷放入颊间隙,刷毛轻度接触上颌最后磨牙的牙龈区,

图 4-16 Fones 刷牙法（圆弧法）

用较快、较宽的圆弧形动作、较轻的压力从上颌牙龈拖拉至下颌牙龈,逐渐向近中移动。前牙切端对切端接触,做连续的圆弧形颤动,舌侧面与腭侧面需往返颤动,由上颌牙弓到下颌牙弓。

3. 旋转刷牙法(rolling method)或竖刷法　选用中等硬毛牙刷,刷毛2~3排。刷唇、颊和后牙的舌、腭面时,将刷毛置于牙槽黏膜上,呈45°角。刷毛指向根尖方向,刷毛端的一部分紧贴牙面,一部分紧贴牙龈,轻压刷毛一侧,使刷毛屈曲,即上牙往下刷,下牙往上刷(图4-17)。拂刷动作要慢一些,使部分刷毛到达邻间隙,利于清除邻面菌斑。刷前牙舌、腭侧时,可将牙刷的前端毛束部分压在牙龈上,顺着牙间隙向切缘拂刷。刷𬌗面时,将刷毛放在𬌗面上前后来回做小环形旋转运动。各部位可重复刷牙动作10次左右。

图 4-17　旋转刷牙法

　　这种刷牙方法操作简便,易于掌握,更适用于牙龈退缩者。它对去除菌斑和软垢有效,对牙龈有良好的刺激,能增进牙龈的健康。

　　4. 垂直颤动法　又称上下刷牙法,是一种顺着牙间隙上下垂直颤动拂刷,比较符合口腔保健要求的刷牙方法。它在旋转刷牙的基础上结合颤动动作来完成刷牙过程。

　　刷唇、颊和后牙的舌、腭面时,将刷毛与牙的长轴平行,刷毛指向牙龈方向,紧贴牙龈和牙面。在上、下牙拂刷前,轻压刷毛一侧,使刷毛屈曲呈45°角,做轻柔的垂直颤动。然后转动刷柄,使刷毛由龈方至冠方顺着牙面和牙间隙做柔和的拂刷和剔的动作刷洗。

　　刷前牙的舌、腭侧用旋转拂刷法。刷𬌗面时,将牙刷毛压于𬌗面,前后来回刷。各部位可重复刷牙动作10次左右。

　　5. 生理刷牙法又称Smith法　将牙刷刷毛与牙面接触,刷毛顶端指向冠方,然后沿牙面向牙龈轻微拂刷,类似咀嚼纤维性食物对牙面的摩擦动作(图4-18)。

　　这种方法能清洁牙面,对牙龈组织可产生生理性刺激作用,刺激牙龈组织的血液循环,增进牙周组织健康。一般适用于口腔健康状况基本正常者。

图 4-18　生理刷牙法

6. 刷牙的基本要领

（1）辨认菌斑的附着部位是取得刷牙效果非常重要的环节。

（2）刷毛紧贴牙面，尤其是牙齿的邻接面和最后磨牙的远中面，是最易堆积菌斑的部位。可从一个方向或从不同的方向、角度，尽量把刷毛伸进并与最后磨牙远中牙面紧贴，才可能对它做清刷。

（3）口腔结构较复杂，仅用一种刷牙方法是难以去净口内菌斑的。可用纵向、横向、旋转等基本刷牙动作相互结合进行口腔清洁。

（4）刷牙所用的力量要适宜，力量过大可增加牙齿与牙龈损伤的机会。

7. 刷牙的顺序　将口腔分为上下左右四个大区，每个大区又可分为唇颊面、舌腭面、𬌗面三个小区，按照一定次序系统刷牙，以免遗漏，每个小区必须重复洗刷。

8. 刷牙的次数和时间　刷牙次数以能彻底控制菌斑和牙垢为度。每天至少刷牙 2 次。晚上睡前刷牙特别重要，因为细菌易于在黑暗温暖与湿润的口腔环境中生长繁殖，夜间睡眠时咀嚼、语言等活动停止，唾液分泌减少，细菌更容易繁殖滋生，故应广泛宣传和强调睡前刷牙的重要性。养成"早晚刷牙，饭后漱口"的好习惯。要特别注意刷牙质量，若刷牙时间不够，也不足以彻底将菌斑去除。刷牙时，每个牙面至少刷 5～10 次，每次刷牙时间不少于 3 分钟。

三、牙线

牙线（dental floss）是用来清洁牙齿邻面最有效的洁牙工具，可去除 80% 的邻面菌斑从而显著降低龋患及防止牙周病。使用牙线是一级预防中的特殊性防护措施。牙线多用尼龙线、丝线、涤纶线或上蜡的棉线制成，采用 30 支至 75 支结实而光滑的线。线的纤维松散，不捻搓在一起，以便使用时纤维可扁平状排列开，容易通过牙间隙接触紧密的区域。它能方便地到达刷牙、漱口及剔牙都难以到达的狭窄牙缝，有效去除牙缝间的食物残渣、牙菌斑及软牙垢，彻底清洁牙齿，而且可以不损伤牙龈，安全可靠。

（一）牙线的种类

1. 含不同涂物的牙线　涂上蜡的牙线比较润滑，易滑进牙缝；含薄荷味牙线让使用者感觉清新；含氟化物牙线可增强牙齿邻面防龋能力。

2. 不同线身形状的牙线　扁平牙线可增加牙线与牙齿的接触面，提高清洁能力；弹性牙线质地像海绵，比较柔软；圆形牙线比较细。

3. 特效牙线　分为较硬部分、纤维部分和普通牙线部分。较硬部分能让牙线较易穿入牙齿与固定矫齿器之间的位置，或穿入桥体底部；纤维部分用于清洁戴上矫齿器的牙齿、牙缝较宽阔的部位或桥体底部；普通牙线部分用于清除牙齿邻面部位。

4. 牙线架　牙线架是一种辅助使用牙线的功具，适合家长帮助孩子或有特殊需要人士清洁牙齿邻面时使用。牙线架的形状有刀形、Y 形、U 形（图 4-19），在清洁牙齿的效能上并无分别。每次使用后须安装新牙线。牙线需要拉紧，这样才能有效地清洁牙齿邻面。使用刀形的牙线架在清洁后牙时须拉开口角。牙线架的手柄长短不一，但长柄牙线架较易握持，故家长或护理人员宜选择较长手柄的牙线架。

图 4-19　牙线架

5. 牙线棒　又称牙线签（图 4-20）。一次性牙线棒体积小，携带方便，卫生。不过也有其不足的地方：采用的材料较柔软且细小，不易把握；一次性使用，成本高；线太短，不及循环使用的牙线架线段长（图 4-21）。

（二）使用牙线的具体方法

1. 取 40cm 长牙线 1 根，两端缠绕在双手中指上，间距约 15cm（图 4-22）。

2. 用双手的示指或拇指将线圈绷紧，将此段牙线轻轻从粭面通过两牙之间的接触点。

3. 清洁右上后牙间隙时，用右手拇指及左手示指将线绷紧，使牙线通过接触区进入牙间隙中，将牙线紧贴一侧牙面的颈部，并呈 C 形包绕牙面，使牙线与牙面接触面积较大。

图 4-20　牙线棒

图 4-21　牙线棒的使用方法

4. 将牙线做颊舌向和粭龈向的来回及上下移动，使牙线在牙颈部牙面上刮动，并进入龈缘以下，以清除邻面牙菌斑及龈缘下的菌斑。每个邻面重复 4～6 次，随即将牙线包绕该牙间隙中的另一侧牙面，重复步骤 4。注意手的适当姿势，拇指在牙齿的外面，协助将面颊牵开。

5. 将牙线从该邻间隙取出，放入邻牙的间隙中，重复步骤 3～4。

6. 清洁左上后牙间隙时，转为左手拇指和右手示指执线，方法同上。

如此依次逐个将全口牙齿的邻面菌斑彻底清除。每清除完一个区域的菌斑后，以清水漱口，以漱净被刮下的菌斑，并用流水清洗牙线上的菌斑。

牙线对清除邻面的菌斑和垂直型食物嵌塞很有效，尤其对牙间乳头无明显退缩的牙间隙最为适用。

（三）使用牙线的注意事项

1. 两指控制牙线的距离应超过 3.5cm 的距离。

2. 不要强行用力将线压入牙间隙，有紧而通不过的感觉时，可在牙齿接触面处用拉锯式的前后移动，轻柔地让线滑入间隙。

图 4-22　牙线的使用方法

3. 牙线可移到牙龈沟底以清洁龈沟区,但不能进入牙龈组织,以免引起牙龈不适、疼痛或出血。

4. 使用时尽可能与牙面接触面积大些,做上下刮动。用两手指将牙线在每侧牙面上刮4~6次,直到牙面发出"吱吱"声,牙面清洁为止。

5. 当牙线磨损或污染时,可转动中指,更换另一段完好的牙线来继续使用。

6. 开始用牙线,可能手指笨拙,花费时间多。随着不断练习,会增加熟练程度和提高效果。

四、牙签

牙签是用来剔除嵌塞在牙间隙内的食物碎屑及牙邻面菌斑的小工具,使用牙签可作为辅助刷牙的一种洁齿方法,也是一级预防中的特殊性防护措施。牙签使用恰当,不仅可以清洁牙间隙,还有按摩牙龈的作用。对于牙间乳头退缩或牙间隙增大的情况下,可用牙签来清洁邻面菌斑和牙根分叉区。

目前使用的牙签有塑料、木制、竹制多种类型。牙签必须纤细光滑,尖端圆钝而薄,其横断面应呈扁圆形或三角楔形(图 4-23),易进入牙间隙,质硬而不易折断以减少剔牙时的损伤。剔牙时牙签能柔和地摩擦根面,剔刮菌斑。用牙签携带氟化物清洁邻面可达到较高的氟浓度,减少邻面龋的发生。含氟牙签可快速释放氟化物是居家防龋较好的保健产品,但亦应注意防止因此而误摄入过多的氟化物。洗必泰牙签具有较好的抑菌效果,便于患者在家自行牙周保健预防。

(一)牙签的使用方法

应将牙签的头朝着牙齿的𬌗面方向,抵在牙齿的颊面上,以 45°角滑行到牙缝内,顺着牙缝剔,上牙向下外侧剔拨,下牙向上外侧剔拨,如遇纤维食物嵌塞时亦可做颊、舌侧穿刺动作来剔除(图 4-24)。

图 4-23　牙签

图 4-24　牙签的使用方法

(二)使用牙签的注意事项

1. 使用牙签时,压力不可过大,以免造成牙龈损伤。牙签尖端不可垂直插进牙间隙之间,以免刺伤软组织,引起局部感染。长期损伤可致牙间牙龈组织发生退缩,牙间隙增大而加重食物嵌塞。

2. 勿损伤牙龈和强行进入无牙龈乳头退缩处。对于无牙龈乳头退缩者,不宜使用牙签。

五、牙间刷

牙间刷(图 4-25)分刷毛和持柄两部分。刷毛插在持柄上,可经常更换。根据清洁区域不同,刷毛与刷柄成直型或成角度型。刷毛的形状大小不等,有瓶刷式和锥形的单束毛式。牙间刷适用于清除牙龈乳头丧失的邻间区,以及暴露的根分叉和排列不整齐的牙邻面。特别是对去除牙邻面颈部凹陷处和根面上附着的菌斑,效果优于牙签或牙线。还可用于清洁矫治器、固定修复体、种植牙、牙周夹板、缺隙保持器以及其他常用牙刷难以达到的部位。

(一)牙间刷的使用方法

根据齿缝大小选择合适的牙间隙刷。使用时从牙齿颊面进入并向舌面来回刷动,牙间刷曲面中部紧压牙间乳头,使刷毛抵达牙龈下。每个牙间隙来回刷动的次数不超过 4 次,以免损伤软组织(图 4-26)。

图 4-25　牙间刷

图 4-26　牙间刷的使用方法

（二）使用牙间刷的注意事项

1. 需根据齿缝大小选择合适的牙间刷：牙间刷的粗细有 0.07～0.15cm 多种型号。可由大到小依次试用牙间刷，以选出最适合于自己牙间隙宽度的牙间刷。

2. 牙间刷为消耗品，每周需更换 1 支，以免菌斑堆积影响清洁效果。

六、电动冲牙器

电动冲洗器是将水或药物的水溶液通过特殊的装置稳定地或搏动式地冲向特定的区域以达到清洁的作用。一般可将牙面、牙缝，正畸患者的弓丝与托槽间、大型固定修复体组织面等处的食物残渣和软垢冲出。除此，电动冲洗器还可以有效清洗口腔黏膜、舌部及牙龈中的微生物，对牙龈起到按摩作用，促进唾液分泌，增强口腔自洁功能。在用餐后只要冲洗 1～3 分钟，就可以把牙缝里的食物残渣碎屑冲干净。

小　　结

牙周病是口腔内的常见疾病，主要包括了牙龈炎和牙周炎两大类慢性疾病。牙周病的病因除了局部因素：细菌菌斑、牙石、软垢、食物嵌塞、𬌗创伤和不良习惯，还有全身因素。牙周病的三级预防将牙周病按照严重程度进行划分，制定出相应的预防措施。菌斑控制是防治牙周病的关键，机械性和化学性方法可以去除口内菌斑。日常生活中口腔保健尤为重要，每日刷牙和使用牙线清除口内菌斑预防牙周病，还可根据个人口腔情况选择其他口腔清洁辅助工具如：牙间刷、牙签、口腔冲洗器等。

（郑晓丹）

思　考　题

1. 导致牙周病的局部因素有哪些？
2. 什么是牙周病的三级预防？
3. 菌斑控制有哪些方法？
4. 简述巴斯刷牙法？
5. 简述牙线的使用方法？

第五章 错𬌗畸形的预防

学习目标

口腔医学专业：

　　1. 掌握：错𬌗畸形的病因；错𬌗畸形的早期预防；缺隙保持器的类型及适应证。

　　2. 熟悉：错𬌗畸形的预防性矫治。

　　3. 了解：错𬌗畸形的阻断性矫治。

口腔医学技术专业：

　　1. 掌握：错𬌗畸形的病因；缺隙保持器的类型及制作方法。

　　2. 熟悉：错𬌗畸形的早期预防。

　　3. 了解：错𬌗畸形的预防性矫治；错𬌗畸形的阻断性矫治。

　　错𬌗畸形(malocclusion)是指儿童在生长发育过程中，由于先天的遗传因素或后天的环境因素(如疾病、口腔不良习惯、替牙期异常等)影响了牙、颌骨、颅面的正常发育，导致牙齿排列不齐、上下牙弓间的𬌗关系异常、上下颌骨大小形态位置异常等。错𬌗畸形和龋齿、牙周病并称为口腔三大疾病，呈现出较高的患病率。由于种族、地理环境、经济、饮食习惯及制订的调查标准不同等原因，各国各地区有关错𬌗畸形的患病率的报告差异较大。国外调查报告的错𬌗畸形患病率约在28%～90%之间。我国1956～1960年，选用个别正常𬌗为标准，在成都、西安、北京、上海等城市调查报告的统计结果，错𬌗畸形的患病率是29.33%～48.87%不等。20世纪80年代以来国内另有几个城市(广州、福州、天津)调查报告的患病率为39.91%～53.06%。2000年傅民魁等以个别正常𬌗为标准，对全国范围25 392人进行调查，错𬌗畸形的患病率为67.82%，呈上升趋势。

　　错𬌗畸形的局部危害不但直接影响面容微笑、口腔健康、口腔功能，还间接影响颌面的生长发育，影响面型侧貌；全身危害包括因咀嚼功能降低引起的消化功能障碍，还有因面容面貌不美观引起的心理负担甚至精神障碍。

　　所以对错𬌗畸形应早预防、早发现以及发病后的早期阻断治疗。防治的最佳时机是儿童时期，特别是婴幼儿时期的预防。

第一节 错聆畸形的病因

错聆畸形的高患病率与其形成的原因有着密切的关系。对错聆病因学的深入研究,既可以了解各种错聆畸形形成的原因,从而对错聆畸形进行有效的预防和阻断具有重要的指导意义,又可以对错聆畸形治疗和疗效的保持具有重要价值。

错聆畸形的形成因素及其机制是错综复杂的,其发生的过程,可以是单一因素或单一机制在起作用,也可以是多种因素或多种机制共同参与的结果,难以区分其主次。一般来说,错聆畸形从形成的病因可分为遗传因素和环境因素两大方面;从病因产生的时间可分为先天性因素和后天性因素。这些因素均可影响到肌、颌骨、牙及牙列的生长发育,从而导致错聆畸形的发生。

一、遗传因素

遗传是生物的特性。遗传所表现出的性状是多个方面的,如外部形态、内部结构,以及生理病理等。子代和亲代之间,在形态、构造、生理功能等特点有相似之处,这种现象叫遗传;亲代和子代之间,子代各个体之间不完全相同,有所差异这种现象叫变异。子代可获得两个亲体各不相同的遗传特征,同时又受环境因素的影响,所以就表现出错综复杂的遗传现象。

近20多年以来,遗传学的大量研究发现,遗传因素在错聆的病因学中占有重要的地位,也明确认识到遗传因素是导致错聆发生的主要原因之一,并且无明显的遗传方式,表现为多基因遗传、家族遗传倾向。最典型的例子是德国皇室一家九代,代代都有下颌前突的畸形,而每个成员的错聆表现又有其差异。

一般来说,遗传因素通过两种途径形成错聆。其一,可能表现在牙的大小与颌骨的大小之间遗传性的不协调,即牙量骨量不调,导致牙拥挤或牙间隙;其二,可能表现在上下颌骨的大小或形状之间遗传性的不协调,导致聆关系的异常或颌骨位置关系的异常。

错聆的遗传因素,来源于种族演化和个体发育两个方面。

(一) 种族演化

错聆是随着人类的种族演化而发生、发展的。据考古资料研究表明,80万～50万年前的古人类未发现错聆;10万年前的尼安德特人出现轻微错聆;山顶洞人无错聆;3千年前的河南殷墟人发现有较明显的错聆,其患病率可达20%以上。而现代人类普遍存在错聆,患病率接近被调查人口总数的50%。由此可见,从古到今,错聆是从无到有,患病率是从低到高。错聆的发生和发展与种族演化有着十分密切的关系,原因机制如下:

1. 生活方式和环境的改变 由于时代环境的变迁,人类的基本行动姿势由匍匐爬行到直立行走,身体重心发生了改变,为了适应头部的前后平衡,支持头部的颈背肌逐渐减弱,颌骨亦逐渐退化缩小;而随着人类脑量的增大,智商的不断提高,颅骨随之逐渐扩大,两者共同演化成了现代人类的颅面颌骨外形。

2. 食物结构的改变 在人类进化过程中,从生活在原始森林原始人到生活在平原的现代人,食物的结构性状不断发生改变:由生到熟、由粗到细、由硬到软。在这漫长的数十万年过程中,咀嚼器官的功能日益减弱,因而产生咀嚼器官日趋退化的遗传倾向。

3. 咀嚼器官的不平衡退化　人类咀嚼器官的退化又是不平衡的,即肌居先,颌骨次之,牙再次之。其演化的结果,导致牙量大于骨量,出现牙拥挤畸形。

人类在漫长的演化过程中,经历遗传和变异逐渐形成咀嚼器官退化性的遗传性状,这就是现代人类错𬌗发生和发展的演化背景。

（二）个体发育

在现代人中,从个体发育来看,只有少数人牙排列整齐,上下牙的咬合关系在正常范围内,而多数人则有不同程度的错𬌗,这与双亲的遗传有关。双亲的错𬌗遗传给子女,子女的𬌗、颌、面像父母,这是咀嚼器官常见的遗传现象。但有的子女并不完全像父母,这与变异和环境因素有关。环境因素通过影响基因的表现(强度、方式等)而使错𬌗呈现多种多样。如在单卵双生子,遗传特性几乎完全相同,所以他们最终所表现出性状的差异实际上是反映了环境因素作用后,个体发育的差异。

咀嚼器官以退化性性状的遗传占优势。Hughes 发现,若父亲的上颌牙弓宽大,母亲的上颌牙弓狭窄,则子女的的上颌牙弓多与母亲相似。反之,若父亲的上颌牙弓狭窄时,母亲的上颌牙弓宽大,则遗传表现与父亲相似。Moore 也发现,若父母的一方或双方有小下颌发育者,小下颌的遗传则非常明显。反之,遗传正常下颌或大下颌的趋势则非常小。

在我国,遗传因素所致的错𬌗约占错𬌗病因的29.4%。常见的遗传性错𬌗有牙拥挤、牙间隙、颜面不对称、牙数目形态异常、萌出时间异常、上颌或下颌前突、下颌后缩、牙弓狭窄和深覆𬌗等。遗传性错𬌗的矫治是比较困难的,矫治的时机越早越好。明确诊断,拟定正确的矫治计划,矫治完成后常需要长期随访,针对病因较长时间地予以保持矫治效果。

二、环境因素

错𬌗的病因除遗传因素外,还有环境因素,它是引起错𬌗的重要因素,分为先天因素和后天因素。环境因素是我们对错𬌗畸形早发现、早预防、早期阻断治疗的理论依据。

（一）先天因素

在胚胎或胎儿时期,疾病、外伤、营养或放射线等因素可能影响牙颌面器官的正常发育从而导致出生后的错𬌗畸形,但这并不一定具有遗传性。也可以这样认为,遗传因素一般都是先天的,但先天的因素并不一定都有遗传性。

1. 母体因素　妊娠期母体的状态,可以影响胎儿的发育。母体的营养不良,缺少胎儿生长发育所必需的钙、磷、铁等矿物质及维生素 B、C、D 等,都可导致胎儿发育不良或发育异常;妊娠期母体感染风疹、梅毒及其他传染病均可影响胎儿骨骼的钙化程度,导致牙齿的发育不全和萌出异常,甚至产生颌骨畸形;妊娠期发生的内分泌功能失调,也可以影响胎儿的发育。另外母体在妊娠期间,如果受到外伤、中毒或接受大量放射线照射,也可引起胎儿的发育畸形。

2. 胎儿因素　一是胎儿本身的功能失调:胎儿发育的早期,其本身的内分泌腺已参与机体发育的调节,胎儿的内分泌腺及新陈代谢失调,也可发生畸形。如垂体激素控制生长速度、甲状腺素调节分化、胰激素影响新陈代谢等;二是胎儿在母体内环境异常,如羊水压力失常、羊膜病变、脐带缠绕、胎儿姿势不佳等均可引起面部发育不对称或造成下颌发育障碍,特别是子宫狭窄、羊水较少对胎儿的影响更为明显。

3. 常见的牙颌发育异常 除了遗传因素的影响,先天环境因素也会产生很多种发育障碍和畸形。

(1) 牙数目异常:牙数目异常可表现为多生牙和先天性缺牙。

多生牙(supernumerary tooth):牙的数目超出正常范围者称多生牙(又称额外牙)。大多是由于牙胚发生时期发育异常或遗传因素所致。在混合牙列和恒牙列都可出现,但乳牙列中罕见,其发病率为 0.3% ~ 3.8%。多生牙可发生在牙弓的任何部位,但最常见的位置是上颌中切牙之间或腭侧,多呈锥形。位于侧切牙或前磨牙区的多生牙,或形态正常而体积较小,或形态及体积均正常而与邻牙相似,难以区别。多生牙可单发亦可多发,数目有 1 个也可为数个,其中单独发生者多见。多生牙可导致上中切牙间隙或邻牙的移位、牙拥挤等。

先天缺牙(congenitally missing tooth):先天缺牙是牙胚在其发育过程中发生异常而使牙数减少。大多为遗传因素,先天发育异常等,外胚叶发育不全的患者常有明显家族史。乳牙列少见,多见于恒牙列中,其发病率为 2.3% ~ 6.0%。先天缺牙临床较为多见。先天性缺牙发生率的顺序依次为上下第三恒磨牙、下颌切牙、上颌第二前磨牙、下颌第二前磨牙及上颌侧切牙,另外外胚叶发育不全的患者常有多数牙缺失。先天牙缺失,轻者可有牙间隙,严重者可导致牙弓不对称,上下颌骨不协调,面下 1/3 变短,深覆殆及深覆盖,唇颊部内陷,从而影响口腔功能和颜面美现。

(2) 牙齿大小形态异常:牙齿的形态和大小是密切相关的。大小不正常的牙齿形态一般都会有很大变异;而形态异常的牙齿常常或大或小。牙齿过大好发于上颌切牙,形成上牙列前突或拥挤;牙齿过小好发于上颌侧切牙,形成牙间隙。牙齿形态异常好发于切牙和尖牙,呈圆锥形;另外还有一些缺陷引起的形态异常,如釉质发育不全,融合牙,双生牙等。

(3) 唇系带异常:唇系带异常可能有遗传因素。上唇系带为一束纤维结缔组织,位于牙槽嵴唇侧中线上,是口轮匝肌在上颌的附着部。婴幼儿时,唇系带较宽,附着低。随着牙的萌出,牙槽嵴增高,一般在 10 ~ 12 岁时,正常情况下其末端距两上中切牙间龈上方约 3mm 处。如唇系带不能自行萎缩,附着点仍然过低,可造成上中切牙间隙。

(4) 舌形态异常:舌的形态、功能与牙弓的大小和形态密切相关。巨舌症患者由于巨大舌体的压力,下颌牙弓扩大,出现明显牙间隙,下牙弓推向前,常常形成反殆。舌体经常停留在上下牙齿之间,常会形成局部或广泛性开殆,舌两侧边缘因压迫有明显的齿痕。小舌症患者舌体体积较小,舌肌力量较小,而颊肌力量相对较大,常形成牙列拥挤,牙弓狭窄等错殆畸形。

(二) 后天因素

后天因素指的是出生以后由各种全身或局部环境因素造成错殆畸形的各种因素。

1. 全身疾病 某些急性或慢性疾病对身体健康都有不同的影响,尤其在儿童时期对殆、颌、面及其全身生长发育的影响更明显。

(1) 急性或慢性疾病:某些急性传染病如麻疹、水痘、猩红热等,除了影响全身骨骼系统的正常发育,还可影响牙的正常钙化过程,釉质形成作用减弱,造成釉质发育不全,甚至影响颌骨的正常发育。慢性消化不良、胃肠炎、结核病等长期消耗性疾病,能降低食物的同化作用和破坏机体的营养状况,妨碍颌骨的正常发育和牙的萌出替换,造成错殆。

(2) 内分泌功能紊乱:垂体和甲状腺与错殆的发生有密切关系。垂体是直接参与调节骨生长发育的内分泌腺,其功能是否正常将对骨骼的形态产生明显的影响。垂体前叶功能不足,可引起垂体性侏儒症,它除表现为身体矮小、头大手足小、骨骼发育明显迟缓外,其颌面部可表现为下颌骨发育不良、牙弓狭窄、乳牙根吸收缓慢而致乳牙滞留、替牙过程延迟等。垂体功能亢进,造成垂体性巨人症,由于产生过量的生长激素,身高远远超过正常范围,患者容貌特殊,前额颧骨及下颌均略前突,可能出现牙间隙、开𬌗及全牙列反𬌗等。

甲状腺也参与骨骼的发育,其对牙和颌骨的发育影响较大。甲状腺功能亢进时,眼球突出,心率增快和震颤,肌无力,乳牙、恒牙早萌,乳牙根吸收缓慢,乳牙滞留,牙呈青白色。甲状腺功能不足时,不但患儿神情呆滞、口常张开、舌常伸出口外、肌张力甚低、头颅大而短小、前囟门的闭合及骨骼的发育迟缓,而且可出现牙弓狭窄、腭盖高拱、下颌发育不足、牙拥挤错位、牙萌出迟缓、萌出次序紊乱、乳牙根吸收缓慢、恒牙牙根吸收、牙体发育不良、牙槽骨钙化不全等。

(3)营养不良:出生后婴幼儿和儿童的营养不良,除全身能呈现出不同的症状外,也会影响颌面部发育。维生素 A 缺乏时,牙萌出延迟,牙体发育不良,釉质基质的形成及钙化均受阻,严重时牙呈白垩色;维生素 B 缺乏时,常有唇炎、口角炎、舌乳头肥厚或裂痕,牙槽嵴有萎缩,单纯维生素 B_2 缺乏者其后代可能发生腭裂或小下颌畸形等;维生素 C 严重缺乏时,可引起坏血病,牙龈水肿与充血、出血,牙体发育不良,造成牙本质细胞退化;维生素 D 缺乏时,体内钙磷代谢失常,可引起佝偻病,其颌面部可表现为上颌骨狭窄、腭盖高拱、上前牙前突、牙拥挤及开𬌗等畸形。

知识拓展

佝偻病

维生素 D 缺乏性佝偻病,又叫骨软化症即骨矿化不足。是常见于婴幼儿的慢性营养不良性疾病,它是由于紫外线照射不足、维生素 D 摄入不足、钙含量过低或钙磷比例不当,肝、肾疾病及胃肠道疾病影响维生素 D、钙、磷的吸收等原因引起,以维生素 D 缺乏导致钙、磷代谢紊乱和临床以骨骼的钙化障碍为主要特征的疾病,引起的全身多处骨骼发育和钙化异常,形成颅面部的骨骼畸形。该病是一种慢性营养缺乏病,发病缓慢,影响生长发育,多发生于 3 个月~2 岁的小儿。所以在婴幼儿的生长发育期间,要经常去户外接受紫外线的照射或补充一定量的维生素 D 来预防佝偻病的发生发展。

2. 功能性因素　儿童的任何器官都需要适当的行使功能,合理的使用方可正常发育,口腔器官也不例外。

(1)吮吸功能异常:婴儿出生时,下颌常处于远中位置,哺乳时的吮吸动作可将其调整。如为母乳喂养,能给予下颌以适当的功能性刺激,可使下颌从远中向前调至中性位置;如系人工喂养,由于哺乳姿势或奶瓶位置不正确,或人工奶头的穿孔大小不合适,或奶瓶内的食物过稠、过稀等,可使下颌前伸不足或前伸过度,因而造成下颌后缩或下颌前突畸形。与吮吸功能有关的翼外肌功能不足,可形成远中错𬌗;反之,如功能亢进,则可导致近中错𬌗。

(2)咀嚼功能异常:咀嚼肌功能不足时,牙、颌、面缺乏功能刺激,会使颌面部发育不足。

儿童的食物,除应强调富有营养外,还应强调食品的性状要富含纤维素,具有一定的粗糙性和耐嚼性,食用一定硬度的食物,牙弓和颌骨可以得到正常的发育。高度的咀嚼功能,是预防错𬌗最自然最有效的方法之一。

(3) 呼吸功能异常:正常的呼吸功能可保证颌面部的正常发育。慢性鼻炎、鼻窦炎、鼻甲肥大等可造成鼻通气不良,迫使口呼吸替代鼻呼吸,影响牙、颌、面的生长发育。口呼吸时,下颌与舌体随之下降,上颌牙弓内侧失去了舌肌的支持,破坏了上牙弓内外肌正常的动力平衡,在颊肌的压迫下,形成上牙弓狭窄、上前牙前突或前牙拥挤。而空气改由口腔出入,又破坏了口腔与鼻腔气压的正常平衡,使硬腭不能在正常发育中下降,造成腭盖高拱、开𬌗和长面畸形等。同时因失去唇肌的功能。又会出现开唇露齿、唇外翻等症状。

(4) 吞咽功能异常:正常吞咽时,上下唇闭合,上下颌牙弓紧密地咬合在正中𬌗位,唇颊肌和舌肌协同作用,使牙弓处在内外动力平衡之中。因咽喉部疾病导致的吞咽功能异常时,舌往往伸向上下前牙之间,吞咽时唇不能闭合,牙齿不能咬合,唇颊肌的压力小于舌肌,牙弓内外失去平衡,最终造成上前牙唇倾、前突,下颌后缩,开𬌗等畸形。

3. 口腔不良习惯　习惯是指在一定的间隔时间内有意识或无意识地反复做一相同的动作,并持续下去。儿童口腔不良习惯在错𬌗形成的病因中占1/4左右。其发生及其程度与不良习惯的作用时间、频率和强度有关。

(1) 吮指习惯:吮指是婴儿最初学会的一种神经反射行为,出生3个月后婴儿,大多有吮手指特别是吮拇指习惯,一般在2岁以后逐渐减少而自动消失。若3岁后仍有这种动作,则属于不良习惯。吮拇指时,拇指含在上下前牙之间,牙受到压力而成局部圆形小开𬌗。做吮吸动作时,两侧颊肌收缩导致牙弓狭窄、腭盖高拱、上前牙前突及开唇露齿。另外,吮吸的拇指压在硬腭上,又加重了腭盖的高拱;再者,吮拇指动作有压下颌向后的作用,久之可形成下颌后缩,远中错𬌗。吮咬示指时,可导致下颌过度前伸;吮咬小指时,损害较小,一般只形成局部小开𬌗。有长期吮指习惯者,常见指上有胼胝或指弯曲等畸形,这是诊断吮指习惯的一个重要特征。

(2) 舌习惯:舌习惯多发生于替牙期。儿童在替牙期常用舌尖舔松动的乳牙、乳牙残根或初萌的恒牙,久之会形成吐舌或舔牙习惯。吐舌习惯也常继发于吮指或口呼吸等不良习惯造成开𬌗之后;有异常吞咽习惯者,也常并发舌习惯。舌习惯分为吐舌、舔牙及伸舌三种类型,由于舌习惯性质不同,其造成错𬌗的机制和症状亦不相同:①吐舌习惯:吐舌时舌尖常位于上下前牙之间,可限制恒前牙不能萌至𬌗平面,形成局部开𬌗,由于舌体的形态是两边薄中间厚,故前牙局部开𬌗的表现为两边小中间大的梭形裂隙。②舔牙习惯:形成舔牙习惯时,舌尖常舔下前牙的舌面,舌肌向前的推动力加大,致使下牙唇向倾斜出现牙间隙,甚至形成反𬌗,如舌尖同时舔上下前牙则可形成双牙弓前突。③伸舌习惯:舌向前伸,同时带动下颌向前移位,而舌尖又置于上下前牙之间,因此造成前牙开𬌗及下颌前突畸形。

(3) 咬唇习惯:唇习惯以女孩较为多见,多发生于6～15岁之间,常因情绪不佳或模仿别人,久之形成咬唇习惯。咬上唇或咬下唇对牙的压力不同,所形成的错𬌗也不同,其中咬下唇者较多见:①咬下唇习惯:咬下唇时,下唇位于上前牙舌侧和下前牙唇侧,从而增加了对上前牙舌侧和下前牙唇侧的压力,防碍了下牙弓及下颌的向前发育,造成上前牙唇向倾斜并伴有牙间隙,下前牙舌向倾斜则出现牙拥挤,在上下前牙间形成深覆盖,面部表现为上前牙前突和下颌后缩、开唇露齿等症状。②咬上唇习惯:形成错𬌗的机制与咬下唇者相反,可造成前牙反𬌗、下颌前突及近中错𬌗等畸形。另外伴咬颊患者,常表现为上下牙弓狭窄。

(4) 咬物习惯:多见咬铅笔或啃指甲等不良习惯,另有咬三角板、衣角、袖口、手帕、被角及枕角等。咬物通常固定在牙弓的某一部位,日久则可形成局部小开𬌗。

(5) 偏侧咀嚼习惯:当一侧后牙有深龋或缺失时,久用另一侧行使咀嚼功能,形成偏侧咀嚼习惯。长期偏侧咀嚼习惯可致下颌功能侧发育过度,咀嚼肌、翼内肌发达,废用侧发育不足,肌张力不足。另外偏侧咀嚼时,下颌向咀嚼侧移动,咀嚼侧出现对𬌗甚至反𬌗并趋于远中𬌗关系。废用侧趋于近中𬌗关系,下前牙的中线逐渐向咀嚼侧偏移,颜面左右发育不对称。长期单侧咀嚼可形成偏𬌗畸形。

(6) 托腮及单侧枕物习惯:儿童在读书或思考问题时经常托腮或撑持颊部,睡眠时常将手肘枕在一侧的脸下,长此形成习惯会阻碍𬌗、颌、面的正常发育及面部对称性。

4. 乳牙期及替牙期的局部障碍 乳牙期及替牙期时的局部障碍,常常导致错𬌗的发生。

(1) 乳牙早失:指乳牙过早丧失。原因以龋齿更为多见,其次是外伤。乳牙早失后间隙的变化常不一致,因缺牙部位和缺牙时间的不同,有的间隙被邻牙部分侵占而缩小,有的间隙被邻牙完全侵占而无余隙,有的间隙可能没有变化。消失或缩小的间隙,虽然待恒牙萌出时因颌骨的发育可恢复一部分,但萌出的恒牙仍常呈拥挤、错位,甚至埋伏阻生。特别是第二乳磨牙早失,危害更大,常会造成第一恒磨牙近中倾斜,从而导致严重的错𬌗。

(2) 乳牙滞留:指牙根未吸收或吸收不全而未能按时脱落的乳牙。随着恒牙的发育和萌出,乳牙的根部逐渐吸收,最终自然脱落。乳牙牙根吸收不完全或完全不吸收,或因咬合创伤、乳磨牙严重龋坏致根尖周围感染引起牙根与牙槽骨之间发生了固着性粘连,是发生乳牙滞留的主要原因。另外,继替恒牙先天缺失,或继替恒牙牙胚位置不正常时,乳牙也易滞留。滞留乳牙的继替恒牙可由于萌出受阻而埋伏阻生,或错位萌出。

(3) 恒牙早失:指恒牙过早丧失,常为严重龋齿或外伤的结果。恒牙,特别是第一恒磨牙的早失,可能引起严重的错𬌗,因第一恒磨牙被称为𬌗的"锁钥"。若第一恒磨牙早失在第二恒磨牙萌出之前,第二恒磨牙有时可前移萌出替代第一恒磨牙;反之,第二恒磨牙将前移倾斜、间隙变小、对𬌗牙伸长以及出现散在牙间隙,也可能形成前牙深覆𬌗,𬌗关系紊乱,影响下颌运动,咀嚼功能降低。

(4) 恒牙早萌:指恒牙萌出时间超前于正常萌出时间。乳牙早失有时可导致恒牙早萌,多见于前磨牙。过早萌出的恒牙,牙根往往形成不完善,无牙根或者牙根较短,常不足根长的1/3,此牙萌出后附着不牢,行使咀嚼功能时,在𬌗力的作用下容易脱落,引起邻牙倾斜移位而导致错𬌗的产生。

(5) 乳尖牙磨耗不足:由于乳尖牙磨耗不足而高出𬌗平面,咬合时常产生早接触。下颌为了避开早接触自动向前或向侧方移位,形成假性下颌前突或反𬌗。

(6) 上颌中切牙之间隙:替牙初期,上中切牙之间可出现暂时性间隙,待侧切牙、尖牙萌出后,此间隙可自行消失。如不能自行消失,其原因可能是:①唇系带附着过低:唇系带为一束强而有力的纤维组织,如附着过低,则可妨碍上中切牙间隙的关闭。②上颌中切牙间骨板过厚:牙间骨板过厚,常形成上颌中切牙间隙。③额外牙:最常见的额外牙于上颌两中切牙之间,若拔除较晚,则可造成病理性的上颌中切牙之间隙。

(7) 恒牙萌出顺序混乱:正常情况下恒牙的萌出有一定的顺序,一般来说,下颌牙比上颌同名牙萌出要早,但是由于乳牙早失、乳牙滞留,根尖病变或多生牙等原因可影响恒牙萌出顺序,造成错殆畸形,特别是对磨牙关系的建立影响较大。如上颌第一磨牙在下颌第一磨牙之前萌出,可能形成远中错殆;上颌第二磨牙早于前磨牙、尖牙萌出,会使上颌第一磨牙近中移动,缩短牙弓长度,具有牙列拥挤的隐患。

5. 其他局部因素

（1）龋齿:乳牙期或替牙期的龋齿,尤其是邻面龋,可使牙弓缩短,恒牙萌出间隙不足,而引起牙列拥挤或错位萌出;龋病不及时治疗会影响正常的咀嚼功能,引起偏侧咀嚼等不良习惯。

（2）牙周病:严重的牙周病会引起牙槽骨吸收,牙齿松动甚至脱落引起牙列缺损,常见的错殆畸形表现为上下前牙唇向倾斜,并出现大量散在间隙。

（3）外伤:乳牙外伤可引起恒牙的早萌、埋伏、易位、错位萌出等。恒牙的外伤可致可致使恒牙牙折、脱落、造成牙列缺损,牙齿缺失后要及时修复,否则会引起邻牙向间隙侧倾斜移位。严重的外伤还会引起口腔颌面部软硬组织的损伤,导致殆、颌、面的畸形。

（4）肿瘤:颌面部的良性或恶性肿瘤可引起颅颌面的畸形。手术治疗时,常会造成严重的颌面缺损,需要及时整复治疗。

（5）不良修复体:不良修复体可导致殆关系的紊乱。如殆面抬高早接触会引起其他牙齿的开殆;殆面降低无接触,又会引起其他牙齿的咬合负担过重,产生移位或压低。

第二节　错殆畸形的预防和早期矫治

预防矫治(preventive orthodontics),系指自胚胎第6周(牙板开始发生)至恒牙列(不包括第三磨牙)建殆完成前的这段时期,通过定期的检查,对影响牙齿(包括乳牙及恒牙)、牙槽骨、颌骨等正常生长发育中的全身及局部不良因素及时发现和去除,或对已有轻微异常趋向者从速纠正,或以各种方法诱导其趋于正常,从而使牙列顺利建殆,颌骨协调发展,颜面部和谐生长,功能健全形成及儿童心理发育健康。预防矫治包括早期预防和预防性矫治两方面的内容。

一、错殆畸形的分级预防

（一）一级预防

亦称病因预防,是指错殆畸形未发生之前防止其致病因素的发生,或致病因素已经存在但还未引起不可逆的错殆畸形发生。一级预防是最积极有效的预防措施。错殆畸形的一级预防包括胎儿期的孕妇保健,婴幼儿期的科学喂养,以口腔不良习惯的预防,口腔卫生保健,防龋治龋等。对于有呼吸道疾病,如慢性鼻炎和扁桃体肥大的患者,需早期治疗保持呼吸道通畅,而对有佝偻病,消化不良等全身性疾病的患者需积极预防治疗原发病,从而预防继发性错殆畸形的发生。

（二）二级预防

即早期发现、早期诊断、早期治疗。它是错殆畸形早期采取的预防措施,包括早期预防畸形的发生,发病后及时对已发生的畸形治疗,阻断其发生发展,或通过早期控制,引导牙颌面的良性发育,不仅对儿童口颌系统的正常生长发育、儿童的心理健康十分重要,而且可以简化治疗方法,缩短疗程。如果没有进行二级预防,畸形可能发展严重,给以后的治疗增加难度,甚至需要成年后采用外科-正畸联合治疗。二级预防主要涉及防龋、保持乳牙列的健康,形态,功能正常,保持牙弓长度,保持正常的乳恒牙萌替,维护口颌面正常肌功能的环境,以及口腔不良习惯的破除等,从而避免错殆畸形的发生发展。

(三) 三级预防

三级预防的对象是错殆畸形已经发生发展的患者。包括恒牙早期的牙性错殆畸形和生长发育结束的骨性错殆畸形。需要做常规的正畸一般矫治或正畸正颌联合治疗来解除错殆畸形,改善患者的面貌,咬合和功能。

二、错殆畸形的早期预防

(一) 胎儿期的早期预防

为了预防错殆的发生,从妊娠期开始,即应注意母体的健康和胎儿的保护。母亲在整个妊娠时期中应注意饮食、营养、卫生,增强体质,提高全身免疫功能,保持愉快的心情,应摄入丰富的含糖、蛋白质、脂肪、钙、磷、铁等无机盐类食物及多种人体必需的维生素,使胎儿在母体内正常生长发育。妊娠早期应避免患急性发热性疾病,如流感等。有报告母亲在妊娠 3 ~ 4 个月患风疹,其胎儿畸形发病率可高达 15% ~ 20%,能造成牙发育不全、唇腭裂、小头畸形、先天性心脏病等。另外,母亲应避免接触放射线照射或摄入过量的烟、酒、咖啡和服用一些化学药物,否则,可妨碍胎儿在子宫内的正常生长发育,造成某些发育畸形。

(二) 婴儿期的早期预防

婴儿哺乳最好以母乳喂养,每次喂养时间约半小时,喂养的姿势为 45 度左右的斜卧位或半卧位,并保证足够的喂养时间和正确的喂养位置,以达到足够的吮吸活动。因为在吮吸时,唇、颊肌及口周肌收缩,可刺激颌面部的正常生长发育。如需要代喂养时,应在医师指导下进行。人工哺乳时应注意:奶瓶的位置要正确,不要过分压迫上下颌骨,以免造成反殆或下颌后缩(图 5-1);人工奶头最好使用解剖式的扁形奶头使之与口唇外形吻合,不会泄露空气,奶头的穿孔不宜过大,以保证有足够的吮吸功能活动,才能刺激面部的正常生长。

另外,婴儿期应注意其睡眠姿势和一些不良习惯,应经常更换睡眠的体位与头位,以免因长期处于一种体位与头位,使头部受压变形而影响面颌的正常发育。吮拇指、咬唇或咬物等不良习惯,应尽早破除,否则会影响颌面部的正常生长发育。

喂养姿势过高　　　　　　喂养姿势过低　　　　　　喂养姿势适宜

图 5-1　喂养的姿势

（三）儿童期的早期预防

1. 儿童的膳食应有一定的硬度,使其充分行使咀嚼功能,以促进牙颌系统的正常生长发育。要摄入丰富足够的蛋白质、脂肪和钙、磷等矿物质以及各种相关的多种维生素。

2. 长期呼吸功能异常的患儿,可造成错𬌗畸形。所以预防并早期治疗呼吸道疾病,如慢性鼻炎和扁桃体肥大等,可以保持呼吸道通畅,避免口呼吸等不良习惯。

3. 患龋的乳牙或恒牙要早期充填修复治疗,防止乳牙早失引起的各种错𬌗畸形。

4. 积极预防和治疗佝偻病,消化不良等全身疾病,如钙摄入量不足导致的佝偻病,将影响儿童全身和牙、颌、面的正常生长发育。

5. 应养成良好的口腔卫生习惯。临睡前避免吃糖,建议使用含氟的防龋牙膏,以减少龋患的发生率。

三、预防性矫治

（一）乳牙脱落异常

1. **乳牙早失**　乳牙早失X线片显示继承恒牙牙根尚未发育或仅形成不到1/2,牙冠𬌗面有较厚的骨质覆盖,即可诊断为乳牙早失。乳牙早失患者,一般应及时使用缺隙保持器(图5-2),维持缺牙间隙,保持牙弓长度以便后继恒牙萌出时有足够的间隙。

2. **乳牙滞留**　临床检查乳牙逾期未脱,恒牙已开始萌出,X线检查可见乳牙根呈不典型吸收或牙根外形不规则,硬板不清晰;后继恒牙牙根已形成1/2,𬌗面无骨组织覆盖;无恒牙胚或恒牙胚有移位现象。常表现为后继恒牙舌侧或唇侧萌出而相应的乳牙尚未替换。一般应尽早地拔除滞留的乳牙,因滞留引起的牙列拥挤,不必急于矫治,随着牙列的替换可以自行调位。而滞留引起的阻生牙或反𬌗一般要通过正畸治疗来纠正。对后继恒牙先天缺失的患者,若其他恒牙𬌗关系正常可以保留乳牙;如其他恒牙拥挤或前突,可拔除乳牙,利用拔牙后的间隙,排齐其他恒牙。

图5-2　丝圈式缺隙保持器

（二）恒牙萌出异常

1. **恒牙早萌**　恒牙过早萌出,X线片显示牙根刚开始形成,其长度不足1/3或牙根尚未形成。为了防止恒牙的早萌,尽早戴用阻萌器,在戴用阻萌器的过程中,应定期检查,如X线片显示早萌牙根部形成已达1/2时,可去除阻萌器。同时应注意口腔卫生,防止被阻萌牙发生龋病。

2. **恒牙迟萌、阻生及异位萌出**　恒牙在应该萌出的年龄不萌而对侧同名牙已萌出时为迟萌;长期埋入在牙槽骨内不可能萌出的牙称为阻生牙。常见原因有乳牙根或额外牙使恒牙的萌出道受阻;乳牙早失致邻牙移位,恒牙萌出道间隙不足;囊肿、牙瘤、牙龈纤维组织增生或骨组织致密妨碍了恒牙的萌出;牙弓长度不足常引起第三磨牙阻生等。恒牙迟萌常可导致邻牙倾倒及对颌牙伸长;阻生牙可压迫邻牙移位,造成病理性牙根吸收或龋病,继发牙髓炎时常有疼痛,甚至松动、脱落。

恒牙迟萌,X线牙片显示恒牙牙根已大部分形成;若为阻生牙,其在牙槽骨中可出现位置异常。一般应尽早拔除滞留的乳牙、残根、残冠、额外牙,切除囊肿、牙瘤,去除致密的软硬组织。对恒牙牙根已形成2/3以上而无望自行萌出者,可行外科手术开窗,正畸牵引治疗,引导埋伏牙萌出。第三磨牙阻生多由于牙弓长度不足所致,一般选择拔除阻生的第三磨牙。若牙异位萌出,也要早期正畸纠正或阻断,以防影响周边牙齿的萌出,出现更加严重的错𬌗畸形。

知识拓展

开窗牵引术

对于位置异常的阻生牙,在开拓间隙后行手术开窗,然后轻力牵引,将其引导到牙列中的相应位置。一般常用于上颌埋伏阻生的前牙。这是一种阻生牙的保存性治疗方法,可以最大程度的保留牙列的完整性,从而保证其正常的生理咬合和咀嚼功能的行使,最大程度地维护了患者的功能和美观。对于拔除阻生牙所产生的咬合关系不佳,咀嚼功能下降和后期义齿修复等问题,是一种更加积极的治疗方法。目前由于牙科CT的广泛应用,又大大提高了阻生牙开窗牵引术的诊断和治疗水平,从而在临床上得到广泛应用。

3. 恒牙早失　根据临床病史,口腔检查和X线牙片可以准确地诊断恒牙早失。一般青少年时期可戴用缺隙保持器或行暂时性修复治疗,待成年后再行永久性修复治疗。个别恒牙早失的患者可视具体情况,采用正畸治疗用邻牙代替早失牙,免除终身戴义齿的不便。如若第一恒磨牙早失,缺牙区牙槽嵴足够,可考虑用固定矫治器让第二磨牙替代第一磨牙,同时注意调𬌗并防止第二磨牙近中移动时牙冠倾斜,防止对颌牙伸长避免𬌗干扰。

4. 恒牙萌出顺序异常　临床口腔检查即可确诊,必要时加摄全口曲面体层片辅助诊断。不同情况采取不同的措施,如制作固定舌弓或Nance弓等保持牙弓的长度,确保后继恒牙萌出后能自行调整、排齐。

(三) 系带附着异常

1. 唇系带过短　临床检查可见异常的唇系带位于上中切牙之间,为一粗大而无弹力的纤维带,与切牙乳头相连,牵拉上唇时切牙乳头可发白,它可导致中切牙间间隙不能关闭。X线检查可见,上中切牙间腭中缝处的牙槽嵴较宽并有V形缺口。一般年龄较小的患者可手术切除异常的唇系带,间隙可自行关闭;年龄较大的患者可先用固定矫治器关闭间隙,切除附着的异常唇系带及全部纤维组织,以保持矫治的效果。

2. 舌系带过短　多系遗传因素与先天发育异常造成。由于舌系带过短而影响舌的正常功能活动,舌常位于下牙舌侧或上下切牙之间,可形成前牙开𬌗,并且影响发音。临床检查可见舌系带附着于舌的较前端,舌前伸和上抬活动时均受限制。对未出现明显错𬌗的舌系带过短者,可做舌系带修整术,恢复舌的正常功能活动。对舌系带过短伴有下牙弓过宽、前牙开𬌗时,可在矫治错𬌗的同时,行舌系带修整术。

(四) 肌功能异常

正常的面部肌动力平衡在牙颌颅面系统发育中起重要作用,特别是维持牙弓前后,内外所有肌力量的平衡。颌面部的肌功能不平衡,可导致牙和颌骨的异常发育,形成错𬌗;相反,通过肌功能训练改变肌功能的不平衡状态,可以协助患者破除口腔不良习惯,恢复牙弓正常动力平衡,阻断错𬌗向严重程度发展,诱导颌、颅面正常发育。另外,可保持稳定的矫治效果。肌功能训练主要适用于生长发育期的儿童,根据错𬌗情况,可单独进行,也可配合使用机械矫治器。

1. 翼外肌训练　翼外肌功能不足,可导致下颌后退。在快速生长期增加翼外肌活动,可刺激下颌向前旋转生长。当发现儿童有远中错𬌗倾向时,可辅助于翼外肌功能训练。训练时,先教会患者确定好中性𬌗位,然后使下颌尽量前伸,再将下颌退回到中性𬌗位咬紧,重复上述的动作直到肌疲劳为止。每日三次,每次 5～10 分钟。

2. 口轮匝肌训练　口轮匝肌训练可改善不良习惯形成的唇肌松弛、上下唇外翻、闭唇困难,阻断错𬌗的进一步发展。常配合正在治疗的安氏Ⅱ类一分类错𬌗患者,训练方法如下:①尽量伸长上唇,使上唇卷曲于上切牙之下及其后,每天至少训练30分钟,坚持4～5个月即可见效,适用于遗传性上唇短缩的患儿;②使上唇伸长到下切牙下缘,将下唇伸长于上唇之外,并用力挤压上唇。每日3次,每次5～10分钟,协助张口呼吸的患儿改善面部美观;③用带柄前庭盾(图5-3)作唇肌训练,手指拉前庭盾向前,口唇闭紧,阻止其拉出;④鼓励儿童吹口哨、乐器,用唇吸水、喷水等类似动作,也可达到锻炼唇肌,增加肌张力的目的。

图 5-3　带柄前庭盾

3. 颞肌、嚼肌、翼内肌训练　教会患者确定中性𬌗位,做闭口、咬紧、放松再咬紧、再放松训练,至肌肉疲劳为止。每天3次,每次5～10分钟。此训练方法有促进上下颌骨发育及增长牙弓的作用。开𬌗患者在使用机械性矫治器的基础上配合此训练有一定的疗效。偏咀嚼习惯的患者容易造成一侧咀嚼肌群发达,面形相对丰满;另一侧肌肉缺乏训练,面形相对塌陷,影响面部美观。对这种患者,在去除病因的基础上,引导其单侧咀嚼肌训练,可取得满意疗效。

4. 舌肌训练　舌训练的目的在于纠正不良习惯,破除患儿滞留的婴儿型吞咽习惯,帮助患儿养成成熟型的正常吞咽习惯。矫正患儿不良舌习惯,在戴用腭转轮(珠)、腭杆、腭网等矫治器的基础上,配合舌肌训练方法。在训练咬肌、颞肌时,将舌尖紧贴于下颌牙弓舌侧龈缘处。每次咬肌、颞肌收缩时,同时使舌尖用力压迫下颌前部的牙槽,舌的侧缘则会压迫下颌两侧的牙槽。该方法不适用于下颌前突、前牙反𬌗的患者。

5. 面部诸肌的综合训练　嘱患者口内含水,在紧咬牙情况下,将水鼓入口腔前庭,再收缩面肌,使水返回;还可以用两个小指牵引口角,同时收缩口轮匝肌。这种方法可改善面部外观。

四、缺隙保持器、阻萌器和导萌器

(一) 缺隙保持器

知识拓展

缺隙保持器

儿童牙齿在早失后,为了保持这个间隙,给患儿戴用的一个装置,可以维持正常的生理间隙,并防止邻牙向牙缺失部位倾斜及对𬌗牙的伸长。总之缺隙保持器是用来保持早失牙齿在牙列中的近远中和垂直的间隙,以便继承恒牙的正常萌出,从而有效预防错𬌗畸形的发生发展。阻萌器和导萌器是两种特殊功能的缺隙保持器,阻萌器可以在间隙保持的同时阻止继承恒牙的过早萌出,导萌器则可以在间隙保持的同时引导间隙相邻的未萌恒牙向正常方向萌出。

1. 缺隙保持器的适应证　乳牙早失,恒牙胚牙根形成不足 1/2,牙冠𬌗面覆盖有较厚的骨组织;间隙已缩小或有缩小的趋势者;一侧或双侧多数乳磨牙早失,影响患儿咀嚼功能者。

2. 缺隙保持器应具备的条件　能保持间隙的近远中距离,并能防止对𬌗牙伸长;不妨碍牙及牙槽骨高度和侧方的生长发育;不妨碍后继恒牙的萌出;不妨碍咀嚼、吞咽、发音等口腔功能;不损伤口腔软、硬组织;结构简单,固位良好,制作容易。

3. 缺隙保持器的类型　按患者是否能够自行取戴,可分为可摘缺隙保持器和固定缺隙保持器;按是否能恢复咀嚼功能,可分为功能性缺隙保持器和非功能性缺隙保持器。

4. 常用的几种缺隙保持器

(1) 丝圈式缺隙保持器:适用于个别乳牙早失的病例,具体制作方法有两种形式:①在间隙一端较为稳固的牙上选择或制作带环或全冠,用直径 0.8~0.9mm 的不锈钢丝做一 U 形丝圈,将丝圈的游离端焊接在带环上,另一端紧贴间隙侧两端牙的邻面;②在间隙两端的牙上选择或制作带环或全冠,用直径 0.8~0.9mm 的不锈钢丝制作丝圈并焊接在两侧带环上,丝圈应离开牙槽嵴顶 1~2mm,不妨碍牙槽嵴宽度的发育,并与邻牙有良好的接触,保持间隙的近远中距离。

(2) 活动式缺隙保持器:适用于多数乳磨牙缺失的病例,该保持器能行使咀嚼功能。制作方法与一般的可摘局部义齿类似,可设计双臂卡环,但是不需要牙体制备,不用𬌗支托及颊侧基托。这种缺隙保持器既可以保持间隙,又可以恢复一定的咀嚼功能。但需定期检查,适时更换,以免影响颌骨的发育。根据需要酌情逐步缓冲基托,直至恒牙大部分萌出时即可停戴。

(3) 固定式缺隙保持器:包括舌弓、Nance 弓、腭弓式缺隙保持器,多用于两侧多颗乳磨牙早失且两侧第二乳磨牙或第一恒磨牙存在的病例;因乳磨牙早期丧失而近期内侧方牙即可萌出者;因适时拔除第二乳磨牙,对其间隙进行管理的时候;使用活动式缺隙保持器不合作时,以保持牙弓周长的装置。这种缺隙保持器是非功能性缺隙保持器,不能恢复患儿的咀嚼功能,也不能阻挡对𬌗牙的伸长。

固定式缺隙保持器将不锈钢弓丝的两端固定在第二乳磨牙或第一恒磨牙的带环上,在不锈钢弓丝上焊阻挡丝以维持上下弓长度,并保持下切牙与第一乳磨牙位置,使邻牙不向间隙侧移动。

(4)铸造式缺隙保持器:多适用于单个乳磨牙早失,离后继恒牙萌出尚早,且间隙前后的邻牙存在。具体制作方法:首先进行牙体预备,即缺失牙的近远中基牙去除倒凹,间隙侧远中邻面预备出约1mm的间隙,备龈上肩台,基牙的𬌗面预备出浅𬌗支托窝。取印模后,铸造制出缺隙保持器。试戴时,注意恢复正常邻接及咬合关系,龈端与牙龈距离2~3mm。

铸造式缺隙保持器类似金属固定桥,它可以明显提高患者的咀嚼效率,尤其体现在食用硬度较大的脆性食物方面。

(5)压膜式缺隙保持器:压膜式缺隙保持器一次可压成形多个保持器,制作简便,尤其适用于对金属过敏或者不能耐受金属材料的患儿。与丝圈式缺隙保持器相比,压膜韧性好、表面光滑、方便摘戴、舒适不压迫牙龈。缺点是压膜片作为塑胶材料容易老化,色泽日久会变暗,但并不影响其临床应用。

(二)阻萌器

又叫阻萌式缺隙保持器。当乳牙早失后,恒牙胚如无牙槽覆盖,往往会提前萌出,而这种恒牙的牙根常发育不足甚至没有发育,不能承担咀嚼压力而容易松动乃至脱落。对于早萌的恒牙,首先要摄取X线片了解牙根的发育情况,若牙根发育未达根长的1/3~1/2,则用阻萌器阻止其萌出同时保持间隙的宽度。

常用阻萌器有两种:

1. 固定阻萌器　该类阻萌器是在丝圈式保持器上加焊一根阻萌丝,阻萌丝紧贴在早萌牙的𬌗面中央,其他部分与丝圈式保持器相同。

2. 可摘阻萌器　制作方法同功能性缺隙保持器,利用基托覆盖早萌牙的𬌗面,阻止其继续萌出。

在戴用阻萌器的过程中,应定期检查,如X线片显示早萌牙根部形成已达1/2时,可去除阻萌器。同时应注意口腔卫生,防止被阻萌牙发生龋病。

(三)导萌器

又叫导萌式缺隙保持器。第一恒磨牙萌出之前,第二乳磨牙因龋病等过早脱落,势必造成第一恒磨牙牙胚近中倾斜移动。这不仅会导致第二前磨牙错位或阻生,也会因第一恒磨牙的移动而使咬合错乱。因此,常需引导第一恒磨牙正常萌出以预防错𬌗的发生。相邻的第一乳磨牙健在,可作为保持器的基牙。导萌器的远中面是代替第二乳磨牙的远中根,诱导尚未萌出,仍存在于牙槽骨内的第一恒磨牙萌出于正常位置。

导萌式缺隙保持器的制作:若第二乳磨牙过早缺失,而第一恒磨牙尚未萌出,可在第一乳磨牙上做带环或全冠,在其远中端焊接一丝圈,以保持第二乳磨牙的间隙,然后在缺隙保持器的基托内,包埋一条成斜面的扁形铜丝,此钢丝末端插入第一恒磨牙近中面处与牙面接触,使第一恒磨牙随此导面萌出而不致错位。戴用此缺隙保持器者,当第一恒磨牙牙冠大部分萌出后,可更换成丝圈式保持器。

第三节　错𬌗畸形的阻断性矫治

阻断性矫治(interceptive orthodontics)是对乳牙列及替牙列期的一些由于遗传因素、先天或后天因素所致的正在发生或已经发生的错𬌗用简单的矫治方法阻断其发展,使之自行调整至正常𬌗或用矫治器引导其生长成正常𬌗。

（一）牙数目异常

1. 多生牙　形状异常的多生牙(图 5-4)口腔检查即可发现,且牙数目较正常多。偶尔可见额外牙的形态与恒牙外形相似,应注意辨别。未萌多生牙常使恒牙分开,牙弓中出现间隙,一般通过 X 线牙片或全口曲面体层片便可确诊。尽早拔除额外牙,若无恒牙明显错位,可进行观察让其自行调整。若已形成反覆𬌗较深的个别牙反𬌗,应尽早使用矫治器矫治,如采用𬌗垫矫治器或联冠斜面导板。若额外牙位于腭侧,中切牙已萌出,中切牙常表现为唇向错位,先拔除额外牙,观察自行调整情况,必要时用可摘矫治器如双曲唇弓内收中切牙。

2. 先天缺牙　诊断较为简单,口腔或模型检查有缺失牙,问诊无拔牙史,并结合影像学辅助检查。牙缺失通过 X 线检查未见牙胚。一般通过全面检查,并根据患者侧貌,缺牙位置及错𬌗情况决定治疗计划。先天缺牙和恒牙早失的处理类似。在替牙期可以观察其自行调整,待恒牙列期后,再根据错𬌗情况酌情处理。原则上对个别牙缺失的患者,尽量选用后牙前移的替代疗法,而多数牙缺失的患者则应先集中间隙,再采用义齿修复的方法恢复牙列和咬合,以恢复其咀嚼功能。

图 5-4　多生牙

（二）口腔不良习惯

口腔不良习惯会使口颌系统在生长发育过程中受到异常的力量,破坏正常的肌力、𬌗力平衡和协调性,使可塑性较强的牙、牙槽骨及颌骨发育异常。

课堂互动

1. 吮食中指和吮大拇指各会出现怎么样的错𬌗畸形?怎么矫治?

2. 同是出现"地包天"的症状,先排除遗传因素的存在,都有哪些可能的口腔不良习惯存在?

1. 吮咬习惯　吮咬习惯有吮指、咬唇、咬颊、咬物等。该习惯常发生在婴儿时期,由于吮吸活动不足、过早断奶或缺乏与家人交流情感而造成。

婴儿期吮咬习惯患者,除了注意改进喂养方法,国外常采用在口中放入奶嘴形橡皮乳头(可持续到儿童时期自发停止使用为止);或涂黄连素等苦味药于拇指或示指上,或戴手套、金属指套以阻断其习惯。儿童期则应进行心理疏导说服教育,调动其积极性,让其自行改正不良习惯,不可用打骂或责备的方法,这样不仅达不到治疗效果,反而会不利于儿童的身心健康。如不良吮吸习惯改正十分困难时,可采用腭刺、舌刺(图5-5),唇挡,颊屏等矫治装置破除不良习惯。

图 5-5　腭刺舌刺

2. 舌习惯　舌习惯有原发性和继发性两种,所以我们需要对因治疗。对于由扁桃体过大、慢性扁桃体炎、佝偻病等继发吐舌的患者,应治疗其局部和全身疾病后再做正畸治疗。对于原发性吐舌患者首先进行说服教育,采用心理矫治法使其自动改正不良习惯,对改正不良习惯困难者必要时需戴用破除舌习惯矫治器。一般多采用带舌刺的上颌可摘矫治器,在上颌基托正对上前牙开𬌗的部位,包埋4~5根舌刺,以阻挡吐舌、伸舌。也可采用固定矫治器如腭网、腭屏、腭珠纠正吐舌和伸舌习惯。还可在破除舌习惯矫治器上加双曲唇弓关闭牙间隙。

3. 口呼吸习惯　治疗口呼吸首先消除病因,请耳鼻咽喉科医师会诊,积极治疗鼻咽部疾病。其次对畸形不严重者,说服教育不再口呼吸,晚上戴口罩睡觉;或用前庭盾纠正口呼吸习惯。恒牙列患者,应经全面检查、诊断及设计后,可行一般性矫治。另外,不能忽视鼻呼吸的训练,否则矫治效果很难维持稳定,错𬌗畸形仍会复发。

4. 偏侧咀嚼习惯　纠正偏侧咀嚼习惯要求积极治疗乳牙列的龋坏牙,拔除残冠、残根,去除𬌗干扰,修复缺失牙。并教育患者必须双侧咀嚼以改正单侧咀嚼。若为恒牙列,根据错𬌗的程度进行一般性正畸矫治。

(三) 牙列拥挤的早期矫治

乳牙列极少出现牙列拥挤,混合牙列常出现牙列拥挤,首先应区分暂时性错𬌗或永久性错𬌗。暂时的牙拥挤可以随恒牙萌出,颌骨及牙弓的发育而自行调整。若为永久性错𬌗,则根据拥挤的程度酌情处理。

1. 轻度拥挤的早期矫治　轻度拥挤的患者应定期观察,随着恒牙的萌出,颌骨及牙弓长度的增加有时可自行调整。必要时可采取减径的方法,片切第二乳磨牙冠的近中面,使间隙不足的第一前磨牙顺利萌出。也可做防治性舌、腭弓维持牙弓的现有长度,防止在替牙过程中第一磨牙的前移影响拥挤前牙的自行调整。

2. 中度拥挤的早期矫治　替牙期中度拥挤的患者,一般不做早期处理,定期观察,待恒牙期时酌情按牙拥挤的矫治方法矫治。

3. **严重拥挤的早期矫治** 混合牙列期经间隙分析,诊断为严重拥挤的患者,矫治应十分谨慎。在掌握全面诊断的基础上,可采取序列拔牙的方法。但由于序列拔牙法疗程太长,又常难以取得患者的合作,且对儿童全身与颌骨的发育常常估计不足,再加上采取序列拔牙法的病例,一般不可能完全自行调整得很理想,常需待恒牙列期再进行必要的固定矫治。另有学者并不主张此法,建议到恒牙列早期拥挤明确后,再作一次性矫治。

(四)个别牙错位

个别牙错位可形成咬合障碍,妨碍牙、牙弓与下颌位置的正常调整,早期矫治个别牙错位并去除𬌗干扰,可阻断畸形的发展,引导牙、𬌗、颌、面正常生长。

1. **上中切牙旋转、外翻、错位的矫治** 上中切牙萌出后旋转、外翻、错位,常可致侧切牙萌出时近中移动,旋转的上切牙舌侧边缘嵴可妨碍下颌向前调整,也可能使下切牙舌向或唇向错位。当 X 线牙片显示上中切牙根已发育 2/3 以上或基本发育完成时,应尽早矫治扭转或外翻的上中切牙,可在上中切牙唇面粘接固定矫治器,在局部间隙开拓足够的情况下,逐渐加力改正上中切牙的旋转。也可设计唇弓式活动矫治器,利用牵引力偶改正之。

2. **上中切牙间隙的矫治** 替牙列期上中切牙间隙可以是生理性的,即待萌的侧切牙的牙胚压迫中切牙根所致。随着侧切牙萌出,此间隙可自行关闭。但也可以是病理性的,常系中切牙间多生牙或异常的上唇系带所致,两者均需通过 X 线牙片判断,对因治疗,如拔除多生牙或行唇系带修整术,之后可采用在上中切牙唇面粘接托槽,并设计局部片段弓或弹簧关闭间隙。

3. **第一恒磨牙近中移动的矫治** 原因多系第二乳磨牙因龋坏早脱或第二乳磨牙残根、残冠。此时第一恒磨牙萌出后失去与第二乳磨牙的正常接触关系;而向近中移动占据第二前磨牙的位置。早期治疗的目标应是将近中移动的第一恒磨牙推向远中以维持间隙并等待第二前磨牙萌出。远中移动第一磨牙的方法有:①活动矫治器附第一恒磨牙近中的分裂簧,或摆式矫治器,推其向远中;②在第一恒磨牙带环上焊颊面管用唇挡(白天)及面弓(夜晚)推第一磨牙向远中;③采用固定矫治器,以前段牙弓和对侧牙弓作支抗,用螺旋弹簧推第一恒磨牙向远中。

小　结

错𬌗畸形的形成是多种因素作用的结果。不同性质的致病因素可产生相同类型的错𬌗,同一致病因素又可形成不同类型的错𬌗,同一类型的错𬌗其具体表现也不尽相同。因此形成错𬌗畸形的机制是错综复杂的。

错𬌗畸形的早期预防,预防性矫治主要涉及防龋、保持乳牙列的健康和功能正常,维持牙弓长度,保持正常的乳恒牙萌替以及维护口颌面正常肌功能的环境等,从而避免错𬌗畸形的发生发展。而破除口腔习惯不良习惯是早期阻断性矫治的重要措施。所以错𬌗畸形早期防治的目标是:维护和创建口颌系统正常的生长和发育环境,阻断造成错𬌗畸形的不良干扰,建立有利于正常建𬌗的功能运动环境,改善不良的颌骨生长型,促进患儿颅颌面和心理健康的正常生长发育。

(吕俊峰　黄优)

思　考　题

1. 简述错𬌗畸形的病因。
2. 临床上常用的缺隙保持器的种类有哪些?
3. 口腔不良习惯的早期阻断性矫治的方法有哪些?

第六章 口腔其他疾病的预防

![学习目标]

口腔医学专业：

　　1. 掌握：口腔癌常见的发病原因和主要防措施；儿童牙外伤的常见原因及预防措施；酸蚀症的常见原因。

　　2. 熟悉：常见口腔癌的种类及预后；牙外伤的基本处理原则；酸蚀症的治疗措施。

　　3. 了解：常见口腔癌的治疗现状。

口腔医学技术专业：

　　1. 掌握：口腔癌常见的发病原因和主要防措施；儿童牙外伤的预防措施；酸蚀症的常见原因；酸蚀症的预防措施。

　　2. 熟悉：常见口腔癌的种类及预后；牙外伤的基本处理原则；护牙托的构造及制作。

　　3. 了解：常见口腔癌的治疗现状；儿童牙外伤的常见原因。

第一节　口腔癌及其预防

　　口腔癌(oral cancer)指发生于口腔及其邻近解剖结构的恶性肿瘤,目前 WHO 最新版的国际疾病分类系统中,口腔癌与咽癌归为一类,称为口腔、咽癌(oral and pharyngeal cancer,OPC)或简称口咽癌,包括发生在舌、牙龈、口底、腭、咽、上颌窦等部位的癌。口腔癌在世界范围内居第六位,是较常见的恶性肿瘤,在口腔癌中又以鳞状细胞癌(squamous cell carcinomas)最多见,约占80%以上。部分口腔癌较其他部位的癌易转移,预后较差,且术后往往造成面部畸形及功能丧失,严重威胁人类的身心健康,因此对口腔恶性肿瘤的预防和早期诊断越来越受到重视。2005年第三次全国口腔健康调查结果显示,口腔癌及癌前病变在 35 ~ 44岁年龄组为 17/10 万,65 ~ 74 岁年龄组为 27/10 万。这是首次获得在全国范围内的口腔癌流行病学资料。

WHO 在 2006 年将癌症确定为可控制慢性病。癌症漫长的发生过程、早期发现对肿瘤治疗的重要意义、加大预防力度可降低肿瘤发病率,这三点已经得到医学界的共识。预防和控制口腔癌,根本出路是加强三级预防,大力开展口腔健康教育和口腔健康促进活动,使公众了解日常生活中口腔癌的危险因素,尽量减少或戒除不良嗜好,定期检查,尽量做到早期发现和早期治疗。

一、口腔癌与癌前病变

(一) 口腔癌的流行病学

1. 发病率　发病率是衡量口腔癌患病情况的重要指标之一。发病率是指在特定时间内(通常是 1 年)某一特定人群新发生口腔癌的人数,常用十万分之几来表示。口腔癌在全世界不同地区发病率不同,以东南亚地区发病率最高,据估计,全球每年新增病例 27.4 万例,在我国每年口腔癌新发病人数大约为 4.56 万人。

2. 年龄分布　口腔癌的发病率随年龄的增长而增长。国内统计资料均以 40~60 岁为最高峰,西方国家则多发生于 60 岁以后,其发病的最高峰值比我国大 10 岁左右。但在 20 世纪 70 年代后期,特别是 80 年代以来,无论在西方国家或我国,在患病年龄上均有逐渐增大的趋势。可能与整体人群平均的寿命延长有关。而在世界上口腔癌的高发地区,许多口腔癌患者的年龄在 35 岁以下。

3. 性别分布　口腔癌多发于男性,1982 年美国癌症协会的资料表明,口腔癌占全身癌瘤的比例男性为 6%,女性为 2%。国内统计资料显示男女构成比约为 2:1。但近年来女性的发病率有明显增加,上海第二医科大学 1751 例口腔癌的统计表明:女性患者的增长速度远大于男性患者;1960~1965 年间男女之间比为 2.82:1,而 1986~1990 年间缩小为 1.39:1。这种女性病员的迅速增长被认为有以下两种因素:一是由于女性的吸烟和饮酒的习惯有所增长;二是与更多的妇女参加原本为男性所从事的职业有关。

4. 部位差异　口腔癌的发生部位以舌、颊、牙龈、腭、上颌窦等为常见。口腔癌的好发部位与地区、气候、种族及生活习惯等均有一定关系。

5. 死亡率　虽然癌症的治疗取得了许多举世瞩目的成就,但是由于口腔癌比其他部位的癌易转移,自从 20 世纪 60 年代以来,口腔癌的死亡率基本保持不变,5 年生存率始终徘徊在 50% 左右。

(二) 癌前病变

癌前病变(precancerous lesion)是指临床及组织学上有改变并且有癌变倾向的病变。癌前病变最大的特点是在形态学上的改变,主要变现为上皮细胞不典型增生(atypical hyperplasia)。它常是肿瘤形成过程中的一个阶段,处于不稳定状态,具有潜在危险性,如能及时治疗便可恢复正常;反之,则有可能发展为癌。

由癌前病变转变为癌虽然是一个缓慢的过程,而且并非所有的癌前病变都必然转变为癌,也并非所有的癌都能发现明确的癌前病变。但正确认识此类病变,掌握一些具有可能恶变疾病的诊断、预测、监视,对口腔癌的预防及进行阻断治疗或诱导分化治疗具有重要意义。

口腔颌面部最常见的癌前病变有口腔白斑(oral leukoplakia, OLK)和口腔红斑(oral erythroplakia)。口腔白斑被认为是最常见的癌前病变之一,其癌变率在 5% 左右。而红斑的癌变危险性比白斑尤甚。临床上发现,80% 的红斑病员病理切片证实为浸润癌或原位癌。

癌前状态是指能导致在某一特定部位容易发生癌的一般状况,但不一定表明在此部位已存在某些可见的变化。口腔面颊部常见的癌前状态有口腔扁平苔藓(oral planus lichen,OPL)、口腔黏膜下纤维变性(oral submucous fibrosis,OSF)、缺铁性咽下困难(Patterson-Kelly syndrome)、盘状红斑狼疮、慢性非特异性炎症、黏膜良性淋巴细胞增生症及交界痣、梅毒等。对于扁平苔藓,尤其是糜烂型及萎缩型扁平苔藓久治不愈者,应充分地提高警惕。据文献报告,扁平苔藓的恶变率为 0.2% ~1% 。故对糜烂、溃疡、萎缩型扁平苔藓久治不愈者以及具有红斑损害的扁平苔藓必须高度重视其恶变倾向。

从临床角度而论,对癌前病变和癌前状态都应予充分重视。因为他们都能发生癌病,只是在发生率以及时间上的差别有所不同而已。

二、口腔癌的危险因素

长期的研究认为口腔癌的发生与多种因素有关。

(一) 不良生活方式

1. 吸烟 吸烟是全世界公认的与肺癌及相关疾病高度相关的危险因素。烟草中所含的致癌物质很多,其中 N′-亚硝基去甲烟碱和 4-N-亚硝基甲基氨-1-(3-吡啶基)-1-丁酮是最强的致癌物质。烟草高温燃烧(达 800℃)时释放出很多致癌物质,存在于烟雾中,直接攻击口腔黏膜上皮细胞,引起机体分子结构的变化而致病。

(1) 口腔癌的危险度与吸烟呈正相关。根据 1996 年美国预防与疾病控制中心报道美国 75% 的口腔癌与咽癌,是由吸烟与咀嚼烟草所致。研究表明:三分之一的口腔癌是由吸烟引起的。吸烟者口腔癌的发生率及死亡率比不吸烟者均要高。假设不吸烟危险度是 1,每天吸 10~19 支,相对危险度上升为 6.0,每天吸烟 20 支以上为 7.7,每天吸 40 支以上危险度高达 12.4。吸旱烟、吸烟时间长、吸烟量大者,患白斑可能性高。有调查表明吸烟者中有33.5% 发生口腔黏膜白斑,不吸烟者仅有 3.3% 发生白斑,两者相差 10 倍。

(2) 口腔癌的发生与吸烟的数量、时间、烟草的类型、吸烟的方式有直接关系,其危险性与吸烟时间的长短、吸入量、受刺激部位有关。不同地区和民族吸烟的方式不同,包括吸纸烟、烟斗、雪茄、嚼烟草、鼻烟等。它们与口腔癌有密切的关系,大量的流行病学证实吸烟和口腔癌有密切的关系,口腔癌患者中吸烟的比例是非吸烟人群的 2 倍多。故其中一些人患有腭部白斑和腭癌。吸纸烟的,发病部位多在舌与口底,吸烟斗的发病部位多在唇部。用烟斗比吸卷烟与癌的发生关系更密切。咀嚼烟草者比吸烟者导致口腔癌的危险更大,可见烟草是口腔癌变的危险因素。

2. 饮酒 研究发现饮酒的量与口腔癌发生相关。乙醇为致癌物的溶剂和促癌的刺激物。饮酒主要增加舌癌与口底癌的危险性,因酒与舌、口底黏膜反复接触,引起黏膜烧伤,增加了细胞膜通透性和溶于乙醇中致癌物质的吸收。长期积累的临床资料表明,饮酒与口腔癌的发生呈正相关。Garaner 对 189 例口腔癌患者调查,94% 的患者饮酒。Wynder 等发现33.0% 的口腔癌患者有每天饮酒习惯。乙醇的致癌性除局部影响外,还有全身方面的影响。饮酒和吸烟或口腔卫生差,互相都有协同作用,使口腔癌发生的危险性增加。芬兰医学家斯蒂娜·叙耶宁(Stina. Sujenin)认为:吸烟和饮酒是导致口腔癌最重要的危险因素,高达 80%的口腔癌患者与长期嗜好烟酒有关。她认为饮酒将会进一步加剧吸烟对口腔黏膜产生有害影响。特别是烈性酒,致癌的危险明显大于其他酒类。口腔癌治疗之后,在吸烟和饮酒的患者中复发率也高。

3. 嚼槟榔　槟榔的生物成分非常丰富。组织学研究表明槟榔中的生物碱能够刺激黏膜成纤维细胞胶原的合成与增生。槟榔中的鞣酸能增加胶原纤维分解的抵抗力,进一步增进了纤维化。咀嚼槟榔过程中不仅对口腔黏膜产生机械刺激,可使口腔黏膜破损或充血,而且可发生口腔局部环境的改变,使口腔黏膜下发生纤维性变。而口腔黏膜下纤维性变属癌前状态,有显著增加发生癌的危险。有文章指出,咀嚼槟榔等混合物能引起口腔黏膜上皮基底细胞分裂活动增加,使口腔癌发病率上升。

很多东南亚国家,如斯里兰卡、印度、马来西亚、菲律宾、泰国等,以及我国的海南、湖南等省均有嚼槟榔的习惯。从而导致口腔癌的发病率增高。印度的口腔癌占全身癌症的15% ~ 65%,是印度南部最常见的癌症。不同地区嚼槟榔的方式多种多样,有的在槟榔中加入烟草、熟石灰混合,有的还加入小豆蔻、丁香和茴香等香料。虽然目前对槟榔和香料的有害成分尚不清楚,但槟榔块中的烟草、石灰对口腔黏膜的损害是已知的。其中添加剂为主要的致癌因子,如槟榔果、石灰、丁香和烟叶。口腔癌的发病率与嚼槟榔时间、滞留时间呈正相关,最常发生的部位是颊部,患颊癌的危险性是不嚼槟榔者的 7 倍。

知识拓展

嚼槟榔

在我国境内,嚼槟榔主要流行于台湾、湖南、海南、福建等地。我们常说的槟榔,是槟榔树上结的槟榔果。新鲜采摘的槟榔,椭圆,青绿色,也称为"青果"。将"青果"分成两半,去除果核,加上荖花(贩卖时称为榔叶)包裹的石灰,就制成了大家常吃的槟榔。其中的槟榔碱有促进神经兴奋作用,并且有一定的成瘾性,一旦上瘾就很难摆脱,戒食率很低。

槟榔早在 2004 年就被国际癌症研究中心认定为 1 级致癌物质。许多研究表明,经常咀嚼槟榔会明显增加口腔黏膜病变的可能性,提高口腔癌的发病率。在槟榔流行的国家和地区中,口腔癌的发病率名列前茅。

4. 营养　维生素缺乏与口腔癌的发生有关。很多口腔癌患者的排泄物中,维生素 B 的含量很少,76.2% 的口腔癌患者血清检验时,发现维生素 A 含量很低。舌癌患者中,25% ~ 45% 有缺铁性贫血,现已证明缺铁时能促进细胞成熟,增加细胞生成,在口腔黏膜中增加细胞的角化。在缺铁性贫血时,舌乳头剥脱,增加了舌黏膜癌变的敏感性。

一些资料还表明,口腔癌的发病与主食中缺乏蛋白质和维生素 A、微量元素硒的缺乏有关。营养缺乏不能单纯归于生活方式因素,因为除择食、偏食原因,更多的是社会环境因素。

5. 其他因素　精神因素是导致肿瘤发生的风险因素之一。研究发现:精神长期压抑几乎是所有肿瘤的致病因素之一。中医学认为这一因素的影响会引起气滞,气滞则血瘀,血瘀则日久结聚成块而成肿瘤。

（二）环境因素

现代医学对肿瘤的认识目前比较一致的看法是:绝大多数恶性肿瘤的发生与环境因素

有关。调查显示：环境因素在肿瘤发生中起重要作用。有人提出"环境癌"的概念,认为光辐射、核辐射、空气污染、水源的污染等都可成为肿瘤发生的因素。

1. 光辐射 光辐射(波长 320~400nm)是引起皮肤癌的主要原因,长期强烈光照也是唇红部癌的原因之一,多发生在下唇。60%~80% 的唇癌发生在长期、强烈暴晒的男性白人,95% 发生在下唇并与光化角化病有关。唇癌在黑人中少见,这是因为黑色素可以阻挡紫外线。由于唇红部癌与光辐射有关,因此患者有明显的职业差异,农民与户外工作人员患病率高,农民唇红部癌的患病率是城市居民的 2 倍。

2. 核辐射 核辐射对人与动物均有诱发癌的作用。超大剂量或长期低剂量的核辐射,均超过了人体免疫系统的监控、修复能力,使人体细胞产生不可逆的改变生物学称为畸变,畸变的细胞无序增殖,导致恶性肿瘤发生。如核医学上应用的高能射线,这些射线可导致人体免疫功能的衰退,并作用于易感细胞,如白血病和淋巴瘤放射治疗后的患者,易引起黏膜表皮样癌和唾液腺癌。

3. 其他环境因素 空气污染、水源污染、食品污染也是致病因素。现代工业化产生的许多化学成分,对人体有致畸、致癌的作用。如二氧化硫、一氧化碳、有机磷农药、多环芳烃和亚硝基化合物等。某些职业如纺织业、制革业、制鞋业等,与口腔癌的发病率以及发生口腔癌的危险性增加有一定关系。

(三) 生物因素

1. 口腔感染与局部刺激 口腔卫生不良、尖锐牙尖和不良修复体的长期刺激,被认为是口腔癌发生的原因之一,这是一种慢性、反复刺激和感染的诱发过程。如舌癌及颊癌,可发生于残根、锐利的牙冠边缘及牙尖、不良修复体等长期刺激的相应部位。

2. 病毒感染和梅毒 病毒与癌症有密切的关系,能感染口腔组织又具有潜在致癌作用的病毒有两种:人类乳头状瘤病毒和疱疹病毒。人类乳头状瘤病毒(HPV)在口腔鳞癌的发生发展中起着重要作用,是口腔鳞癌的可以病原因素之一,人类乳头状瘤病毒的感染与人类上皮性肿瘤的发生关系密切。最近研究证实,口腔鳞状细胞癌及癌前病损中存在 HPV 的感染,从口腔原发肿瘤、癌前病变、癌诱导细胞株和转移淋巴结中可检测出人乳头瘤病毒的DNA。提示 HPV 的感染可能与口腔鳞状细胞癌和癌前病变的发生有关。Epstein-Barr 病毒(EBV)是一种疱疹病毒,与口腔癌的发生有关。主要感染人类的口咽部上皮细胞和 B 细胞。口腔癌的发病可能与梅毒有关。Martin 发现 24% 梅毒患者患有口腔癌。在印度梅毒患者中,晚期合并颊癌的有 11.0%、13.2%、18.0% 不同情况的报道。据报道 18% 黑人梅毒患者并发口腔癌。

口腔癌的致病因素是复杂的、综合的,除此,还与内分泌因素、机体因素、机体免疫、遗传、机体易感性、种族等有关。

三、口腔癌的预防

预防是抗击恶性肿瘤最有效的武器。研究表明,经过合理有效的预防与控制,大约30%的癌症是可以预防的,约30%的癌症如果能及早发现并且得到有效的治疗,是可以治愈的。口腔癌预防的含义包括:预防口腔癌的发生,预防口腔癌对邻近组织的损害,预防口腔癌的转移,预防因口腔癌丧失生命。越来越多的医务工作者认识到了口腔癌早期预防与早发现在治疗上的重要性。

（一）口腔健康教育与口腔健康促进

预防口腔癌,首先要对公众进行口腔健康教育,加强防癌宣传,增进群众对预防口腔癌卫生知识的了解,并付之于行动。大多数的癌症都不是一次或几次偶然接触致癌物质引起的,而是由于长期的不良生活习惯、生活环境及不合理、不科学的饮食习惯导致的,比如大量的吸烟和饮酒。因此,建立良好的生活习惯是防癌的最佳对策。

1. 减少与控制致病因素

（1）戒除吸烟、饮酒和嚼槟榔等不良嗜好:据 2005 年第三次全国口腔健康流行病学抽样调查,我国男性公民 35～45 岁、65～74 岁吸烟者分别为 61% 和 45%,饮酒者分别占 43% 和 29%,既吸烟又饮酒者分别占 73% 和 59%。35～45 岁、65～74 岁男性吸烟者分别是女性的 20 倍和 5 倍,饮酒者男性是女性的 11 倍和 5 倍。因此,我国口腔癌的一级预防应着重从吸烟与饮酒的危害性方面进行教育,改变吸烟、饮酒的习惯。大量研究表明,在致癌因素中,烟草是最大的癌症诱发物,故吸烟是最危险的不良习惯。据统计,90% 以上的白斑患者都有吸烟习惯,而吸烟时间越长、吸烟量越大,患病的危险性就越大。白斑是目前公认的癌前病变,而戒烟是预防和治疗白斑的有效措施。因此,要向公众宣传吸烟的危害性,使他们了解吸烟与白斑、口腔癌的关系,鼓励公众不要染上吸烟习惯;对已吸烟者最好劝其戒烟;已吸烟而不能戒烟者,也要减少吸烟的次数和数量。酒与口腔之间的关系密切,减少酒的摄入,是防止口腔癌的措施之一。另外,嚼槟榔也是口腔癌发生的危险因素,特别是在槟榔中混有烟草与石灰时致癌危险性更大,因此应避免嚼槟榔。

（2）注意对光辐射的防护:光辐射是引起唇红部癌的原因之一。因此要避免长时间直接日照,并采取各种防强紫外线照射的措施,如戴帽遮光,使用防晒剂等。

（3）合理的膳食与营养:合理摄入人体必需的糖类、脂肪、蛋白质、维生素、矿物质等,多吃新鲜蔬菜和水果。不吃发霉、变质等易致癌的食物。蔬菜和水果中大量存在的维生素 C、动植物肝脏中的维生素 A、植物油中的维生素 E 均被认为能提高机体细胞的免疫功能,是肿瘤生长的抑制剂。

（4）避免过热饮食:不饮过热的饮料,不食过热食品,避免刺激口腔黏膜组织。

（5）避免不良刺激:如牙的锐利边缘及义齿的锐利边缘应及时调整;拔除残根、残冠,避免对软组织的摩擦、压迫和损伤。

（6）保持良好的口腔卫生:减少口腔感染,减少口腔炎的发生。做到早晚刷牙、饭后漱口,定期到医院进行洁治。

（7）注意身体及精神状况:避免过度疲劳和精神长期紧张,保持乐观,保持健康,增强体质,提高机体免疫力,在防止肿瘤发生上具有重要作用。

2. 提高公众对口腔癌警告标志的认识　口腔癌的警告标志如下:①口腔内溃疡,2 周以上尚未愈合;②口腔黏膜有白色、红色和发暗的斑;③口腔与颈部有不正常的肿胀和淋巴结肿大;④口腔反复出血,出血原因不明;⑤面部、咽部和颈部出现不明原因的麻木和疼痛。

（二）定期口腔检查

2006 年,WHO 将恶性肿瘤定为可控制的慢性病。目前认为,癌症的发生是一个多阶段、多步骤的漫长发生过程。定期检查是为了早期发现并提高早期治疗率,而且早期治疗的口腔癌患者一般有较长存活期和较高的生活质量。由于早期一般没有明显症状往往不易被患者发现,当出现症状时已到中、晚期,错过了最佳的治疗机会。因此,对于口腔癌的患者要做到"三早",即早发现、早诊断、早治疗。对于一般人来说,每年应该常规进行一次口腔检查,由于口腔癌的发病率随年龄增长而增加,因此对于 40 岁以上长期吸烟的人群,预防口腔癌显得特别重要。

1. 医师对患者的定期口腔检查　仔细观察口腔各区域黏膜的色、形、质方面有无异常变化。白斑和红斑是主要的癌前病变。白斑在临床分型中以疣状型、颗粒型、溃疡型白斑更易癌变。白斑在舌缘、口底、口角联合区等部位癌变倾向大。应将白色念珠菌的检查列为常规,对阳性者给予抗真菌治疗,以降低其癌变率,由于目前临床对白斑尚无有效的治疗方法,因此对患者定期检查和进行长期随访,对口腔白斑癌变的防治具有重要意义。

扁平苔藓是一种癌前状态,应要求患者每年复诊 2 ~ 4 次,密切关注其病损和症状的变化。尤其对于发生在舌、龈、颊部的萎缩型、溃疡型、糜烂型病损应作为随访重点,把握病理活检时机,准确诊断,必要时可手术切除。

对局部治疗和特殊治疗无效的溃疡和增生性病变,应考虑其为癌前病变或可疑病变,及早采取有效的方法对其做出明确诊断,及时处理癌前病损,对有癌变倾向者,应及时手术切除并做病理检查。

对口腔中长期慢性的炎症,应检查有无不良刺激因素的存在,如软垢、牙石、锐利的牙冠边缘或牙尖、不良修复体等,对可疑的病变要追踪观察,必要时做病理检查。

2. 自我检查方法　除了定期到医院检查,还需学会自我检查,以便及早发现病变,及早就医。特别是长期存在烟酒刺激,口腔已有白斑或长期嚼槟榔者。自我检查时,应在充足的照明下面对着镜子进行,方法与步骤如下:

(1) 头颈部:对头颈部进行对称性观察,注意皮肤颜色的变化。

(2) 双手示指触摸面部,面部如有颜色变化、触痛或肿块、疣痣增大,应在 2 周内就医检查。

(3) 触摸颈部,检查左右两侧颈部。从耳后根摸到锁骨,注意有无疼痛与肿块。

(4) 唇部:翻开下唇,观察唇红部与唇内侧黏膜,用示指与拇指从内向外、从左向右触摸下唇,然后对上唇做同样检查,触摸是否有肿块,观察是否有创伤。

(5) 牙龈与颊部:用示指拉开颊部,观察牙龈,并用示指与拇指夹住颊部触摸。

(6) 舌与口底:伸出舌,观察舌的颜色与质地,用消毒纱布包住舌尖部,然后把舌拉向左或右,观察舌的边缘部位,用示指与拇指触摸舌体,注意是否有异常肿块。检查口底需用舌舔上腭,以观察颜色与形态有无异常,然后用示指触摸口底。

(7) 腭部:大张口,头略后仰,可用牙刷柄压住舌背,观察软腭与硬腭的颜色与形态。

3. 癌前病变的特殊检查　在可疑病变的部位可采用一些特殊方法诊断癌前病变,如甲苯胺蓝染色法、荧光检查、放射性同位素标记检查法、组织化学方法(免疫组织化学和凝集组织化学)脱落细胞检查和活体组织检查法。

(三) 政策与措施

控烟、限酒须有政策和法规的保障。卫生行政部门协同其他政府部门,制订控制使用烟酒的政策,通过增加烟草和烈性酒的税收,禁止烟草广告与促销活动,印刷"吸烟与饮酒是口腔癌危险因素"的忠告式广告,烟盒后应印有"吸烟有害健康"的忠告,面积应占烟盒的 30% ~ 50%。2003 年 3 月 1 日 WHO 通过《烟草控制框架公约》对以上条例都有较具体的规定。我国于 2003 年 11 月 10 日正式签署《烟草控制框架公约》。2005 年 8 月 28 日,全国人大常委会表决批准了该公约并于 2006 年 1 月 9 日生效。

培训社区卫生中心的工作人员,使他们能够检查居民的口腔状况以早期发现病变,并请求必要的会诊以便做出诊断和治疗;制作一些向群众宣传烟酒危害的教育资料,对人群进行有关烟草危害和戒烟的教育。

有关部门还应制定相应措施,投入一定的财力、物力、人力,积极开展对高发人群及易感人群的防癌普查和监测,做到早期发现肿瘤,早期诊断,从而得到早期有效的治疗。肿瘤普查一般 3～5 年进行一次;对于易感人群的监测,最好能每年定期检查 1～2 次。

此外,还应建立癌前病变高危相的病历档案,对损害的发病部位、形态、取材位点应给予详细正确绘图标明,以供动态追踪观察。

(四) 防止环境污染

现代医学认为,人类癌症的发生约 85% 以上与环境因素有关。环境污染在癌症的发生中起重要作用。因此,无论工作环境还是生活环境都应该注意污染问题,在公共场所可采取吸烟区与非吸烟区分开的措施。对密闭的公共场所要禁止吸烟,如医院、剧院、商店、饭店等。各级政府部门要加强对污染环境的工业生产及商业生产单位的管理,对有污染环境的工业生产要远离住宅区。严格限制有害物质的排放,如污水排放前的净化处理,有害气体排放前的处理。加强对饮用水的检测,改良水源等。同时应注意核辐射的污染和检测,做好工作场所监测和个人剂量监测。

当前对口腔癌的致病因素有了一定的了解,这对预防口腔癌的发生提供了依据,做好口腔癌的预防工作,将会大大降低其发病率和死亡率。世界卫生组织已将癌症的预防(包括口腔癌)列入公共卫生重点项目之一,世界各地正在为攻克癌症做着不懈的努力,人类在不久的将来,将会有力地控制癌症的发生。

第二节　牙外伤的预防

牙外伤(traumatic dental injury)是指牙齿受急剧创伤,特别是打击或撞击所引起的牙体硬组织、牙髓或牙周组织发生急性损伤的一种疾病。这些损伤可单独发生在一种组织,也可同时涉及多种组织。

近年来,随着人们生活方式的改变,交通运输的发展,以及儿童运动、游戏内容的多样化,再加上儿童的活动性较强,常易发生意外事故,如碰撞、跌倒。如果面部先着地,牙齿很容易受伤,从而导致牙齿松动、折断、脱位(牙齿脱离正常的位置)等。根据科学研究,人群中牙外伤发生的高峰年龄为 6～13 岁,儿童及青少年是牙外伤的高发人群。我国 6～13 岁的儿童牙外伤发生率为 19.6%,与世界其他国家相近。乳牙期牙外伤发生的高峰期是 10～24 个月的幼儿,性别差异不明显。在恒牙期,男性较女性更易发生牙外伤,男女比例为 1.3 : 1～2.3 : 1,原因可能是男孩比女孩更好动,更积极参与户外及体育运动,男孩也更易出现一些暴力行为。

牙外伤的损伤类型、受累牙的牙位、数目以及严重程度与年龄和产生损伤的原因不同而有所差异。恒牙牙外伤最常见的类型是釉质折断或釉质和牙本质折断却未造成牙髓暴露的简单冠折。乳牙牙外伤最常见的类型是半脱位,这可能与乳牙牙周支持组织弹性较高,牙齿在外力的作用下更易脱位而非折断有关。任何类型的牙外伤,最好发的牙位是上颌中切牙,其次是上颌侧切牙或下颌中切牙。大部分人只有单颗牙受累,两侧牙齿牙外伤的发生率没有明显的差别。

一、危险因素

导致牙外伤的原因有很多,任何程度的机械外力直接或间接作用于牙都可造成牙体硬组织或牙周组织的损伤。现代社会,随着人们参加各种休闲活动及体育运动的机会增多、频繁使用各种交通工具及各种暴力活动等造成牙外伤越来越普遍。摔倒、交通事故、体育运动及暴力成为牙外伤的主要原因。

1. 摔倒、碰撞 摔倒、碰撞以及物体撞击到牙是发生牙外伤最常见的原因。对于学龄前及学龄期儿童,无意识牙外伤最常发生于日常活动及娱乐场所。危险和过度拥挤的环境,更易使人摔倒,发生碰撞从而产生牙外伤。

2. 交通意外伤害 包括行走时被交通工具撞伤,或骑自行车、驾驶汽车时发生意外,造成牙及颌面部的复合伤。15岁以下儿童由于骑自行车引起的面部外伤中有31%伴有牙外伤。戴头盔骑车虽可降低面部及颅脑损伤风险,但不能很好地保护面下部和下颌。

3. 运动损伤 体育运动是发生牙外伤的主要原因之一。它受下列因素影响:运动的类型、运动的场地、运动员的年龄和性别、运动的规模、体育竞赛的水平、防护用具的使用、是否有教练和牙科医师的指导。美国资料显示,33%的牙外伤与运动有关。

4. 暴力 暴力常导致上颌和面部的损伤。在挪威的北特伦德拉格郡,7~18岁青少年牙外伤中,直接原因是暴力的占5%;在奥斯陆,这一比例为9%。与农村地区相比,暴力行为更易发生在城市且随着年龄的增长而增多。

5. 行为因素 喜欢冒险的儿童往往更易发生牙外伤。平常好动、顽皮和喜欢打斗的儿童与其他儿童相比,发生牙外伤的风险更高;而性格温和、行为乖巧的儿童则相对较少发生牙外伤。还有很多人把牙当成是工具,从而造成牙的损伤,例如:咬螺丝钉、用牙开启啤酒瓶盖或汽水瓶盖等。

除了上述常见的牙外伤,还有医源性牙外伤和口腔内的穿孔装饰品对牙的损伤等。比如医师拔牙时不注意保护对颌牙用力过猛而击伤。

二、牙外伤的预防措施

近年来,创伤已严重威胁人类健康和生存质量。牙由于其解剖因素,加之没有任何防护,极易造成外伤。牙外伤的发病率明显高于和面部的其他组织和器官。由于受伤者绝大多数为儿童及青少年,影响牙的咀嚼、语言、形象心理等多种功能,如不及时、有效地救治将会遗留严重的生理和心理的影响。因此,提高公众对牙外伤的认知水平显得十分重要。

1. 增强保健意识 预防牙外伤,首先要提高公众,特别是学校师生、家长对牙外伤的认知水平,增强防护意识。家长及儿童的监护者需要增强责任心,不能疏忽大意。根据自己了解的牙外伤的知识,对孩子进行教育,提高其自我救助的能力。应加强学校的健康教育,加强牙外伤危害性的宣传,教师要培养学生的防伤观念,对体育活动中的儿童加强防护措施,防止意外发生,要宣传交通安全知识,遵守交通法规。提高自我保护意识。运动中应掌握运动要领,遵守一定的运动规则和规律,有条件的地方应积极采取防护措施。教育学生避免暴力行为,遵守交通规则,以减少牙外伤的发生。教师、家长和校医院医师应了解牙外伤急诊处理的基本常识,以利于牙外伤后的应急处理等。

2. 环境保护及公共娱乐设施的完善　玩耍是孩子的天性,为了减少孩子的牙外伤,学龄前儿童家中尽量布置一个安全的玩耍区域,清除可能造成创伤的坚硬物饰,放置缓冲性强的物品,如垫子、枕头等。在易发生牙外伤的地点,如学校、道路、运动、游戏场所,尽可能进行草坪建设,或其他软化地面的方法。例如在硬地面、楼梯走廊铺设塑胶,以减少或避免儿童牙外伤或身体其他部位的伤害,尽量减少不规则的小台阶或意外的障碍物。应建立安全的娱乐场所和人性化的生活交通设施如专用的活动场所。体育设施和游乐设施应提高安全性能;加强学生上学专用校车的管理,避免拥挤;公交汽车上应设置专用扶手;盲人行走的专用盲道应加强建设和管理等。政府有关部门在改善交通道路和机动车质量的基础上,加强道路管理,对雨雪后的道路及时清理,还应提高全民法律意识,严格遵守交通规则,严禁酒后驾车,以较少创伤的发生。

3. 护牙托　青少年在激烈、对抗性较强的体育运动和游戏中,口腔颌面部受伤的概率很高,易形成运动性牙外伤,最易受累的牙是上颌中切牙,身体接触类运动项目受伤的风险高于非接触类项目,因此应提倡青少年参加体育运动时佩戴护牙托。美国牙科学会(ADA)和国际运动牙科学会(IASD)联合建议参与有身体冲撞的剧烈运动(如足球、篮球、滑冰等)时,运动员须使用护牙托;参与打击类运动项目时,也须佩戴护牙托,且在训练和比赛中都要始终佩戴。

护牙托是一种弹性片状减震装置,护牙托的作用是:①保护牙齿和口内其他组织,如牙龈、颊和唇;②防止颌骨骨折,特别是保护颞下颌关节;③预防外力对颅脑的冲击伤害,降低脑震荡发生的可能;④增强运动员的安全感。

护牙托分为三类:①预成类是固位及防护效果欠佳的成品护牙托;②口内成形类是具有一定固位及防护功能的半成品护牙托;③个别制作类是由牙医根据需保护者的牙齿模型进行加工制作的护牙托,其固位及防护效果最佳,是目前应用比较多的一种类型。护牙托使用方便,防护效果好,已被全世界体育界广泛采用。但在我国,除拳击等专业性极强的个别运动项目外,护牙托的制作和使用几乎是空白。医务人员对牙外伤的重视以及对护牙托的了解也较缺乏。近几年一些院校已在儿童中开展护牙托预防牙外伤的项目,进行激烈体育运动时,如拳击、散打、棒球、足球、篮球等对抗性较强的运动,戴护牙托来保护牙齿。取得了一定的成绩。

知识拓展

护牙托

护牙托一般是由弹性塑胶制成的一种牙齿护具,可在参加剧烈运动时保护牙齿、口腔软组织及颞下颌关节免受外伤。

儿童,尤其学龄儿童活泼好动,时有发生碰伤、跌伤。6岁左右的儿童,常发生前牙外伤,且此时的前牙是刚萌出的恒牙,由于缺乏保护,常发生折断、移位、甚至脱落。如果在儿童剧烈运动前佩戴防护牙托,那么宝贵的前牙便可免遭劫难。在从事高风险,职业对抗的体育运动和游戏项目时最好使用防护牙托,例如:足球、篮球、棒球、曲棍球、冰球、橄榄球、拳击、跆拳道、柔道、摔跤、滑冰、轮滑(旱冰)、滑板、自行车和滑板车等。

4. 错𬌗畸形矫正 唇关闭不全和深覆盖与牙外伤密切相关。唇部对前牙有一定的保护作用,因此不管前牙覆盖情况如何,唇关闭不全的儿童更易发生前牙的外伤。5 岁以下前牙开𬌗的儿童与其他同龄人相比,发生牙外伤的风险提高了两倍。覆盖超过 3.5mm 的儿童与覆盖正常的儿童相比,其发生牙外伤的风险明显增大。同时伴有唇关闭不全和深覆盖的儿童,牙外伤的发生率更高。对于患有唇关闭不全和深覆盖等错𬌗畸形的儿童应尽早进行相关的矫治,防止牙外伤的发生。

三、全脱位牙外伤的应急处理

多数牙外伤往往导致牙齿完全脱位,甚至掉在地上。这种情况下,家长一定要保持镇静,应该将牙齿放入生理盐水、牛奶或自己的口腔中,切记不要干燥保存,更不要擦拭牙根,立即带孩子到医院就诊,医师会将脱出的牙再植回去。牙齿脱出牙槽窝时间越短,再植的成功率越高,5 分钟之内再植成功率最好。如果条件不方便不能够尽快赶去医院,如因各种因素无法即刻再植,应马上将牙保存于湿性环境中尽快就医。家长可以参照旁边牙齿的位置自行将牙齿植回孩子的口中,然后再赶去医院。如果牙齿沾上污垢,可以手拿牙齿的冠部,用生理盐水、牛奶或者清水将其冲洗干净再植回口腔。

即刻再植被认为是治疗全脱位牙外伤最好的方法。外伤后的就诊时间、患牙保存方法、保存的溶液、处理方法等决定了牙根表面牙周膜细胞的活力,直接影响了再植牙的预后。乳牙全脱位外伤一般不予再植,只需处理伤口、止血和预防感染。

第三节 牙酸蚀症的预防

牙酸蚀症(dentel erosion)是指在无细菌参与的情况下,接触牙面的酸或其螯合物的化学侵蚀作用而引起的一种慢性的、病理性的牙体硬组织丧失。

20 世纪,牙酸蚀症主要指职业性牙酸蚀病,即较长时间接触各种酸雾或酸酐所引起的牙体硬组织缺损,是生产和使用酸的工作人员较常见的口腔职业病。患病者可见前牙牙冠不同程度的缺损,且牙对冷热酸甜等刺激反应敏感,严重者牙冠大部分缺损或仅留下残根。但随经济的发展和劳动条件的改善,这种职业病已经明显减少。近十余年来,饮食习惯导致的牙酸蚀症患病率不断上升,由饮食中的酸,尤其是碳酸饮料的牙酸蚀症已引起了人们的重视。牙酸蚀症已成为一个新的口腔健康问题,酸蚀症患病情况的调查结果已由许多国家报道,虽然调查的人群不同,但调查资料可以反应酸蚀症的患病是相当普遍的,而且有上升趋势。牙酸蚀症患病率从 20% ~71% 不等,且呈上升趋势。德国的一项纵向调查研究显示,近20 年乳、恒牙酸蚀症的患病率明显上升。早期我国职业性牙酸蚀症患病率为 17.55% ~65.67%。目前我国 3~5 岁儿童牙酸蚀症患病率较低,但随着年龄的增加,牙酸蚀症的患病率明显升高。

一、危险因素

牙酸蚀症确切的因素尚未明确。目前研究认为,它是一种多因素的疾病。来自体内外的酸作用于易感的牙是引起酸蚀症的最基本的原因。然而,即使接触酸的情况相同,人们的患病情况仍有差别,生活方式、口腔卫生习惯及唾液的缓冲能力等均会影响牙酸蚀症的发生和发展。因此,牙酸蚀症是一种多因素的疾病,是化学、生物、行为等多种因素相互影响、相互作用的结果。

(一) 化学因素

化学因素主要指接触牙的酸蚀性质,包括内源性酸和外源性酸。

1. 内源性酸　体内的酸进入口腔,最常见的原因是由于患有某些疾病使胃内容物进入口腔,胃酸长时间作用于牙齿硬组织发生酸蚀症。消化期胃液含 0.4% 盐酸,胃内容物 pH 值 3.8。胃病长期反酸、呕吐以及慢性乙醇中毒者的胃炎和反胃均可形成后牙舌面和腭面的酸蚀症,有时呈小点状凹陷。最常见的疾病包括:①胃食管反流性疾病,如持续性反酸、慢性呕吐等;②受神经、心理影响的胃肠紊乱,如神经性呕吐、神经性厌食症、神经性贪食症等;③其他,如体内代谢及内分泌紊乱、长期酗酒、一些药物副作用等。

2. 外源性酸

(1) 饮食因素:饮食因素在牙酸蚀症的发病中占重要地位,酸性饮料(如果汁和碳酸饮料)的 pH 值常低于 5.5,由于饮用频繁,牙面与酸性物质直接接触时间增加导致酸蚀症。而且这些食物和饮料的摄入时间、频率及方式等关系密切。研究发现,酸性饮料食物的酸蚀力,除 pH 值外,也受其本身的缓冲能力,钙螯合物的能力和所含钙、磷、氟等矿物质离子浓度和相对于羟磷灰石晶体的饱和度等因素的影响。

(2) 药物因素:一些 pH 值较低的药物也可引起牙酸蚀症,例如维生素 C 片剂、补铁剂、阿司匹林和一些治疗哮喘的药物。患胃酸缺乏症的患者用的替代性盐酸等的长期服用均可造成酸蚀症。

(3) 环境因素:暴露于酸性工作中的人易患牙酸蚀症,它的患病率及严重程度与接触的时间、是否采取保护措施有关。近年来随着工作条件的改善,这类牙酸蚀症已很少见。

(二) 生物因素

唾液的缓冲能力、获得性膜、牙的结构和矿化程度、牙和软组织的位置关系等生物因素都与牙酸蚀症的发生、发展有关。口腔环境中,正常分泌的唾液和流量对牙表面的酸性物质有缓冲和冲刷作用。这种作用可以阻止牙表面 pH 值下降到 5.5 以下,从而阻止牙酸蚀症发生。如果唾液流率和缓冲能力减低,如头颈部化疗、唾液腺异常或长期服用镇静药、抗组织胺药等,则牙面接触酸性物质发生酸蚀症的可能性就更大。

(三) 行为因素

1. 生活方式　酸性饮食增多的生活习惯,尤其在儿童时期就建立的习惯,或临睡前喝酸性饮料的习惯是酸蚀症发生的主要危险因素。剧烈的体育运动导致脱水和唾液流率下降,加上饮用酸性饮料可对牙造成双重损害。与此同时,牙酸蚀症的发病率也在逐年上升。

2. 刷牙因素　刷牙的机械摩擦作用加速了牙面因酸脱矿的牙硬组织缺损,是酸蚀症形成的因素之一。对口腔卫生的过分关注,如频繁刷牙,尤其是饭后立即刷牙可能加速酸蚀症的进展。

3. 其他因素　咬硬物习惯或夜磨牙等与酸性物质同时作用,可加重酸蚀症。

二、牙酸蚀症的预防措施

1. 加强口腔健康教育　普及牙酸蚀症的基本知识,树立自我保健的意识。

2. 治疗可引起牙酸蚀症的疾病　积极治疗如胃肠功能紊乱等引起的慢性呕吐、持续反酸;治疗受神经、心理影响的胃肠紊乱;治疗内分泌紊乱等其他疾病。

3. 减少饮食中的酸对牙的侵蚀　减少酸性食物和饮料的摄入量及摄入频率,可用吸管饮用,让饮料少接触牙;饮用酸性饮料时,应尽量避免含于口腔中太久,并且最好一次喝完而不要分多次饮用,以减少牙齿暴露在酸性环境中的频率。可在饮料中加入钙、磷离子,增加其饱和度,从而改变酸性饮料本身的性质,减弱其酸蚀性;对一些 pH 值较低的药物则应尽量避免嚼服,如果不能避免应及时漱口。

4. 避免酸性环境中与酸接触　努力改善工作环境,消除空气中的酸雾,尽量避免暴露于酸性环境中,必要时须戴防酸口罩。定时用2%苏打液漱口,避免口呼吸。

5. 增强牙对酸的抵抗力　咀嚼无糖口香糖,促进唾液分泌,发挥唾液的缓冲作用,预防牙酸蚀症发生;对于患有系统性疾病,需要长期服药而导致口干的患者,应尽早与相关的临床医师联系,考虑调整用药或采取其他保护措施;平时使用含氟牙膏刷牙和含氟漱口水漱口,增强牙对酸的抵抗力。

6. 改变不良的饮食习惯及口腔卫生习惯　酸性饮食的摄入最好安排在就餐期间,此时的唾液的流量大,缓冲能力强。不要安排在两餐期间,尤其不应在晚上睡觉前。摄入酸性食物后不要马上刷牙,以免引起牙面受酸软化后过度被磨耗。刷牙时宜用含氟浓度高而摩擦剂颗粒小的牙膏刷牙,并且要减轻刷牙的力道。可使用含氟漱口水漱口、咀嚼无糖口香糖等方法促进唾液分泌从而发挥唾液的缓冲作用。选用刷毛软硬适度,对牙磨损较小的牙刷,采用正确的刷牙方法及合适的力度刷牙均能预防牙酸蚀症。

小　结

本章主要学习了口腔癌、儿童牙外伤、酸蚀症的流行病学特征、发病原因及有效的预防措施,通过对本章的学习,应在熟悉以上内容的基础上,掌握其发病的危险因素和预防措施,并很好地应用于临床实践。

（尹　刚）

思　考　题

1. 口腔癌常见的致病因素有哪些?
2. 损防口腔癌的主要措施有哪些?
3. 牙外伤的概念是什么?
4. 怎样才能防止儿童牙外伤的发生?
5. 试述目前牙齿酸蚀症的发生于饮食习惯的关系。

第七章　特定人群的口腔保健

学习目标

口腔医学专业：

1. 掌握：特定人群口腔保健的基本方法。

2. 熟悉：特定人群口腔疾病的基本特点。

3. 了解：特定人群口腔保健的基本需求。

口腔医学技术专业：

1. 掌握：娠期妇女治疗口腔疾病的适宜时期；婴幼儿清洁口腔的方法；"8020计划"。

2. 熟悉：娠期妇女易发生口腔疾病的原因；老年型国家的标准；青春期主要的口腔问题。

3. 了解：孕前检查的必要性；残疾人的口腔护理方法。

特定人群指具有特殊的生理、心理特点，或处于一定的特殊环境中，自我保护能力较差，容易受到各种有害因素的作用，患病率较高的人群，主要包括妇女、儿童、老年人、残疾人等。不同人群对口腔保健的需求有所不同，口腔患病情况也各有特点。例如，妊娠期妇女易患牙龈炎；学龄前儿童、小学生易患龋病；青少年、中学生牙周健康问题较普遍；中老年人也有其特别的生理和病理问题。而残疾人、幼儿、年事已高的老人，由于缺乏生活自理能力而不能正常使用口腔卫生用品，故口腔卫生差，从而导致和加重了多种口腔疾病的发生。因此，口腔保健必须适合每个特定人群，针对他们的特点和特殊问题来制定不同的口腔预防保健项目，开展口腔保健、康复保健，才能使制订的口腔预防计划和项目获得成功，从而获得整体口腔健康水平的提高。

爱牙日主题

每年的 9 月 20 日为全国爱牙日,建立"全国爱牙日"是中国开展群众性口腔健康教育活动的一个创举,是推动中国口腔预防保健事业发展的一项重要举措。每年的爱牙日都设有主题,近几年的爱牙日活动主题的制定都表达了社会对特定人群口腔保健的关注(表 7-1)。

表 7-1　关注特定人群口腔保健的爱牙日主题

年份	主题	涉及特殊人群
1999 年	老年人的口腔保健	老年人
2005 年	关注孕妇口腔健康	妊娠期妇女
2006 年	婴幼儿口腔保健	婴幼儿
2007 年	面向西部,面向儿童	儿童
2008 年	中老年人口腔健康	中老年
2010 年	窝沟封闭,保护孩子	儿童
2011 年	呵护孩子,防止龋齿(副主题)	儿童
2013 年	关爱老人,修复失牙(副主题)	老年人

第一节　妇幼口腔保健

一、妊娠期妇女的口腔保健

妊娠期是妇女一生中生理和心理变化较大的时期。妊娠期妇女的口腔保健有两方面的问题,一方面是妊娠、分娩这样的特异状态,应针对母亲的变化,进行口腔健康教育与指导;另一方面是母体内不断发育的胎儿,应保证胎儿的营养,促进其口腔健康生长发育。因此,必须对妊娠期妇女开展口腔保健。有调查资料显示,妊娠期妇女对口腔卫生知识特别感兴趣,更容易接受促进母婴健康方面的知识、信息。因此,抓住此期进行口腔健康教育,大力宣传口腔保健知识,将对父母、儿童建立良好的口腔卫生习惯产生长期的影响。

(一)孕前口腔检查

孕前口腔检查是安全孕期的前提,因为妊娠期许多常见口腔疾病的发生与否都和是否进行口腔检查密切相关。一般来说,孕前应该进行下列项目的口腔检查:

1. 牙龈炎和牙周炎　研究证实,怀孕前未患牙龈炎的女性,其怀孕后患"妊娠期牙龈炎"的比例和严重程度均大大降低;而在孕前就患有牙龈炎或牙周炎的女性,怀孕后炎症会更加严重,牙龈会出现增生、肿胀、出血显著,个别的牙龈还会增生至肿瘤状,称为"妊娠期龈瘤",极容易出血,严重时还会妨碍进食。如果是中、重度的牙周炎,孕妇生出早产儿和低体重儿的机会也会大大增加。所以,怀孕前应该进行牙龈炎和牙周炎的检查和系统治疗。

2. 龋齿　孕前生理的改变和饮食习惯的变化,以及对口腔护理的疏忽,常常会加重龋齿病情的发展。一旦发生急性牙髓炎或根尖周炎,不但会给孕妇带来难以忍受的痛苦,而且服药不慎也会给胎儿造成不利影响。另外有调查证明母亲是婴儿口腔中致龋细菌的最早传播者。所以,怀孕以前治愈龋齿对母婴口腔健康都是有好处的。

3. 阻生智齿　阻生智齿由于受颌骨和其他牙齿的阻碍,不能完全萌出,造成部分牙体被牙龈覆盖。阻生智齿的牙体与牙龈之间存在较深的"盲袋",容易积留食物残渣,导致细菌滋生、繁殖而直接引起"智齿冠周炎"。由于智齿多在18岁以后萌出,且智齿冠周炎又最容易发生在20~35岁之间,而这个年龄段恰好是育龄女性选择怀孕的时间,所以要想防止该病的发生,就应该选择在孕前将口腔中阻生智齿拔除。

4. 口腔卫生　孕期口腔常见疾病都与口腔的卫生状况密切相关,准备怀孕的育龄女性需要知道如何正确地刷牙和使用牙线,以及孕期如果罹患口腔科疾病,何时进行治疗是安全的等等。

总之,如果育龄期妇女计划怀孕,孕前到口腔科(特别是专门为准孕妇检查的口腔科)做口腔卫生状况检查,接受必要的口腔治疗和健康指导,保证牙齿的健康,这是非常关键的一点。

(二) 妊娠期妇女的口腔问题

妊娠期由于孕妇体内激素的改变及身体免疫力的降低,容易使口腔内的牙齿、牙龈引起病变,而且妊娠本身也可引起一些口腔病变。民间甚至有"生一子、掉一齿"的说法,可见妊娠期容易发生牙病。妊娠期妇女易发生口腔疾病的原因有:①激素水平的改变,怀孕后血液中雌激素和孕激素水平明显上升,使牙龈中血管增生,牙龈处于充血状态,对外来刺激感觉非常敏感,容易诱发牙龈炎、牙周炎;②孕吐反应,怀孕早期往往会有强烈的孕吐反应,使唾液 pH 值下降,引起牙齿酸蚀与脱矿,反流的胃酸也可腐蚀牙齿表面,增加了牙齿龋坏的机会;③食物结构改变,进食次数增多,孕期妇女少量多餐,喜欢吃零食,喜好酸甜食物,使大量食物残渣残留在口腔中,为细菌繁殖提供了场所;④不良习惯,孕妇常感疲倦和行动不便而疏忽刷牙,或者受到错误观念影响,不敢刷牙,使得口腔内食物残渣积累较久,口腔卫生变差,诱发或加重口腔疾病;⑤保健意识缺乏,孕期妇女较注重妇产科方面的保健,而忽视口腔保健。

有些妇女怀孕后不久,口腔内的牙齿会突然发炎疼痛,痛苦不堪。临床口腔医师常因患者已怀孕,在使用抗生素等药时顾虑重重,深怕用药不慎,会影响胎儿,从而使不少患牙病的孕妇增加了痛苦和烦恼。

(三) 妊娠期妇女的口腔健康教育

妊娠期妇女不仅要接受自身的口腔健康教育与指导,提高自我口腔保健能力,还应该接受有关胎儿口腔健康教育的意义与口腔卫生知识指导。此期的口腔健康教育对促进孕妇、胎儿的健康具有双重的意义。

1. 妊娠期妇女的口腔保健目的

(1) 使孕妇了解有关口腔疾病及预防的基本知识,从而建立良好的口腔卫生习惯,促进妊娠期妇女的全身及口腔健康;

(2) 使孕妇了解儿童牙齿及口腔健康发育方面的基本知识,认识妊娠期健康与胎儿生

长发育的关系;

(3) 使孕妇了解营养与胎儿牙齿生长发育的关系。

2. 妊娠期妇女的口腔保健内容

(1) 建立口腔卫生习惯:坚持口腔健康教育,提高妊娠期妇女的口腔保健意识,使其摒弃孕期不能刷牙的错误观念;指导她们正确的刷牙方法,学习使用口腔保健辅助用品,局部用氟,配合使用牙线和漱口水,彻底清除菌斑,特别应加强进餐后的口腔卫生指导。

(2) 定期口腔健康检查与适时处理口腔疾病:孕妇除了常规去妇产科检查,也应定期做口腔健康检查。一般宜每隔3个月检查一次,如果自觉有口腔疾病,则应随时就诊,及时处理。妊娠期前3个月为易发生流产的时期,口腔医疗一般仅限于处理急症,要注意避免X射线照射;妊娠期4~6个月是治疗口腔疾病的适宜时期,口腔疾病的治疗最好在此阶段完成,但也应注意在保护措施下使用X线,不要照射盆腔和腹部;妊娠期后3个月则应避免全身麻醉,急症需处理时仅选择局麻。

(3) 养成良好的生活习惯:慎用和正确使用药物,避免擅自用药,妊娠期妇女最好不用或少用药物,用药也应在医师指导下使用,很多药物对胎儿发育有害,一些镇静安眠药和激素,如地西泮、苯妥英钠、泼尼松等可引起胎儿唇裂或腭裂,四环素除抑制胎儿生长发育外还可影响牙齿矿化、变色,形成四环素牙;一些抗生素如庆大霉素、链霉素、卡那霉素则有致畸作用。

注意身体保护,避免患感冒、身体意外及有害因素侵袭,影响胎儿正常生长发育。研究表明妊娠期嗜好烟酒可使胎儿发生口腔颌面部畸形,故有烟酒习惯的孕妇应戒除吸烟饮酒的不良嗜好。

(4) 坚持健康饮食,注意平衡膳食:应多吃一些营养丰富的豆制品、鸡蛋、鱼类、肉类、水果、新鲜蔬菜等,摄取足够的蛋白质,各种维生素和必要的微量元素,以利于胎儿的发育、骨骼和牙齿的形成和钙化。注意不要频繁进食高糖、高脂肪及煎炸食物。两正餐间可以加餐,少吃或不吃零食。

(5) 产前咨询教育:妇幼口腔保健的重要方面之一是教育孕妇如何维护儿童的口腔健康。应充分利用网络、电视、广播、宣传画、小册子、板报等传播媒介在妇儿医院、口腔医院、牙科诊所及社区卫生机构对妊娠期妇女进行口腔健康教育:介绍乳牙的生长发育、萌出时间;母乳喂养与人工喂养应注意的问题;清洁婴儿口腔与牙齿的方法和体位;早期饮食习惯的建立;氟化物防龋的重要性和注意事项;儿童首次检查牙齿的时间等。

(四) 妊娠期的口腔保健指导

1. 妊娠初期(1~3个月)　合理营养、平衡膳食对孕妇的健康和胎儿的生长发育非常重要。这个时期乳牙牙胚正处于形成阶段,因此,妊娠1~2个月时应当摄取优质的蛋白质,足够的钙、磷和维生素A等,否则将影响乳牙以后的抗龋能力。另外,应防止风疹之类的病毒感染,不使用安眠、镇静药物,这些刺激不仅影响牙胚的发育,还有可能造成唇裂或腭裂等畸形的发生。

2. 妊娠中期(4~6个月)　加强对无机盐、维生素A、D的摄取指导。这个时期乳牙正处于矿化过程,因而钙、磷等无机物及与钙代谢有关的维生素A、D的摄取必须充分注意。另外,这个阶段,母体处于较稳定的时期,若有未处理及正在治疗中的牙病等疾患,应抓紧时间进行治疗。

3. 妊娠后期(7~9个月)　这个时期包括围生期(自孕期28周至出生后一周)在内,胎儿的乳牙形成,也有部分恒牙胚形成,一些药物或精神紧张均可给胎儿造成影响。另外,继续保证充足的蛋白质、无机盐和维生素等必需的营养物质,同时让孕妇学习新生儿的口腔卫生知识。

4. 分娩期　分娩过程中孕妇可能因分娩时的阵痛或子痫而紧咬牙关发生牙齿破折或舌被咬伤,虽然少见,但应注意。分娩时使用器械助产不当,也可对胎儿造成影响。

二、婴幼儿的口腔保健

婴幼儿期是指小儿出生后四周到三岁的阶段,是乳牙继续钙化、陆续萌出、形成乳牙列的阶段,也是恒牙牙胚陆续形成和恒牙处于钙化的时期。婴幼儿的口腔健康发育,影响到儿童的全身健康发育与成长,做好婴幼儿口腔健康保健,是使儿童终身受益的事情。婴幼儿口腔保健的目标是无龋以及完全保持牙龈健康。婴幼儿的口腔保健指导主要是帮助父母充分认识到婴幼儿口腔健康的重要性以及在生命早期如何建立良好的行为习惯,从而影响未来的健康。另外,帮助父母了解婴儿出生后前6个月口腔内的菌落反映父母的口腔菌落(例如变形链球菌可自父母传播至婴儿);婴儿易患龋病与口腔黏膜感染(如白色念珠菌感染)、发生创伤性溃疡等口腔情况;并注意观察婴儿有无颌面畸形、上皮珠、早萌牙,以及容易发生的假膜性念珠菌口炎等口腔黏膜疾病。

知识拓展

儿童年龄分期

人类从受精卵、出生至成熟可分为不同时期,在生长发育过程中,不同阶段有不同的特点。为了便于研究和实际工作的需要,人们将生长发育过程划分为几个年龄期,在各期之间并没有严格界限,而且相互之间有密切联系。

常见的是按生物学分期方法,可分为下列各期:

1. 胎儿期　从受精卵发育到胎儿娩出为胎儿期。
2. 新生儿期　从胎儿娩出至生后足28天。孕后28天至生后足7天的阶段称为围生期。
3. 婴儿期　从出生到1周岁为婴儿期。
4. 幼儿期　1~3周岁,亦称托儿所年龄期。
5. 学龄前期　3周岁至6、7周岁(入小学前),也称学前期。
6. 学龄期　6、7周岁(入小学起)至11、12周岁(青春期开始之前),称学龄期。
7. 青春发育期　女童一般为11~12岁开始到17~18岁,男童为13~14岁开始到18~20岁,一般女孩比男孩约早2年。

(一) 婴儿期

婴儿期乳牙萌出之前,污物不易在口腔停留,主要应防止污物进口,注意手、衣服及玩具的清洁,特别要注意奶头及食具的清洁。乳母要勤洗澡、勤更衣。在婴儿的牙齿萌出前,最好在哺乳后或每天晚上由母亲或保育员用手指缠上纱布、或用乳胶指套牙刷,放入儿童口腔擦洗牙龈和腭部,使其适应清洁口腔(图7-1)。

图7-1 指套牙刷及使用

牙齿将要突破牙龈期间,压迫牙龈的末梢神经,会引起牙龈的瘙痒感。婴儿会把示指、玩具等塞到嘴里咬,并不一定是想要吃东西,而是想让牙龈舒服。为了减少感染的机会,可以使用牙胶。另外,牙齿突破牙龈的过程中,有一定的疼痛不适感,疼痛可使婴儿情绪不安,会用哭闹来表达不适感。家长可花多些时间陪他玩耍,让婴儿专注游戏中,以减轻不安。

乳牙长出后,用棉签为婴儿擦洗乳牙,也可继续用手指缠上纱布或戴乳胶指套牙刷对刚萌出的乳牙从唇面到舌面轻轻擦洗揉搓。并注意进食后给孩子喂温开水或漱口,起到冲洗口腔的作用。随着婴儿逐渐长大及对外界好奇心增加,应把牙刷介绍给儿童,即使此时不会刷牙,也起到让其熟悉牙刷的适应作用。

母乳是婴儿最好的天然食品,它热量高,各种营养素适合小儿需要,还有较多的酶与抗体,有利婴儿消化、吸收和抵抗疾病。直接哺乳既方便又卫生、经济,母乳喂养因关系到儿童颌面的生长发育,应注意哺乳姿势。喂奶经常偏于一侧,则该侧面部受压,使该侧唇、颊活动受限,导致双侧发育不对称。人工喂养时,橡皮奶头应有足够的硬度和弹性,开孔不宜过大,否则因吮吸过度容易使唇、颊、舌的肌肉缺乏必要的生理性刺激,影响发育。奶瓶位置要适当,不能紧压下颌前影响其发育;亦不能将奶瓶过分抬起,致下颌过分向前移动,造成下颌前突畸形。

用牛乳人工喂养时,还应考虑到牛奶内含矿物质较多,钙磷比例不适当,不利于钙的吸收,牛奶加热会破坏其中的维生素 C。

常用奶瓶盛含糖的牛奶、果汁等喂婴儿,特别是在午睡或夜间给予,可导致其上前牙发生奶瓶龋。未加控制可很快损及上前牙全部牙冠,导致牙冠病理性折断,破坏美观,还可造成牙颌畸形,影响发育及全身健康。应告诫家长不要让儿童含奶瓶睡觉,必须安慰孩子时不要用含糖饮料,用白开水即可。最好用杯子喂水,1 岁以后停止使用奶瓶,开始使用杯子喝奶。

儿童营养学家建议 5~6 个月起应补充各种半固体食物,一方面满足婴儿生长需要,另一方面培养婴儿咀嚼能力,为过渡到断乳做准备。添加辅食应遵循"由少到多,由粗到细,由一种到多种"的原则,辅食的添加有助于增加牙颌正常生理刺激,有助于促进发育和建立良好的饮食习惯。

婴儿补氟以氟滴剂为宜,也可每天将氟滴剂加到儿童的食物中或将氟片溶于饮水中加以补充。

此外,婴儿出生后及时检查口腔,以后每半年定期进行口腔健康检查。注意观察牙的萌出情况,牙列和咬合情况,龋患和软组织情况等。并建立婴儿的医疗、喂养史、口腔健康等记录。

(二)幼儿期

从牙颌系统生长发育来看,幼儿期经历了乳牙萌出前期、乳牙萌出期、乳牙列完成期。乳牙列完成后,幼儿期是乳牙龋病高发期。应强调预防龋病,维护乳牙列完整,作好口腔清洁指导。幼儿是智力迅速发育时期,2岁以后的儿童趋向于要自己刷牙,但这时儿童手的灵活性较差,需要父母时常帮助和督促。使用含氟牙膏应适量和慎重,避免幼儿吞食牙膏,造成误食过量氟素。幼儿期口腔预防措施应重视以下几个方面:

1. **家庭口腔保健** 家庭保健对幼儿口腔健康起着不容忽视的重要作用。由于儿童口腔小,注意力集中的时间短,口腔医师应指导父母教会和帮助儿童刷牙。如选择适当体位,固定头位,同时注意适当光线及口腔可见性。选择位置依儿童大小与合作而定,原则是使父母与儿童都感到舒服。父母两人可采用膝对膝位置将儿童放在他们身前的大腿上,也可由母亲采用喂奶的斜抱方式,将幼儿一只手放在身后,另一只手由母亲抓住固定幼儿,进行口腔清洁。清洁幼儿牙齿可用一种硅橡胶制成的指套式牙刷,也可选用软毛小头的尼龙牙刷,刷头的形状、角度、手柄的大小可根据父母与儿童具体情况选用,目的是便于使用,容易清洁牙齿和按摩牙龈。

2. **合理营养和饮食习惯** 儿童生长发育快,代谢旺盛,对营养素要求高,营养物质的供应既要满足生长发育的需要,又要保证营养素代谢平衡。为了促进身体发育和有助于口腔健康,还要建立良好的饮食习惯。此时小儿的饮食由流食、半流食、过渡到固体食物,是小儿逐渐摄取多种食物及营养物质以满足身体生长所需要的阶段。必须尽早让幼儿练习咀嚼,以形成对颌骨的生理性刺激,促进骨组织生长,同时锻炼肌肉的功能,确保牙列和面型的正常发育。而幼儿消化吸收能力较成人差,供给的食物应碎、软、细、烂、新鲜、清洁。过分限制儿童食糖没有必要,也难以办到,关键是控制食糖的时间、方式以及糖在口腔中停留的时间,如不在睡前食糖,食糖后立即漱口等。营养需要不仅要从影响口腔健康出发,还要结合全身健康考虑,才能为家庭所接受,具有可行性。

3. **氟化物的应用** 氟是机体正常代谢和促进牙齿健康必需的微量元素,补充氟是儿童时期非常重要的防龋措施,大量研究证实了釉质形成和矿化时期补氟有良好的防龋效果。由于人乳或牛奶中仅含极微量的氟,因此住在低氟地区和龋病高发区的儿童从出生后就应补充氟。局部用氟在此年龄阶段起着重要作用,方法有含氟泡沫和含氟涂膜等,一般不推荐含氟水漱口的方法;全身用氟以氟片、氟滴剂为宜。儿童氟化物的应用应在医师和教师或家长的监督指导下进行。

三、学龄前儿童的口腔保健

20世纪以来,预防医学有了很大的发展。特别是近20年来,口腔医学开始强调重视预防。事实证明儿童保健是贯彻预防为主方针最重要的一环。没有比在儿童中进行预防保健更能看到效果和效益的:从充填、修复转向强调预防,将提高一代人从儿童到青年甚至成年、老年时期的口腔健康水平。

（一）学龄前儿童的口腔保健的重要性

随着儿童成长,则应注意萌出的乳牙保健,特别注意预防龋病,做好口腔清洁指导,乳牙列完成以后,应强调预防龋病,维护乳牙列完整;学龄前后期恒牙开始萌出,乳牙患龋率增高,此时应对儿童定期检查,有龋病早期治疗。预防口腔疾病是一个长期、持续的过程。学龄前儿童手的技能不够健全,父母的照料、监督起着主要作用。学龄儿童自我保健意识和责任感逐渐增强,但也需要父母的教育、帮助和监督。

（二）学龄前儿童口腔保健的内容

重视龋病预防和早期治疗是学龄前儿童口腔保健的重要内容之一。定期带儿童去医院进行口腔检查,早期发现,及时预防(如涂氟、窝沟封闭、个体机械洁牙等)和早期治疗口腔疾病。强调这一时期的口腔健康教育,主要是帮助和教育学龄前儿童掌握正确的刷牙方法,进行有效的刷牙,并使其养成每天刷牙、饭后漱口等良好的口腔保健习惯。此外,还应加强营养和饮食指导。

1. **家庭口腔保健**　家庭口腔保健对儿童口腔健康起着不容忽视的重要作用。父母有责任时常指导、帮助和监督学龄前儿童做好口腔卫生清洁工作,继续维持早期建立的口腔卫生习惯。在家庭口腔保健中,父母的示范作用很重要,早晚最好与儿童一起刷牙及餐后漱口,或由父母帮助儿童使用牙线清洁牙齿。6 岁左右儿童的乳牙开始脱落,恒牙逐渐萌出。当六龄牙萌出时,可能发生疼痛、牙龈水肿、不舒服等症状,出现"萌出性龈炎"症状。此时,更应加强口腔卫生清洁,保护好新萌出的恒牙。

此外,在儿童生长发育期间,许多口腔不良习惯(如吮指习惯、舌习惯、唇习惯、偏侧咀嚼习惯、咬吻习惯和睡眠习惯等)能直接影响到牙齿的正常排列和上下颌骨的正常发育,从而严重影响了孩子面部的美观。这些习惯与儿童的口腔生理习惯、牙齿的替换都有着密切的关系,并与某些疾病及精神因素还有关联,如饥饿、烦躁、紧张,或是单纯的模仿。由于这些习惯的致畸过程是缓慢的,是一种潜移默化的改变,所以在牙颌畸形被明显发现之前往往得不到重视,因此家长有必要掌握、了解这些不良习惯所造成的危害,及早纠正孩子的不良习惯。

2. **幼儿园口腔保健**　幼儿园担负着儿童保健和教育的双重任务。应在幼儿园积极开展儿童口腔保健工作。幼儿园口腔保健工作应注意以下几个方面:①做好口腔健康教育工作:如举办培训班、对幼儿园的老师进行培训,使老师掌握口腔预防保健的基本知识和基本技能,如乳牙的生长发育、龋病的症状及预防、正确的刷牙方法;②开展群体口腔预防保健措施:如低浓度的含氟牙膏,使用氟化涂膜、氟化泡沫等预防措施;③培养儿童良好的口腔卫生及饮食习惯:学会正确刷牙,养成餐后漱口、少吃零食甜食等良好口腔卫生习惯;④定期口腔检查,有口腔疾病及时治疗。对有口腔疾病(如龋病、多生牙、乳牙滞留等)的学龄前儿童进行及时治疗是很有必要的。

3. **营养与饮食习惯**　为了促进儿童牙颌器官、组织及身体正常生长发育,保持机体健康,应根据不同年龄的儿童生理需要及吸收功能,合理摄入各种食物、蔬菜及营养素。营养素的供应要粗细粮、荤素搭配,多吃谷类,保证鱼、肉、蛋、奶、豆类、蔬菜和水果的摄入。吃好早餐,保证一日三餐的热量分配合理。膳食要一定的硬度,既要易于消化,又要发挥咀嚼功能。建立良好的饮食习惯,不挑食、不偏食、少吃零食或甜食,吃甜食后应立即漱口,睡前不再进食。

4. 氟化物的应用　氟是机体正常代谢和促进牙齿健康必需的微量元素。预防儿童口腔疾病,适量补充氟是儿童时期非常重要的预防措施。全身用氟、局部用氟在此年龄组均能起着重要的作用,如氟片、氟滴剂、低浓度的含氟牙膏、氟化泡沫、窝沟封闭等。但必须坚持安全第一、效果第二的原则,补充氟化物的量,需口腔保健专业人员的指导和监督,确保其安全性和效果。另外,儿童吞咽反射尚未建立前,不推荐氟水漱口的方法。

第二节　中小学生口腔保健

中小学生口腔保健又称学校口腔卫生保健。

一、中小学生口腔保健的特点

（一）学生处于口腔保健发展的重要时期

1. 牙颌系统的快速增长期　中小学生正处于牙颌系统的快速发育成长期,也是恒牙萌出,乳牙依次替换完毕的时期,故此期口腔预防保健直接关系到恒牙殆关系的建立和恒牙列的健康。恒牙是人一生的主要咀嚼器官,应该终生保持牙列与牙周组织的健康。

2. 口腔疾病的高发期　学生时期尤其是小学阶段,恒牙易患龋并有逐年增加趋势。因此,预防龋的发生,早期发现、早期防治极为重要。中学生既处于易患龋时期,又处于龈炎发病的高峰时期,主要由于菌斑与牙石的局部刺激,牙龈常表现为出血,炎症性肿大。故预防与彻底清除牙菌斑与牙石,保持口腔卫生对促进牙周组织的健康十分重要。

3. 口腔健康观念与行为的形成期　口腔健康教育在小学与中学时期必须与学生所接受的普遍教育同步进行,应使学生得到口腔健康知识,建立口腔健康的新观念。对不健康的行为进行早期干预,提高学生自我保健的能力,预防口腔疾病的发生,为保持终生的口腔健康打下牢固的基础。

（二）学校是口腔保健的重要场所

由于学生在校期间便于组织和管理,所以,学校是口腔保健的主要场所。首先,需要对全体学生的口腔健康状况做全面的调查分析,然后针对存在的主要问题,采取相应的预防措施及口腔健康教育,并进行追踪观察、检测和评价。在学校口腔保健工作中,学校、学校行政领导的重视与组织和口腔专业人员的指导与服务是做好学校口腔保健工作的前提。学校行政领导不仅要把口腔健康教育纳入课程范围,而且要利用学生在校时间,开展一定的防治活动。口腔专业人员要协助选用有效的口腔预防保健措施,例如窝沟封闭、氟化物的局部应用、学校饮水加氟、使用氟片、个人有效地机械性清除牙菌斑等方法,并与保健人员一起实施,促进学生口腔健康。同时有责任对学生、家长、教师的口腔预防保健方面的问题,提供口腔预防保健方面最新的科学信息。

二、中小学生口腔保健的方法

国家教育部、卫生部 1990 年公布实施的《学校卫生工作条例》中对龋病和牙周病的预防和治疗提出了明确规定。

学校预防保健工作应遵循健康服务、健康教育和消除影响学生健康的不利环境因素这三项基本原则。学校应根据卫生部门对学生口腔健康的要求和龋病、牙龈炎防治方案,结合实际情况开展切实可行的口腔卫生预防保健工作。其具体内容如下:

（一）口腔健康服务

1. 监测学生健康状况　定期口腔检查与监测、保健是保持口腔健康所必需的。每年至少一次常规口腔健康检查,并建立"学生口腔保健卡片"和口腔健康现状信息管理。定期的口腔检查可以做到早期发现并及时治疗,防止病损的扩大,对龋病与牙周病能起到一定的预防作用。

2. 对学生进行口腔卫生指导　进行正确刷牙方法和恒磨牙萌出过程中的刷牙指导。当恒磨牙萌出过程中尚未达到𬌗平面时,低于近中相邻的牙,形成阶梯状,刷牙时应注意牙刷的倾斜,或使用特种单束毛、3~5毛束的牙刷仔细刷洗恒磨牙𬌗面,彻底地清除各牙面菌斑。

3. 龋病与牙周病的预防和治疗　在口腔健康检查的基础上,有组织、有计划地开展群体口腔疾病预防和及时治疗。群体龋病预防措施如全身和局部采用氟化物与窝沟封闭等;龋病早期预防性充填;提供多种牙科医疗保健服务和口腔卫生保健用品(保健牙刷、含氟牙膏、牙间刷、牙线)的选择等。预防龈炎是中学时期口腔保健的重点之一,中学生更应重视有效刷牙与使用牙线,彻底有效地机械性清除菌斑、牙石,定期口腔保健。而目前在学校进行口腔常见病的治疗工作尚有一定困难,还需要进一步得到政府、学校行政部门与社会的大力支持。

（二）口腔健康教育

口腔健康教育应纳入学生的课程,给学生传授基本的口腔卫生知识和技能,根据年龄由浅入深的强化教育,并在老师的指导下有一定的实践,培养学生良好的口腔卫生习惯。其内容如下:①有关口腔的生理卫生知识、牙齿的形态与功能、乳牙与恒牙的萌出与结构;②介绍口腔常见疾病,如龋病、牙周病、错𬌗畸形、前牙外伤的症状特点;③口腔疾病的预防与治疗,通过设立口腔教育实验课程,教育学生掌握自我观察牙龈颜色与形态、牙菌斑附着部位,以及刷牙前后清除牙菌斑的效果,预防牙龈炎,并通过口腔健康教育使学生理解窝沟封闭与氟化物可以最大限度地控制龋病的发生;预防牙周病是要在一生中不断地彻底清除牙菌斑;食物、饮食习惯与口腔健康密切相关,尤其烟酒是口腔癌、牙周炎的高危因素;正确与使用其他口腔保健用品;定期口腔检查与保健,促进口腔健康;④口腔卫生保健设施,包括口腔医师、学校口腔卫生服务、社区口腔卫生服务。另外,口腔专业机构与口腔保健人员应积极配合所在地区学校卫生主管部门,对学校保健人员进行口腔保健方面知识的统一培训;⑤培养学生良好的口腔卫生与饮食习惯,包括刷牙与饮食卫生。禁止不良行为习惯,如吸烟、饮酒。

应根据中小学生不同年龄阶段的心理特点在学校进行口腔保健工作:如小学低年级学生易受成年人言行的影响,往往以成年人言行为准则,做事情希望得到老师的认可。因此,对他们的正确的口腔健康行为要肯定与鼓励。中学生自尊心强,对别人的评价敏感,应鼓励和诱导,粗暴的批评会使他们失去信心与自身的口腔健康责任感。高中生喜欢独立思考,爱美心理明显,应从文明与健康美学的角度进行口腔健康教育,以增强其主动参与的意识。爱护并尊重他们,启发他们自身的积极性,促进学校的口腔卫生保健工作的开展,是增进和提高整体口腔健康水平的坚实基础。

第三节　青春期口腔保健

　　青春期是指男、女性生殖器官发育初步成熟的这一时期,一般年龄在 13～18 岁之间。这一时期身体及生殖器官发育很快,并随着时间的推移逐渐形成男、女特有的体形和特征。这一时期全部恒牙均已萌出,年轻的恒牙列处于形成阶段,一部分恒牙的牙根基本形成,另一部分尚未形成,且髓腔相对较大。对于第一、二磨牙的研究是这一时期突出的课题,窝沟龋发生率很高,必须尽可能保护好。口腔保健的重点是加强牙颌生长发育知识和口腔健康观念和行为指导,使之建立和养成良好生活和口腔卫生习惯,为终生享有一副健康完美的天然牙奠定坚实的基础。

一、青春期主要的口腔问题

　　青春期的到来,口腔内也发生很大变化,其中较为明显的有以下几点:

　　1. 伴随着第二性征的逐渐发育成熟,口腔内的所有乳牙已全部脱落完毕,具有强大咀嚼功能的 28～32 颗恒牙相继萌出,来完成人们日常生活中的咀嚼、发音和保持容貌及口齿的健美。这一时期若有个别乳牙尚未脱落,恒牙又从旁侧萌出,属异常现象,应及时去医院将滞留的乳牙拔除。

　　2. 青春期性器官的成熟,产生出男、女不同的性激素,这些激素也影响口腔黏膜的变化,其程度女性大于男性。常表现为牙龈充血,容易出血,口腔内自洁作用差。这一时期性激素的分泌与体内调节关系很大,调节功能紊乱可加重口腔疾病的发生,往往与面部痤疮同时出现。因此,青春期一开始,就应注意口腔卫生,保持清洁以减少口腔疾病的发生。应当坚持早、晚刷牙,不要因刷牙时出血而中断,饭后坚持认真漱口。三餐之间坚持各做一次口腔保健操,其每一环节如清漱、按摩牙龈、叩齿、鼓漱,都应认真仔细。

　　3. 青春期是矫正牙齿不齐以及口腔畸形的好时机,当上下左右的第二磨牙萌出(14 岁左右)以后,如果牙齿排列不齐、拥挤、稀疏、上下牙反𬌗(俗称地包天)、咬合关系过深等,都应在这一时期及时得到治疗,只要坚持,效果就好,矫正快,无痛苦,治疗也容易,且效果理想,因此需要矫正的青少年切勿错过时机。

　　4. 青春期在口腔内尚有最后的上下左右第三磨牙待萌,也就是人们所说的智齿(尽头牙),一般要等到 20 岁左右开始萌出。但有一部分青年人在青春后期(17～18 岁)就萌出了,萌出后大多位置不理想。不少人第三磨牙阻生,抵靠在前面牙齿的远中邻面,极容易造成前面牙的龋齿和智齿冠周炎,常因身体抵抗力的下降,出现轻重缓急的疼痛。所以在青春后期,出现此类情况,应去医院进行口腔检查,确定萌出的智齿是否有咀嚼功能,如果智齿既无功能,又反复发炎,影响进食和健康,应当考虑及早将其拔除。

二、青春期口腔保健方法

　　青春期正是恒牙建立𬌗关系的重要时期,也是矫正错𬌗畸形的最佳时机。

　　1. 进行口腔健康教育,建立口腔健康观念与养成良好口腔保健行为与饮食习惯。戒除不良习惯,积极调整内分泌平衡,加强自我口腔保健与专业性口腔护理,彻底清除牙菌斑和牙结石,预防口腔疾病。

2. 定期口腔检查。检查牙、牙列、咬合关系及软组织是否正常,如发现异常需向家长说明,尤其一旦发现牙列与𬌗关系的错𬌗畸形,应及时提出最简单而有效的治疗方法和建议供家长选择,取得家长的理解和配合。早期矫正是青春期口腔保健的重要内容之一。

3. 提供口腔卫生保健用品选择及指导科学刷牙。刷牙方法很多,没有一种方法适合于所有人。各种功能的牙刷,如喷头式、喷雾式、弯毛式、半导体式及电动牙刷各有其优缺点。目前,我国仍以使用保健牙刷为主。

第四节　老年人口腔保健

随着经济、科学、文化和医疗保健的发展,人类寿命普遍延长。1980 年联合国确定 60 岁为人口进入老年阶段的分界线,并且规定 60 岁以上老人占总人口 10% 以上的国家称为"老年型国家"。根据 2011 年国家统计局公布的第六次全国人口普查数据,中国 60 岁及以上人口占 13.26% ,65 岁及以上人口占 8.87% 。中国老龄化进程逐步加快,目前已有 1/3 的省、市、区的人口呈现老年型。老年人在人群中的比例愈来愈高,因此,老年人保健已成为当今与未来的世界性课题。人口老化冲击着全球,老龄化速度加快,这一趋势明显地影响到 21 世纪老年医学的发展,也会影响着老年口腔医学的发展。研究口腔器官和组织的衰老过程,消除加速衰老的因素,进行老年口腔疾病的防治,修复及护理等保健问题,对老年人保持身心健康,提高生活质量,具有重要意义。

保持老年人群身心健康,重视和提高老年人的生活质量比单纯延长寿命更有价值。对老年人健康状况的估价,主要以功能状态衡量。功能评价具有多面性:日常生活活动,精神卫生,躯体健康,社会与经济功能,日常独立生活与生活能力是最主要的领域。Katz(1963 年)首先提出了 6 项基本评价指标:穿衣、室内走动、进食、洗澡、大小便控制、上厕所,其后又逐渐发展完善,已为 WHO 国际流行病学接受并广泛应用。我国学者结合具体国情,提出 20 项综合评定指标,其中直接与口腔功能有关的内容是,包括吃饭、购物、打电话,即咀嚼功能与语言功能,以及个人口腔卫生(刷牙等)能力。从口腔健康观点来考虑,缺牙占全口牙的 1/4 以上时,就会影响到口腔正常功能。可见咀嚼功能丧失程度已成为评价老年人全身健康状况不可缺少的一个指标。世界卫生组织在 2001 年正式提出了"8020 计划",呼吁人们"80 岁至少应保持 20 颗功能牙,维持最基本的口腔功能状态,或者通过最低限度的修复,尽可能康复口腔功能,把保持老年人的独立生活自理能力,提高老年人的生活质量,作为口腔保健的基本目标。"

WHO 对老年人的流行病学调查报告指出,牙科疾病虽然患病最多,但最不受重视。我国一份问卷调查资料显示:老年人龋病知识的正确回答率仅为 0.14% ,牙周病为零,口腔健康观念的正确判断率仅 13.6% ,说明老年人口腔健康知识贫乏。开展老年人群口腔健康教育应受到政府与社会的特别关注。

我国人口老化的特征有:人口老化的速度相当快;老年人口分布的状况是 80% 在农村;文化水平低;经济背景薄弱。

一、老年人口腔疾病流行状况

与老化有关的主要口腔问题是牙根面龋、无牙颌与不健康的牙周与黏膜组织,我国于2005 年开展的全国第三次口腔健康流行病学调查中对我国老年人口腔健康状况进行了全面调查。

(一) 龋病发病状况

2005 年第三次全国口腔健康流行病学调查表明,我国 65～74 岁老年人恒牙患龋率为64.75%,龋均为 2.49,其中城市老年人为 2.14,农村老年人为 2.74。我国老年人根面龋均为 0.39,有牙人中根面龋均为 0.43,牙龈萎缩中根面龋为 0.45,根面龋患者中有 17.03% 需做治疗。但根面龋发生率随年龄增加,是牙龈萎缩的一种表现,而不是增龄的结果。然而,根面暴露并不会自动导致根面龋的发生,还有其他一些因素的影响,如口腔卫生状况、糖与甜食摄取频率等。

(二) 牙周疾病发病状况

2005 年第三次全国口腔健康流行病学调查资料表明,人群中牙周健康区段随年龄的增长而逐渐减少,65～74 岁老年人 6 个区段均健康的人数仅占 0.56%,牙龈出血平均区段数为 0.23,牙龈出血检出平均区段数 77.46%,牙周炎患病率亦随着年龄的增长增高,65～74 岁老年人为 22.4%,农村略低于城市。需要洁治的人数占总人数的 77.04%。

(三) 牙列缺损与缺失状况

随着年龄的增长,缺牙人数与缺失牙数均增高,分析失牙原因,多为龋病与牙周病引起。从口腔医学观点,缺牙占全口牙齿的四分之一时,就会严重影响咀嚼功能,从而影响食物的消化与吸收。张博学(1985 年)调查老年人咀嚼受限有四种原因,即缺齿、牙周炎、牙本质过敏和龋齿,其中龋齿是主要原因,占 65.4%,缺牙是老年人口腔情况突出的特点。

据 2005 年第三次全国口腔健康流行病学调查,65～74 岁老年人平均失牙数为 9.86 颗,有完整牙列的人数仅占 11.6%,说明老年人对局部义齿需要量比较大。65～74 岁老年人无牙颌百分数为 10.51%,佩戴全口义齿人数占 8.76%,需要全口义齿治疗的人数占检查人数的 2.53%。

口腔内牙齿保存与无牙颌状况在国与国之间存在着很大差别。从澳大利亚与叙利亚 15岁到 65 岁以上老人余牙均数的比较发现,差异很明显。叙利亚龋齿水平从低到中等,55～64 岁平均保留 20.7 颗牙。另外,像非洲一些国家老年人缺牙均数常不超过 5 颗,甚至可低达 2 颗,而在一些高度工业化国家,60 岁以后无牙颌的百分比很高。

(四) 口腔癌发病状况

口腔癌在某些国家属于较为少见的癌肿类型,仅占所有癌变的 3%,而在另一些国家,口腔癌则成为一个主要的公共卫生问题,占所有癌肿的 45% 以上。已证实,在亚洲国家男女两者的发病平均数较高,口腔癌的确是一种影响老年人健康的疾病。许多因素都和口腔癌的发生有联系,在已有的流行病学的文献中,烟草、槟榔和乙醇占优势地位。

随着老年人口的增加,在口腔科门诊中老年患者的比率也相应增高。多数老年牙齿缺损、缺失,即使是能保持天然牙的老年人,牙周病和龋病的发病率也很高,许多老年人正在忍受着口腔疾苦。

二、老年人口腔保健方法

要解决老年人的口腔保健问题,必须要制订一定的目标和选择适当的策略,采取相应措施。首先要把老年人口腔作为一个特定人群考虑,目标要符合老年人的实际状况。在策略上,应采取综合保健措施,即通过个人努力、医师指导,以及社会上从事保健工作的行政机构与人员的支持与帮助,以最大的可能,保持每个老人的口腔健康。综合口腔保健还有另外两个含义:一个是口腔保健与全身保健结合,另一个是在口腔医学领域内,涉及预防、治疗、修复与康复各个方面的问题,需要统一考虑和计划。

老年人是社区保健的重点人群,由经过口腔保健培训的初级卫生保健人员,针对老年人的需要,有计划有组织地进行口腔保健活动,包括口腔健康教育与促进,口腔卫生指导,定期口腔检查,供应口腔保健用品,适当安排治疗与功能康复。老年人口腔卫生保健具体包括以下几个方面:

(一)提高自我口腔保健能力

针对老年人的心理状态变化及普遍存在的口腔卫生问题,以及不讲究口腔卫生的旧传统观念与习惯等问题与特点,开展各种口腔健康教育活动,如消除"人老应该掉牙"的旧观念,学会正确的刷牙方法,适当补充氟化物等,提高老年人自身的口腔保健意识,同时也要促进家庭、社会与专业人员对老年人口腔健康的关心,做好老年人的口腔保健工作。

1. 刷牙　老年人要选择合乎口腔卫生要求的老人用或成人用保健牙刷。最好选用含氟牙膏,可以预防根面龋。除每天早晚刷牙外,每餐后刷牙,对中老年人都有好处,值得提倡。

2. 清洁牙齿邻面　由于老年人牙缝较宽,牙齿稀疏,光靠刷牙还不足以保持牙齿邻面清洁。推荐其使用牙间隙刷或牙线,有利于去除邻面与根面的牙菌斑。如需使用牙签,建议选用扁平或楔状木质牙签,顺着每个牙缝的两个牙面缓慢滑动,不要用力过猛或过快,可帮助清除牙邻面的食物嵌塞与软垢。

3. 漱口　每餐之后用清水漱口是一种好习惯,但漱口不能代替刷牙,因为漱口达不到去除牙菌斑的作用。

4. 纠正不良卫生习惯与生活方式　如戒除烟酒嗜好、不用牙咬硬物等。

5. 保护基牙　基牙有稳固义齿的功能,又承受额外的咀嚼力,但又往往不容易清洁甚至被忽视。保护基牙最主要的是每天认真仔细地刷牙,尤其是邻面。基牙有病更要及时治疗。老年人的自我保健活动是他人无法完全取代的,是保持老年人口腔健康的基础。但是,对于一些有严重慢性疾病的老人,如老年痴呆症、半身不遂等,由家庭成员或医务人员进行的特殊口腔护理,包括刷牙、洁牙、剔牙等是必不可少的。

(二)改善膳食营养状态

良好的营养状态对于疾病的预防和治疗及康复是一个必不可少的条件。由于多种因素的影响,老年人特别容易营养不良。对于老年人来说,营养问题是至关重要的。大多数专家认为,老年人需要的热量、蛋白质比青少年少,但对钙、铁等矿物质及维生素的需要量则随年龄的增长而相应增加。因此,老年人要多吃新鲜蔬菜与瓜果,安排合理膳食,保持良好的饮食习惯。同时还应注意进食的科学性,即饮食要有"度"。

1. 速度　老年人牙齿大多松动稀疏,不利于咀嚼食物,所以老年人进食时速度不能快,应细嚼慢咽，才有利于食物的消化和吸收。同时，多咀嚼可提高吃饭菜的味道，因为食物中带味道的物质必须溶解于唾液才能刺激到味蕾，而多咀嚼能增加唾液的分泌量。

2. 温度　老年人进食时食物的温度不宜过烫或过冷，应以温热为宜。因为过烫会直接损伤口腔、牙龈黏膜，易造成溃疡、充血，甚至坏死。人的味觉一般对 $20 \sim 30℃$ 的食物感受度最高，所以老年人饮食应以温热为宜。

3. 硬度　由于老年人牙齿常有松动或脱落，或是假牙，咀嚼肌变弱，消化液和消化酶分泌量减少，胃肠消化功能降低。所以，老年人不宜进食粗糙坚硬的食品，饭菜宜软和烂，否则会加重胃肠道的负担，使肠黏膜受损而引起胃肠道疾病。因此，老年人的食品一般要软硬适中，既不能过硬，也不宜过于松软。

4. 饱度　老年人进食不宜过饱，宜少吃多餐，一般以七八分饱为度。适当的节制饮食，可有效预防肥胖症、高血压和冠心病。

（三）定期口腔健康检查

由于老年人口腔卫生状况普遍差，口腔疾病发展变化速度快，口腔功能亦差，因此，应为老年人提供定期口腔保健，包括检查、洁治等，对维持口腔功能状态必不可少。有条件的老人最好 3 个月口腔检查一次，至少也应一年一次，以便及时发现问题，及时处理。

（四）康复口腔基本功能

大多数老年人的口腔功能都有不同程度的丧失，牙齿松动、缺失是常有的现象。要使口腔内的余牙保持健康，一是由专业人员帮助洁治和治疗，然后通过个人口腔保健活动来保持；其次是及时修复缺失牙，减轻余牙的咀嚼负担，恢复口腔的基本功能。同时要注意保护好义齿，如活动义齿佩戴者每日刷牙时应认真地清洗义齿，每天晚上刷完牙后应将活动义齿浸泡于干净的冷水中，这样既可以保护义齿，又可以保护口腔内的牙齿和黏膜。久戴义齿常有不适，甚至引起口腔组织红肿、疼痛、溃疡，更要由医师检查，及时处理或更换义齿。保护义齿处于功能状态，是口腔康复保健的重要内容。老年人性格常见有主观独特性，如需要拔牙或其他手术以及镶牙，需要与其商量决定。医师应掌握老年人的性格与心理，注意态度，获得其信赖，加强相互之间的理解与合作。

第五节　残疾人口腔保健

关心残疾人，是社会文明进步的重要标志。牙齿与口腔健康是残疾人最基本的生存与生活需求之一，因为残疾人的生活不能完全自理，需要他人帮助，他们的口腔卫生更需要家庭、医疗保健机构以至社会的同情、关心与照顾。残疾人的生活自理能力大小，随着残疾性质的不同而有很大的差别。有些残疾人口腔基本健康，或者可以自我维护，例如，聋哑人可以通过特殊语言教育，使他们掌握口腔卫生知识与技能。但是，多数残疾人，尤其是躯体残疾和智力残疾者，由于丧失了生活自理能力，他们需要特殊的口腔保健与常规治疗。残疾人的口腔健康问题是多方面的，咀嚼与吞咽困难，可以使一日三餐成为生活中的一大难题。此外，还可以引起营养不良、龋齿、牙周疾病或其他牙病以至牙齿缺失，影响正常的咀嚼和语言功能。但是大多数残疾人由于缺乏口腔保健能力的主动要求，以及许多残疾人的家长和老师对口腔保健的要求也很低，加之以往的口腔医学教育中又缺少这一内容，也影响了对这一特定人群口腔保健工作的开展。因此,加强残疾人口腔保健应提到各级行政领导和部门的议事日程,口腔医务人员也应积极主动、有计划地将残疾人列入口腔保健的重点人群之一。

世界不同国家和地区对残疾的定义和评价标准不尽相同。《中华人民共和国残疾人保障法》规定,"残疾人是指在心理、生理、人体结构上,某种组织、功能丧失或者不正常,全部或者部分丧失以正常方式从事某种活动能力的人。"《残疾人权利公约》规定,"残疾是一个演变中的概念,残疾是伤残者和阻碍他们在与其他人平等的基础上充分和切实地参与社会的各种态度和环境障碍相互作用所产生的结果","残疾人包括肢体、精神、智力或感官有长期损伤的人,这些损伤与各种障碍相互作用,可能阻碍残疾人在与他人平等的基础上充分和切实地参与社会。"WHO 的定义为:"由于先天原因,或因为年龄、疾病或意外事故,使其身体或精神的完好性发生短期的或永久性损害,以致影响其生活自理、学习或就业能力者"。按残疾的病因、症状、性质不同,可以有不同的残疾分类方法。WHO 编制的残疾分类法,是按疾病→损伤→障碍→残疾的顺序划分,它包括 3 个明确的独立分类,每个分类都与疾病导致的不同结果有关。①损伤:心理、生理,或解剖结构改功能的任何丧失和异常;②障碍:由于损伤造成能力的受限,使人不能正常进行活动;③残疾:由于损伤或障碍造成残疾,限制或阻碍患者在正常情况下(按照年龄、性别、社会与文化诸因素)能完成的动作。目前我国把残疾人分为视力残疾、听力残疾、语言残疾、肢体残疾、智力残疾、精神残疾和多重残疾。

根据 2006 年第二次全国残疾人抽样调查结果推算,截至 2006 年 4 月,全国共有各类残疾人 8296 万人,占全国总人口 6.34%,涉及 2.6 亿家庭人口。各类残疾人口数及其构成比见表 7-2。

表 7-2　2006 年各类残疾人口数及占残疾人口总数的比重(构成比)

残疾类别	残疾人口数(单位:万)	构成比
视力残疾	1233	14.86%
听力残疾	2004	24.16%
语言残疾	127	1.53%
肢体残疾	2412	29.07%
智力残疾	554	6.68%
精神残疾	614	7.4%
多重残疾	1352	16.30%
合计	8296	100%

残疾人的口腔保健有两个特点:一个是口腔疾病本身的后果引起的各种损伤与障碍,甚至残疾;另一个是由于各种疾病引起损伤、障碍和残疾,使患者失去了自我口腔保健能力,因而需要采取特殊的口腔防护措施。残疾人(精神或身体)常常居住在容易引起疾病和威胁健康的环境下,并且与口腔卫生保健系统的接触很有限。因此,常见口腔疾病和残疾存在着因果关系。使患者失去了自我口腔保健能力,使口腔卫生状况极差,而导致多种口腔疾病,加重了残疾人的损伤和障碍。由于口腔疾病引起的各种损伤与障碍,会导致三方面的功能失常:以咀嚼功能为主的生理功能,以语言信息交流为主的社会功能和以美观为主的社会心理功能。因此,残疾人的初级口腔预防保健十分重要,更有意义。

一、残疾人口腔疾病的流行状况

残疾人口腔疾病的流行病学资料很少,主要是开展残疾人群的口腔健康状况调查存在着很大的难度。现除了一些老年残疾人的资料,主要还是残疾儿童方面的资料。今后有待加强对这项工作的积极开展。

(一) 国外残疾人的口腔疾病状况

残疾儿童分为精神障碍与躯体残疾两种。精神障碍占接受特殊教育儿童的25%。精神障碍儿童可分三类:接受教育能力轻度异常、接受教育能力严重异常以及先天愚型综合征儿童(Down's syndrome,唐氏综合征)。躯体残疾患者可能有运动障碍、体弱,使他们没有能力去进行口腔卫生方面的自我保健。他们不可能避免对口腔健康有害的饮食,而且要得到正常的口腔保健是很困难的,与口腔特别有关的是脑麻痹、脊柱裂与肌性营养不良。

1. 龋病 Rhodes(1884年)第一次检查报告精神病患者的患龋率与正常人一样,许多病例还低于正常人,因为有严格的饮食控制。但残疾儿童的失牙数较多,充填率低。Omer(1975)对212名先天愚型综合征儿童及其同胞的调查研究发现其患龋率低,只有其同胞的1/3。50%的先天愚型综合征儿童无龋,表明龋齿发病与此无关。

脑麻痹的患龋情况、龋均与其他组儿童比较,无明显差异,但"M"值最高,"F"值又最低,很少接受治疗。脊柱裂儿童龋齿较低,肌性营养不良龋齿患病率无大变化。

2. 牙周病 精神病人口腔卫生差,牙周病较严重,尤其在住院期间。Ferguson(1975年)在Newcastle发现,在接受教育能力严重异常的儿童中,破坏性牙周病开始的年龄,女孩可低至10岁,男孩12岁。牙周病与先天愚型综合征儿童有较密切的关联。据研究报告,最早在下前牙区发现许多牙周问题,如口腔卫生差,牙槽骨丧失,急性溃疡性龈炎,牙结石以及这一区段的牙齿缺失。12~14岁下切牙松动,15~17岁下前牙缺失较常见,牙龈炎比智力迟钝组多达2倍;50%有牙齿缺失,而智力迟钝组仅为9.8%;需要复杂牙周治疗为精神失常儿童的2倍。先天愚型综合征儿童牙周疾病患病率增加的原因可能是免疫功能缺乏,并与遗传性疾病有关。研究者发现脑麻痹儿童口腔卫生状况与牙周健康均较差。脊柱裂儿童口腔卫生状况比其他残疾儿童差,牙龈健康状况也差,肌性营养不良儿童差别不大。

3. 错𬌗畸形 Rhodes(1884年)发现精神障碍者上颌牙过度拥挤,尖牙之间距离较正常人窄。Gulikson(1969年)发现3~14岁儿童67%有错𬌗畸形,安氏第Ⅲ类比正常儿童占较大优势。最近的研究发现,约1/2轻度精神障碍与2/3严重精神障碍儿童有牙颌畸形。脑麻痹儿童牙𬌗畸形患病率高,由于面部肌肉高度紧张,舌倾向于伸长,常常是反𬌗与拥挤。头影测量表明脑麻痹患者的下颌骨与头颅骨的体积与形态均受到影响。肌性营养不良儿童由于颌面肌肉异常,牙颌畸形患病率有所增加。

(二) 我国残疾人口的口腔疾病状况

我国20世纪的资料很少,仅见很少几篇文献有过报告。21世纪对残疾人的口腔卫生调查研究较为系统化,对不同残疾状况的残疾人口腔健康状况均有研究。对于视力残疾人,唐建民等(2000年)对112名9~17岁盲校在校学生进行了龋病、牙周疾病的调查显示:牙龈炎患病率为22.30%,牙结石率约为32.00%,患龋率为64.30%,而填充率只有20.00%,多数人刷牙方法不正确。对于聋哑人的口腔状况,刘小华和何彩凤(2006年)对106名聋哑儿童进行口腔疾病调查分析。结果显示,聋哑儿童的患龋率为48.98%,龋病充填率为0,舌宽大肥厚占36.79%,

错𬌗畸形多达35.85%,发病率明显高于普通人。冯进等(2004)也对151名聋哑儿童进行了儿童口腔健康情况检查和家长问卷调查分析,结果显示,聋哑儿患龋率与普通儿童无明显差异,患龋牙位相同,但聋哑儿童的龋齿治疗率明显低于普通儿童,聋哑儿童错𬌗畸形发生率明显高于普通儿童。对于弱智、脑瘫残疾人口腔状况,张学斌和杨文军对500例住院治疗的脑瘫患儿进行龋齿检查的结果表明,脑瘫患儿的患龋率为77.00%,患龋率随年龄的增高而增加;同时,随着人们生活水平的不断提高,健康意识日益增强,龋病也越来越受到社会及家长重视。而脑瘫患儿龋病情况常被忽视。宋为真和任丽秀在对长春市特殊教育学校的438名弱智残疾儿童龋疾情况的调查结果也证明了弱智儿童患龋率高的特点。

从整体来说,不同类型残疾的残疾人口腔健康状况都不尽如人意。残疾人获取基本口腔保健知识途径少,口腔保健意识差。因此,口腔医务人员及有关部门需要高度关注我国残疾人群体这一"真空地带",给他们带去更多的口腔保健知识,提高他们自我保健能力,尽可能减少这个人群的口腔发病率,减轻残疾人个人及政府的财政负担。残疾人口腔保健意识、知识和行为的改善对提高全民族的整体口腔保健水平将起到积极的促进作用。

二、残疾人口腔保健的方法

残疾人的口腔问题主要还是龋病与牙周疾病,以及有些残疾儿童的先天缺陷,错𬌗畸形、颌面外伤等。残疾人口腔卫生差具有普遍性,主要原因是完全或部分丧失自我口腔保健能力,缺少必要的预防保健措施与适当治疗。

残疾人的口腔疾病和非残疾人一样是可以预防可控制的,因为两者病因基本相同,所不同的是残疾人由于生理或精神方面的缺陷缺乏自我口腔保健能力,需要口腔医务人员,家庭成员与其他社会服务人员的医疗和护理。相比之下残疾人的口腔预防保健比较容易做到,而他们的口腔疾病治疗要困难得多,因此残疾人的口腔预防保健十分重要,更有意义。根据我国具体情况,残疾人的口腔保健应从以下几个方面进行。

(一)早期口腔健康教育与卫生指导

残疾儿童肢体运动障碍的程度有轻有重,程度轻者无精神方面的障碍,如同正常儿童一样能自行口腔清洁。重症残疾儿童因不能理解口腔卫生的意义,必须借助于监护者的帮助。为了使患儿能较好地维护口腔健康和今后参加社会性活动,早期开始功能训练和教育是十分重要的。

1. 对监护者的口腔卫生指导　从预防的角度出发,在口腔疾病发生之前,就应对监护者进行有关牙科问题的教育,例如:不仅是孕妇教育那样的一般口腔卫生保健知识,而且也包括判断新生儿有无残疾、对残疾的处理措施的知识教育,并与当地口腔保健中心和口腔医师协会取得联系,以及到就近的口腔医院开始早期的口腔健康管理和保健等。这些是很多国家行之有效的经验。

2. 适量使用氟化物　在可能的条件下,最好选用一种全身用氟方法,尤其对于残疾儿童,如饮用氟化自来水,氟化食盐,或口服氟片,或每天喝一定量氟化牛奶。并配合一种局部用氟方法,如每天使用含氟的牙膏,或用氟水含漱,或者由专业人员使用氟凝胶等,将会有明显的防龋作用。

3. 减少糖与甜食的摄取　严格限制糖与甜食,只在一日三餐食用。其他时间补充的膳食,不应含有糖和精制碳水化合物,减少酸的形成而导致对釉质侵蚀的可能性,达到防龋的效果。对残疾人可适当使用甜味剂,如木糖醇、山梨糖等。

4. 定期口腔健康检查　由口腔专业人员定期为残疾人提供最基本的口腔卫生保健服务。为残疾人提供定期(至少每半年一次)口腔检查、洁治,做到早发现、早诊断、早治疗。残疾儿童第一、第二恒磨牙萌出之后则应尽早进行窝沟封闭,有助于龋病的预防。

(二)　口腔保健用品的选择

残疾儿童所必须的口腔卫生用品,主要根据残疾的程度和患儿的配合能力,选择清洁口腔的适宜方法和用品,如菌斑显示液、牙刷、牙线、牙线夹持器、牙签、开口器等。若有电动牙刷和水冲洗装置也可应用。

电动牙刷:使用一般牙刷维护口腔卫生有困难的残疾儿童,可推荐使用电动牙刷。它可在短时间内达到清洁口腔和按摩牙龈的作用,减轻残疾儿童刷牙的疲劳。

水冲装置:为重症残疾儿童日常清洁口腔的一种辅助装置,由水流的作用把停滞于口腔内的大块食物碎屑带走,但对菌斑的清除和预防没有特殊的效用。

改良牙刷:将普通牙刷经过改进后,易于残疾人使用的特殊形状的一种牙刷。其刷柄制成球形或安装橡胶把手,使之握持容易;植毛部排成两排。这种改良牙刷,也适用于用普通牙刷刷洗不到的牙列部位。牙刷的改良要根据对患儿的口腔健康管理,结合患儿的运动能力和接受程度来设计(图 7-2)。

图 7-2　残疾人的特殊牙刷设计

（三）残疾人的口腔护理

对于缺乏生活自理能力的残疾人，至少应帮助其每天彻底刷牙或洁牙 1 次，有效地去除牙菌斑，必要时使用电动牙刷。帮助残疾人刷牙应根据残疾人的具体情况选择一种比较容易操作的、舒适的位置与姿势（图 7-3），其操作方式简述如下：

图 7-3　帮助儿童或残疾人刷牙去除牙菌斑

1. 让患者坐在椅子上，帮助者站在他身后面，用手稳住患者头部，使其靠着椅背，可用枕头垫在头后部，使其感舒适，刷上下时可让头稍向后仰起，可以按照正常人的刷牙方法与顺序进行。

2. 帮助者也可以坐在矮椅子上，残疾人坐在地板上，让其背部靠看帮助者，用膝盖支持其头与肩部，然后开始操作。

3. 让患者躺在床上或地板上，帮助者坐在其身旁进行操作。

4. 如果患者坐不稳，可用宽带缚住腰部，如果必须控制患者的手致身体活动，帮助者可用一手横搂在患者胸部进行。

5. 如果是残疾儿童，可以让其头部躺在帮助者的肘部，如果无法控制其活动，则需要两个人面对面，病孩子在中间，一人抱住孩子；另一人帮助刷牙。

6. 如果需要患者张开嘴，由于患者可能有不自主的肌痉挛，可用橡皮或纱布缠住几块压舌板放在上下颌骨之间。

如果牙刷刷毛达不到某些牙面，应考虑使用牙线，其洁牙方法与正常人类似。可用牙菌斑显示剂检查牙齿是否已刷洗干净。

帮助残疾人刷牙、洁牙的方式保持口腔卫生是残疾人最好的口腔保健。帮助和指导残疾人刷牙特别需要耐心和花费时间。在残疾人口腔疾病治疗后，更要加强和维持口腔卫生清洁。残疾人的口腔卫生和保健问题应得到政府和有关部门、医务人员的足够重视，尤其是促成其口腔疾病发生的诸多问题应引起人们特别关注。

开展残疾人的口腔保健是一项艰巨的工作,需要全社会关心、各部门配合和努力。残疾人的口腔保健应纳入初级卫生保健和社区卫生保健的范畴,并作为医疗保健的内容之一。应由经过培训的口腔保健医务人员为残疾人提供最基本的口腔卫生保健服务,口腔专业人员提供复杂的医疗与康复性保健服务,才能改善残疾人的口腔健康状况。

小　　结

不同时期的人群,具体的腔健康状况各不相同,对口腔保健的需求也不一样。归纳起来主要是培养良好的口腔卫生习惯,定期进行口腔健康检查,早期发现口腔疾病及时治疗,维持牙体、牙周组织的健康,从而改善人群的口腔健康状况。

（何　勇）

思　考　题

1. 怎样做好妊娠期妇女的口腔卫生保健工作?
2. 六龄牙非常重要,应该怎样保护它?
3. 为什么说中小学生口腔保健是口腔健康教育的重点?
4. 老年人在防治口腔疾病时要注意哪些事项?
5. 如何替手和肩都有残疾的儿童刷牙?

第八章 膳食营养与口腔健康

口腔与人体其他器官一样，其生长发育和健康维持都受遗传、行为和环境因素、包括营养及感染的影响。食物中含有的能维持生命，促进机体生长、发育和健康的化学物质称为营养素。人类从环境中摄取的营养素约有 50 种，膳食是主要的营养来源。人体所需要的营养素包括蛋白质、脂肪、碳水化合物、维生素、矿物质和水，以不同形式存在于各种食物中。营养素的功能为：①碳水化合物、脂肪和蛋白质作为能源物质，供应热能、维持体温，并满足生理活动和从事生产劳动的需要；②蛋白质和脂肪提供构成和修复机体组织、满足生长、发育和自我更新需要及合成抗体、激素的材料；③矿物质、微量元素和维生素则担当调节物质，维持生理功能，使机体的活动能协调运转的作用。然而，任何一种天然的食品都不可能含有全部的营养素。因此，理想膳食只有通过动植物食品的适量混合与搭配，才能达到适当平衡。当营养缺乏、过量和不平衡时都会损害口腔健康。

许多动物实验研究与流行病学资料已经清楚地显示：以蔗糖为代表的各种糖类食品，无论是天然还是加工精制的含糖食品都具有很强的致龋性。新生儿营养缺乏、不良饮食习惯、不合理的营养方式等都可增加龋病的易感性。然而，通过膳食途径补充适量的氟化物，或某些非碳水化合物，如酪蛋白、脂肪等食物的调节，又能预防和减少龋病的发生。因此，随着医学和预防口腔医学的发展，营养在维持口腔健康和预防口腔疾病的作用已成为人们关注的热点问题。本章讨论膳食与口腔健康问题，不仅是为了使学生了解营养与口腔健康的关系，而且也是为了使学生能在今后口腔临床与社区工作实践中进行营养咨询服务与膳食指导，以减少和预防口腔疾病的发生。

第一节　膳食营养与口腔生长发育

良好的营养是口腔发育健康的基础。人体器官的发育与完整都取决于营养素的均衡。口腔生长发育虽然在一定程度上受到遗传因素的调控，但包括营养在内的环境因素对其起着决定性的作用。营养对口腔组织的影响有两个时期。一个是牙齿萌出之前，即人体生长发育的关键时期，也是釉质和牙本质形成和矿化时期，同时是牙颌、口腔与颌面部（包括上下颌骨、乳恒牙、唾液腺、口腔上皮、牙周结缔组织等）对营养的作用特别敏感时期。如果营养不足，会引起釉质决定性的不可逆转的损害——釉质发育缺陷或釉质钙化不全。另一个时期是牙萌出之后，膳食通过牙菌斑细菌对口腔局部的作用更为重要。其中糖与碳水化合物对牙健康的影响最为重要。

一、蛋白质与口腔健康

口腔的生长发育以蛋白质合成为基础，牙齿和骨组织矿化以前的有机质都含有蛋白质，蛋白质构成釉质与牙本质有机质的大部分，分别约占 6% 与 20%。在釉质中含有造釉蛋白和釉蛋白，在牙本质、牙骨质和骨组织则是胶原蛋白。胶原蛋白对于这些组织的形成和矿化有重要的意义，同时胶原蛋白的合成比其他蛋白质更容易受营养因素的影响。

人体内蛋白质缺乏对口腔的影响：

1. 影响成纤维细胞、成骨细胞、成牙本质细胞的活性，使成纤维细胞无力合成胶原以及胶原变性。

2. 口腔上皮组织与牙周结缔组织中胶原缺乏，可以使牙周组织在局部刺激因子的作用下更易感炎症和变性，伤口不易愈合。

3. 可以导致釉质发育不全、牙本质钙化不良、牙骨质沉积迟缓、牙齿形态异常和萌出延迟以及牙拥挤与错位。

4. 可以对唾液腺的生长发育产生影响，如下颌下腺总重量的改变等。

因此，孕妇妊娠和儿童生长发育时期必须提供足够的蛋白质，以供口腔组织的生长发育所需。另外，植物蛋白与动物蛋白混合食用具有互补作用，可提高营养价值。为了避免摄入的蛋白质作为能量来源消耗掉，需供给足够的碳水化合物和脂肪。

二、脂肪与口腔健康

脂肪在正常人按体重计含量 10% ~ 20%，是人体最重要的供能物质，在维持细胞正常结构和功能中起重要作用。在早期的组织学方法已证实釉质与牙本质存有脂类成分，总脂量分别为 0.51% 与 0.33%。在重要钙化的部位，如前期牙本质与牙本质、釉质之间的临界区存在着嗜苏丹反应，其中的包涵物为存在于成釉细胞与成牙本质细胞中的脂肪颗粒，在长骨骨骺软骨钙化区也有类似反应，表明为酸性磷脂。因此认为在钙化中，在无定型磷酸钙或磷灰石开始矿化沉积期间，有磷脂参与。

食物脂肪能促进脂溶性维生素(维生素 A、维生素 D、维生素 E、维生素 K)的吸收。脂溶性维生素 E 缺乏可破坏成釉器的完整。维生素 A 缺乏能使上皮结构变性,搅乱骨吸收与骨形成的方式,使骨异常变厚。因此认为,在正常生长与骨改建中,维生素 A 的作用是引导破骨细胞与成骨细胞的活动,帮助稳定细胞膜功能,当其浓度过多则可增加骨的吸收。维生素 K 是一种防龋因子。

三、碳水化合物与口腔健康

碳水化合物又称为糖类,其就像燃料一样用来维持生命中需要能量的过程。碳水化合物的摄入量占总能量的 50% ~55%,是人类最丰富的膳食能量来源。人牙胚中存在着糖原和其他含碳水化合物的大分子。牙乳头、前期牙本质、牙本质、新形成的釉质中以及牙髓中存在着葡萄糖蛋白。牙周膜、牙髓存在氨基葡萄聚糖。

在钙化过程中,蛋白聚糖起到最重要的作用,由于能有效地结合钙,可能履行着这些功能:与弹性蛋白和胶原争夺钙,减少异常钙化的可能;暂时贮藏钙,在适当时释放出来,以利于基质泡能有效利用;防止亚稳态磷酸钙的沉淀。

几乎所有的研究都表明了食物中的碳水化合物与龋病的发生呈明显的正相关关系,尤其是蔗糖。在动物与人体的研究显示,限制或增加碳水化合物(主要是糖)对所形成的菌斑以及牙龈炎有影响:膳食补充糖增加菌斑量与牙龈出血;限制膳食糖的摄入 2 年以上,能减少菌斑形成的数量,同时减弱其毒性。

四、钙、磷、维生素 D 与口腔健康

钙、磷和维生素 D 是牙齿和骨质正常矿化的基础。钙与磷参与机体骨骼与牙组织的构成。钙是人体内含量较丰富元素之一,占体重 1.5% ~2%,约 99% 以上的钙存在于骨骼和牙齿中(1% 在血液中)。磷是羟基磷灰石的主要构成成分,是维持生命的重要的化合物。在正常情况下,摄入的钙只有 20% ~30% 被吸收,磷 70% ~80% 被吸收。钙与磷主要贮藏于长骨骨小梁内,血液与组织钙起到贮藏库的作用。在正常生理条件下,为了保持有益于骨和牙形成的环境,机体内分泌系统和维生素 D_3 帮助维持体内矿物质适应性调节,维持钙、磷平衡。但在过度敏感的人群中,如妊娠最后 6 周的胎儿,处在骨骼快速生长发育期,此期间沉积的钙为婴儿出生时总钙的一半,磷为 1/3 以上,出生后第一年体内钙含量的增加比任何时候都快得多。又如吸收贮存功能减退的老年人,钙与磷在体内很快沉积或骨丢失。

钙与磷的主要功能是以为羟基磷灰石的形式提供骨与牙的硬度与强度。磷主动参与许多生理性缓冲系统,如参与碳水化合物的吸收和代谢,易与蛋白质、脂肪、碳水化合物结合,在血液与唾液中起到缓冲作用。维生素 D 参与体内钙和矿物质平衡的调节,是钙代谢最重要的生物调节因子之一。维生素 D 族中只有维生素 D_2 和维生素 D_3 具有营养价值。维生素 D_3 是维持生命、促进正常骨形成与钙化、病骨修复所必需的营养素,可由皮肤经日照获得,也可通过食用鱼肝油、动物来源的食品如蛋类、奶油、肝脏等摄取;维生素 D_2 来自于植物,特别是真菌与酵母菌中含量最丰富,能刺激肠道加快钙的吸收,保证充足的钙以供给骨与牙的矿化需要。维生素 D 的吸收发生在有胆盐与脂肪存在的肠道内。任何肝胆疾患引起的脂肪吸收不良,都会干扰其吸收。

牙生长发育期间,如果维生素 D 缺乏,釉质、牙本质可发生发育不全、钙化不良的改变,引起部分缺陷。临床表现早期为牙冠出现钙损伤线或有水平向排列的凹沟,可扩展至釉质、釉牙本质。如果出生后第一年釉质形成受到干扰,恒中切牙、下侧切牙与第一恒磨牙出现沟凹,第二年出现干扰,上侧切牙也受到影响;第三、四年受到影响的则是前磨牙与第二恒磨牙。

第二节　膳食营养与口腔疾病

口腔是人体摄入营养的重要门户,口腔疾病可以阻碍咀嚼和吞咽,从而影响全身营养的摄入、消化和吸收。一旦营养缺乏,就能影响钙、磷代谢,致使牙齿的发育与修复功能受到障碍,从而降低牙齿本身的抗龋能力。当营养不良时,机体免疫功能降低,使口腔黏膜与牙周组织也易发生和加重疾病。因此,营养是维持人体与口腔健康及正常生长发育必需的物质基础,可增强机体与口腔组织的免疫力,促进口腔健康,减少口腔疾病的发生。

一、膳食营养与龋病

(一) 牙萌出前的影响

在牙齿形成与发育但尚未萌出的阶段,营养对牙的主要影响是改变牙齿的抗龋或易感龋的化学成分,如使牙内葡糖蛋白含量增加,有利于有害微生物利用和黏附,结果使牙齿结构脆弱,容易发生早期龋坏。如胎儿、孕妇、儿童期因营养不良、感染或出生时缺氧等,可致成釉细胞变得敏感,影响釉质的形成和矿化,导致釉质发育的缺陷,增加对龋的易感性。

(二) 牙萌出后的影响

1. 碳水化合物与龋病　几乎全部的流行病学调查、动物实验和人体试验结果都表明食物中的碳水化合物与龋病的发生呈明显的正相关,尤其是单糖和双糖,其分子量小,能迅速渗入牙菌斑内,被细菌直接利用,所以单糖和双糖被认为是致龋性强的碳水化合物,特别是蔗糖,其顺序如下:蔗糖>葡萄糖>麦芽糖、果糖>乳糖、山梨醇>木糖醇。WHO 的全球口腔流行病库对 47 组人群的调查统计结果也证实,糖的消耗量与龋病呈正相关。致龋菌以糖作为能源,通过糖酵解过程(厌氧代谢)形成酸性终末产物,促使牙体硬组织脱矿,最终形成龋齿。龋的发生需要有糖和细菌的存在,但是受到牙易感性、细菌种类与分布、唾液的量和质的影响。

总之,龋齿的发生是一个复杂的过程,碳水化合物食品与牙菌斑细菌在釉质表面的密切接触是发生龋病的先决条件。

2. 蛋白质、脂肪饮食与龋病　目前对牙齿萌出后,蛋白质缺乏在龋病所起的作用了解不多,对酪蛋白的局部抗龋作用研究较多。酪蛋白可防止釉质脱矿,能降低釉质的溶解度,提高牙对龋病的抵抗力。高脂肪饮食有抗致龋微生物的作用,形成的薄层脂肪分子覆盖于牙齿的表面,可以防止牙齿脱钙,减少龋病的发生。

3. 矿物质和维生素与龋病　氟在龋的预防中有重要作用,主要是在牙齿的表面形成氟磷灰石,使牙齿具有更强的抗酸能力。在牙齿萌出后,局部用氟能有助于早期釉质龋的再矿化,降低牙齿对致龋菌的敏感性,并干扰细菌代谢,从而抑制致龋菌的生长繁殖,全身和局部适量使用氟能有效地预防龋病。当维生素 C 缺乏时,可导致牙齿的抗龋力降低。维生素 B_6 能刺激抗致龋菌生长,有减少龋病的功能。

知识拓展

茶叶与龋病

氟是人体健康所必需的一种微量元素,适量的氟化物可以对机体的代谢产生积极的影响,它可以通过降低釉质溶解度和促进釉质再矿化、对微生物产生作用以及影响牙体形态来预防龋病。茶叶含有相当量的氟,习惯饮茶可增加人体氟的摄入量。茶叶干品中含的氟可被浸泡出来,在淡茶水中也含有约 1mg/L 以上的氟。一个嗜好饮茶的人,每日从茶叶中约可摄入 1 ~3mg 的氟。不同地区的茶叶其含氟量常有较大差异。印度茶的含氟量比中国高,我国北方茶叶的氟含量较南方低。

二、膳食营养与牙周病

牙周组织和其他组织一样需要合理营养,以维持组织的正常代谢和修复功能。保护牙周健康的营养素有蛋白质、维生素 C、维生素 B 族、维生素 A 以及矿化营养素如维生素 D、钙、磷等。营养缺乏或不平衡可降低牙周组织对炎症的抵抗力,导致牙周组织的损害。因此,在饮食营养中要注意各种营养物质的补充,保持矿物质、维生素代谢平衡。合理营养,可提高机体与牙周组织的抵抗力、抗感染的能力及修复能力。

(一) 蛋白质缺乏

蛋白质是维持牙周支持组织健康的重要营养物质,其缺乏可引起胶原变性。胶原蛋白对于牙周组织形成和钙化有重要的作用。膳食中蛋白质缺乏可使牙周病病情加重。实验表明,补充蛋白质可使临床症状减轻,使得龈沟变浅,炎症消退,牙齿松动程度变轻,对牙龈健康有较好的作用。虽然蛋白质缺乏不是牙周病发生的直接原因,但可以降低受感染组织的抵抗力和修复能力,破坏口腔软硬组织结构,引起走马疳或坏疽性口炎,从而加重病损、扩大病变范围。

(二) 维生素缺乏

1. 维生素 C 缺乏　维生素 C 有促进胶原生物合成、对骨基质的形成与保持血管壁的完整。维生素 C 缺乏导致坏血病,口腔表现为牙龈肿胀明显、边缘可糜烂及形成溃疡,牙龈出血。龈沟上皮和其他非角化的口腔上皮的屏障功能受到破坏,在局部病原刺激的前提下,可促发牙龈炎,并加重炎症程度。长期维生素 C 摄入不足或腹泻、呕吐等情况都可造成坏血病。维生素 C 存在于许多新鲜蔬菜和水果中,加热到100℃便会被破坏,婴儿喂养的煮沸牛奶,奶中足量的维生素 C 被破坏,也可引起坏血病。适当补充维生素 C 可用于预防和治疗此病。高于膳食标准的推荐量并没有与较好的牙周健康有关系,临床试验的结果并不支持大剂量应用维生素 C。

知识拓展

茶与坏血病

坏血病在历史上曾是严重威胁人类健康的一种疾病。过去几百年间曾在海员、探险家及军队中广为流行,特别是在远航海员中尤为严重。第二次世界大战中后期,德国、日本的军队中都曾因长期给养供应不足,导致官兵营养不良,大部分士兵由于严重缺乏维生素 C 死于坏血病。其中一些人登陆后吃了一些橙子就得到短暂的恢复,但水果往往很难得到,而船上储存也是一个难题。后勤部门发现饮用粗制茶叶是最可行的方法,茶叶中富含维生素 C。茶叶中维生素 C 的含量,比柠檬、菠萝、苹果、番茄、橘子等水果都多。如 100g 柠檬、番茄、橘子中维生素 C 的含量不到 100mg,而 100g 茶叶中维生素 C 的含量一般为 100～500mg,优质绿茶中的含量常在 250mg 以上。每天人体对维生素 C 的需求量为 60mg 左右,正常饮食的情况下,每天饮茶 3～5 杯,基本上可以满足人体对维生素 C 的需求。这在缺乏水果和新鲜蔬菜的情况下尤为重要。

2. 叶酸缺乏 叶酸通常归属维生素 B 族,已被提出用于牙周病治疗。许多临床试验报告了在全身与局部应用叶酸对牙龈健康有显著改善。叶酸缺乏时,龈沟上皮细胞转化率特别高,特别脆弱,易受伤害,会削弱这一上皮层的屏障功能。

3. 维生素 A 缺乏 维生素 A 缺乏可干扰上皮细胞、骨质和软骨的正常发育。产生牙龈组织角化不全、发育不良,并有形成牙周袋的倾向;也可损害宿主的某些防御机制,包括吞噬作用、溶菌酶的合成以及维护上皮的屏障功能。

4. 维生素 D 缺乏 维生素 D 主要帮助维持骨细胞,平衡血清钙与磷的水平。所有钙化组织的矿化都需要适当的钙、磷和维生素 D,如支持牙的牙槽骨、根部牙骨质等牙周组织。动物实验证明显示维生素 D 缺乏时牙槽骨疏松与牙骨质钙化缺陷、钙化不良,或使正在钙化的骨质停止矿化。

三、膳食营养与口腔黏膜病

口腔黏膜病病因复杂,与营养缺乏、代谢障碍、免疫功能减退等密切相关,常是全身性或系统性疾病的口腔症状或先兆。口腔黏膜是机体与外界接触的屏障,对外界各种反应灵敏,极易受到损伤,但恢复较快。口腔黏膜对营养缺乏的反应较为敏感,尤其是维生素缺乏,如 B 族维生素（B_1、B_2、B_{12}）、维生素 A、叶酸、维生素 C,还有缺铁性贫血,可引起较多类似口腔疾病的表现,如口角炎或口角裂纹、唇炎、舌炎、牙龈炎。同时还伴有许多口腔症状,如口腔黏膜充血、红肿、烧灼感、感觉过敏、疼痛、舌水肿等,甚至出现口腔疱疹、舌溃疡、吞咽困难等,严重影响进食和咀嚼。当维生素 B_1 缺乏时可引起口腔颌面部神经炎。维生素 A 缺乏可表现为口腔白斑。当改善营养代谢,提高机体免疫功能或避免食用易引起变态反应性的食物后,可减少患病与复发的概率。

四、膳食营养与口腔感染、创伤

（一）营养与口腔感染

1. 营养不足增加机体对感染的易感性。当营养缺乏时,机体的防御屏障可不同程度地受到影响,皮肤、黏膜组织抵抗力下降,使口腔感染的机会增加,也可加重口腔感染的程度。

2. 感染可加重营养不良状态。一方面感染使机体食欲下降、拒食,减少蛋白质和其他的营养素摄入,导致机体难以从膳食中获得必需的营养,这就促使营养不良状态的加重。另一方面在感染状态下,机体对能量的需求量剧增,增加蛋白质代谢与分解,最终导致蛋白质的严重缺乏。故此,当急性期过后,需要补充大量蛋白质以维持机体所需的水平。

(二) 营养与口腔创伤

一方面,营养不良可以降低口腔黏膜上皮的防御功能,使其容易遭受物理化学性损伤和其他原因引起的创伤。另一方面,口腔颌面部创伤也影响营养素摄取。任何创伤愈合,及时供给蛋白质均有助于胶原的合成、成纤维细胞与成骨细胞的形成。补充蛋白质还可以纠正创伤或术中的蛋白质的损失,并加速恢复,以及增加机体的免疫功能。同时补充维生素 A 和维生素 C 有助于创伤愈合。因此,及时补充必需的营养素是所有创伤修复、伤口愈合和康复的基础。

五、与营养不良有关的口腔表征

(一) 唇

核黄素烟酸与铁缺乏时通常在暴露的黏膜与口角部位可以看到唇的变化。其他因素如环境极端寒冷与干燥、不良的修复体、疱疹与梅毒、对药物或化妆品过敏都可产生类似的病损。最常见的病损是:

1. 唇干裂　具有唇水肿、肿胀的特征。有些病例出现剥脱、皲裂,垂直向皱褶增加,在萎缩性唇干裂病例中,暴露的黏膜有一种羊皮纸样的外观与垂直裂沟消失。

2. 口角病损　在半张口时,通常可以看到双侧有破碎的或浸软的上皮。有时在口角部位有与念珠菌感染有关的苍白与红斑;有时可以看到口角裂纹,这些病损的出现取决于形成的原因。

(二) 牙

除了龋齿、氟牙症,有以下几种情况:

1. 线形釉质发育不全　可见于上颌乳前牙,在相应的新生线部位有棕色釉质发育不全线。这与感染性疾病的发生,血清钙水平的改变以及早期的营养不良有关。

2. 黑色牙　具有广泛的黄棕色染和高度龋易感性的特点,可能的病因是在牙发育的关键期间出现了全身性营养不良。

3. 错位牙　牙拥挤或错位可能有营养源性,或因年幼时缺少蛋白质而干扰了颌骨发育或因乳牙过早缺失。遗传因素可能只是有影响,评价这种情况的病因时应予考虑。

(三) 牙龈

1. 坏血病型　牙龈发红,呈海绵状,牙间乳头水肿与自发性出血,是维生素 C 缺乏的典型症状。

2. 龈炎　从龈缘轻度发炎到严重的牙周状况,其中有附着龈上皮剥脱导致的病损、骨丧失以及深牙周袋形成等临床表现。虽然维生素与蛋白质缺乏可以影响到这种组织反应,但是局部细菌是始动因素,而错𬌗畸形、不良修复体、牙石等其他局部因素或全身性疾病(如糖尿病)能加重这种反应。

（四）舌

舌实质与颜色的改变可以反映出许多病理情况。慢性舌炎大部分与复合维生素 B,特别是烟酸、核黄素、叶酸与 B_{12} 缺乏有关;慢性铁缺乏也可诱发舌炎的发生;感染,如白色念珠菌感染,还有药物反应、晚期梅毒、肿瘤恶性变以及某些口疮病损也可以导致舌炎。

1. 丝状乳头与菌状乳头萎缩　是慢性舌炎最早期的病损,并且当两种乳头同时萎缩时则出现一种完全光滑似镜面的舌。如某些乳头过度增生与融合,舌背可出现红色与裂沟样外观。

2. 乳头肥大或充血　通常发生在舌前 2/3,如有红点则表明存在着充血。

3. 红紫色舌　舌呈青紫色,通常与核黄素缺乏有关,也可与口炎和皮炎有关。

4. 猩红色舌炎　这种情况具有急性烟酸缺乏(糙皮病)与口炎性腹泻的特征。在进展阶段,口腔黏膜也变成为鲜红色。

5. 牛肉样红色舌　这种情况不同于上面的那种深色的舌,而是类似深牛肉样,通常与烟酸缺乏有关。

（五）营养缺乏的其他口腔表征

营养缺乏除了上述的表征与症状,还包括黏膜溃疡与角化病损、口腔疼痛、烧灼感、口干症,或流涎、味觉减低或消失以及口腔或舌侧黏膜的苍白。这与贫血、亚临床复合维生素 B 缺乏(如叶酸缺乏)以及维生素 A 与锌缺乏有关。

第三节　合理营养与膳食指导

营养是人类赖以生存、发育和健康的物质基础。人类食物种类很多,各种营养素之间既密切配合又相互制约。任何一种食物都不能在质和量上满足人体对营养的需要。因而平衡膳食是合理营养的唯一途径。平衡膳食传达平衡与适量的观念,重视健康与食物成分、食物摄入的方式与饮食数量、成分之间的基本联系。营养不良不仅包含着营养不足,还包含着营养过剩与营养素不平衡的问题。各类食物之间的平衡与比例,应根据年龄、性别、劳动强度、不同生理情况和条件,适当调整提供人体所需的所有营养素,从而达到膳食结构合理、营养平衡、促进健康的目的。

一、糖的消耗与糖代用品

有证据表明,膳食中随意的糖消耗容易致龋。许多国家与国际专家委员会推荐:为了降低龋齿的发病率应当减少糖消耗的量与次数。WHO 的营养指南指出,由于糖消耗量高,又与其他高淀粉类碳水化合物一起消耗,这不仅增加了龋齿发病的可能,而且还可能促进糖尿病的发生。因此,可以考虑使用糖代用品。因为大部分甜味剂不经人体胰岛素代谢,或者完全破坏,或者由口腔微生物缓慢破坏。这些食物与成分可以起到预防疾病的作用,有利于口腔健康和身体健康。

（一）糖的消耗

1. 剂量反应关系　龋病的发病率受到糖摄入量和次数的影响,每年糖消耗的"安全水平"为 10～15kg 以下,当超过此水平,龋病就增加。有资料显示糖与龋之间的剂量-反应关系,大致为 S 形曲线。即在消耗水平低的时候,蔗糖引起的龋很少,随着糖消耗水平的增加,龋病的水平也上升。然后曲线最终变成为水平线,这时蔗糖的消耗再增加也不再引起明显的龋增加。

2. 糖的摄入次数与量之间的关系 除了糖的摄入量,其摄入频数对龋齿的发生也有很重要的影响。消耗相同量的糖,摄入次数越多,龋病的发病率越高。因此,糖的消耗不仅要控制其摄入量,更要控制摄入频数,一般以 2 次/天为宜。不论是含糖食品还是饮料的消耗频数应限制在最多每天为 4 次。

(二)糖代用品

糖代用品是指蔗糖或者糖浆之外能够产生甜味的物质,具有低致酸性和低致龋性。一方面糖代用品完全不被细菌转化或者转化很慢,导致其产酸低或者不产酸。另一方面糖代用品通过抑制脱矿作用和促进再矿化作用实现其无致龋功能。由于甜味的感觉刺激了唾液的分泌,导致口腔不可避免地产生碱性或者缓冲作用。另外,异麦芽酮糖醇与木糖醇对釉质表面的脱矿与再矿化过程起积极而稳定作用,促使纯矿物质进入磷灰石。

目前,糖代用品用于甜食产品正逐渐扩大它的应用范围,并作为口腔保健用品之一,有助于降低高危人群龋病的发生。

二、合理营养

为满足机体对合理营养的需要,必须每天通过膳食提供各种营养素,来维持机体热量和能量平衡。人体对营养的摄取,应根据代谢需要量<膳食需要量<膳食供给量的原则。膳食供给量是指每天通过饮食向机体所提供营养素的量。膳食需要量为满足机体合理营养的需要由膳食供应的量。代谢需要量是指维持正常生理功能所必需的最低的基数,低于此基数则不能保持机体健康。因此,将不同种类的食物之间按一定的比例,合理搭配,既保证机体对各种营养的需求,又避免营养过度。

(一)碳水化合物

提供每天需要总热量的 55%~65%,也可略少。其主要来源是淀粉类食物,如全麦面包、谷物、面粉类食品、水果与蔬菜(特别是土豆)。这些食物也含有相当量的维生素与矿物质。

适当控制并不提供主要的热量的糖和精制的碳水化合物像糖果、蜜饯、果酱、果汁与饮料,可以减少牙菌斑的形成,有益于牙齿与牙周健康。

(二)脂肪

脂肪是产生热能最高的热源物质。含有的热量相当于等量碳水化合物与蛋白质的两倍。通常每天有 50g 脂肪即能满足需要,占总热能 25%~30%。乳制品是脂肪的良好来源,其他来源有肉类、人造黄油,果仁、植物油等。同时,脂肪是许多脂溶性维生素的载体,如维生素 A、维生素 D、维生素 E、维生素 K 和必需脂肪酸。

(三)蛋白质

蛋白质由 22 种氨基酸组成,大多数来自食物,并可通过体内制造。但其中有 8 种不能由体内合成或合成速度不能满足机体的需要,必须由膳食中供给,称为必需氨基酸。这种完全蛋白质来自于动物食品,如肉类、鱼类、禽类、蛋类与乳类,同样重要的还有来自面包、谷物、果仁与豆类等不完全蛋白质。同时食用多种蛋白质可增加蛋白质的互补作用。如在同一膳食中摄入像肉、奶这样的完全蛋白质,又摄入像面包、豆类这样的不完全蛋白将会提高不完全蛋白质的生理价值。在供给足够蛋白质的同时,还必须供给充分热能,才能有效发挥蛋白质的作用。应注意对各种蛋白质的充分提供,每一种蛋白质对构成、修复和维持所有的组织都是必需的。它也是形成酶和激素,用于调节机体过程,产生抗体以对抗感染所必需的。

(四) 维生素

维生素是维护人体健康、促进生长发育和调节生理功能所必需的一类有机化和物,起着像酶、激素一样的作用。

维生素 A 是生长、视力、皮肤健康、抗感染的基本需要。一般应从动物性食品,如鱼肝油、鱼籽及全奶、奶油、奶酪等乳制品中得到,也可从蛋黄、人造黄油、肝、深色与黄色蔬菜(如胡萝卜、菠菜、辣椒等)中获得。

维生素 D 一般可以通过阳光作用于皮肤产生。如果阳光有限,应给生长发育中的儿童补充,通常强化牛奶为适当来源。建议 6 岁以下儿童、孕妇和哺乳期妇女每天供给 $10\mu g$ (400IU)维生素 D。

维生素 C 与 B 族维生素为水溶性,不能在体内贮藏。因此,一定要通过平衡膳食每天补充人体所需之量。维生素 C 为牙龈与血管健康所必需。最好由新鲜水果,尤其是各种柑橘与新鲜蔬菜中得到。B 族维生素由 4 种食物(谷物、动物食物、豆类及其制品、蔬菜水果类)提供。

(五) 矿物质

18 种矿物质是调节和保持机体过程的基础。钙的最佳来源是奶、奶酪与绿色蔬菜等。富含铁的食物是肉类(尤其是肝)、蛋黄、全麦面包、谷物、干果类、干豆类以及绿色蔬菜。碘化食盐是获得碘量最佳途径。几乎所有食品都能提供钠。WHO 推荐每人每天食盐摄入量不超过 6g。肉、鱼、奶和咖啡中含适量的钾,更多的来自蔬菜、柑橘类、甜瓜、香蕉与杏子。经常喝茶可以补充氟,其他一些矿物质可以从平衡膳食中得到。

(六) 水

水是一切生命生存的必要条件。一般不把水作为一种食物,但它是人体所有组织所必需的。水也是氟的最普通来源,每人每天需饮水或摄入饮料 6~7 杯才能保证正常生理代谢和维持身体良好的水平衡。

(七) 纤维

食物纤维有多种防治疾病的作用。蔬菜和水果是食物纤维主要来源,如糠麸、卷心菜、苹果、胡萝卜等。纤维是不能消化的食物的一部分,它不是一种营养物质,但它作为平衡膳食的一部分,有助于口腔自洁作用,并刺激肠蠕动,因此可作为促进牙与牙龈健康的食品。

三、膳食指导

针对我国居民近 10 年来的营养需要及膳食中存在的主要问题,中国营养学会理事会于

2007年重新修订了"中国居民膳食指南",并结合中国居民膳食结构特点设计中国居民平衡膳食宝塔。现根据促进口腔健康的需要,摘要介绍如下:

(一)中国居民膳食指南

1. 食物多样,谷类为主,粗细搭配。人类的食物种类多种多样,才能满足机体各种营养需要,合理营养促进健康。提倡人们的食物应多种且广泛,包括五大类:

(1)谷物及薯类:包括米、面、杂粮、马铃薯、甘薯和木薯等。主要提供碳水化合物、蛋白质、膳食纤维及B族维生素等。

(2)动物性食物:包括肉、禽、鱼、奶、蛋等,主要提供蛋白质、脂肪、矿物质、维生素A和B族维生素等。

(3)豆类和坚果:包括大豆、其他干豆类及花生、核桃、杏仁等坚果类,主要提供蛋白质、脂肪、膳食纤维、矿物质、B族维生素和维生素E。

(4)蔬菜、水果和菌藻类:包括鲜豆、根茎、叶菜、茄果和菌类等,主要提供膳食纤维、矿物质、维生素C和胡萝卜素等。

(5)纯热能食物:包括动植物油、淀粉、食用糖和酒类等,主要提供能量;动植物油还可提供维生素E和必需脂肪酸。

2. 多吃蔬菜、水果和薯类。蔬菜与水果含有丰富的维生素、矿物质和膳食纤维。这些食物对维护牙龈、牙周组织与口腔黏膜健康和预防口腔疾病必不可少。

3. 每天吃奶类、豆类或其制品。奶类除含丰富的优质蛋白质和维生素外,含钙量也较高,且利用率也很高,是天然钙质的极好来源。我国居民膳食提供的钙质普遍偏低,平均只能达到推荐供给量的一半左右。我国婴儿佝偻病较多,乳牙患龋率很高,还有乳牙釉质发育不全,与膳食钙不足可能有一定关系。研究表明,给儿童青少年补钙可以提高骨密度和牙的抗龋能力;给老年人补钙也可延缓其发生骨质疏松的年龄和骨质丢失的速度。

豆类含丰富的优质蛋白质、不饱和脂肪酸、钙以及B族维生素,加工成豆制品后更易消化。应适当多吃豆类及其制品。

4. 常吃适量鱼、禽、蛋和瘦肉。动物性食物是优质蛋白,也是脂溶性维生素和矿物质的良好来源,适合人体的需要,且赖氨酸含量较高,有利于补充植物蛋白中的赖氨酸不足。它对萌出前釉质、牙本质矿化、胶原合成与骨钙化,保持牙支持结构的健康,抗感染与增加口腔防御功能都是必需的。

5. 减少烹调油用量,吃清淡少盐膳食。

6. 食不过量,天天运动,保持健康体重。

7. 三餐分配要合理,零食要适当。合理安排三餐的时间及食量,进餐定时定量。合理选用零食。一日三餐之间应避免食用含糖食品,

图8-1 中国居民平衡膳食宝塔

只随三餐少量食用糖类,可减少龋病发病的危险因素。

8. 每天足量饮水,合理选择饮料。每天喝大量含糖的饮料代替喝水,是一种不健康的习惯,应该改正。

9. 如饮酒应限量。烟酒嗜好是影响口腔健康加重牙周病的有害因素。

10. 吃新鲜卫生的食物。严防感染性疾病从口腔进入。

(二) 中国居民平衡膳食宝塔

中国居民平衡膳食宝塔(图8-1)共分五层,包含我们每天应吃的主要食物种类。宝塔各层面积和位置不同,可以在一定程度上反映出各类食物在膳食中应占有的地位和比重。

理论与实践

如何动员患者改变饮食习惯?

例如:动员患者限制糖摄入量,以控制龋齿发生。

(1) 首先让其认识到糖和甜食会产生酸,易导致龋齿发生。

(2) 从而降低其进食糖的兴趣:因为如果不放弃吃糖,就要承受龋齿所导致的牙疼之苦。

(3) 让其主动参与:决定少吃或不吃糖。

(4) 并且付诸行动:放弃吃糖,或吃糖后积极采用预防措施。

(5) 最终养成良好饮食习惯:不吃糖或很少吃糖。

虽然没有一种确切的方法可以帮助改变所有患者的不良饮食习惯,但从以上几个层面,即认识、兴趣、行动和习惯方面对患者进行循序渐进地指导,还是能起到一定作用。

小 结

口腔生长发育和健康维持受到膳食营养的影响。其中,糖与碳水化合物的摄入量及摄入频率显著影响龋齿的发病率。营养缺乏或不平衡易导致各种口腔疾病,而合理的膳食可以促进口腔健康。需要明白的是口腔健康的保持不只是通过一种途径,而必须通过口腔卫生的控制,适量用氟,以及适当营养与合理膳食等多种途径才能达到。

(邱瑜蕾)

思 考 题

1. 营养与龋病的关系如何(牙萌出前/后)?

2. 糖消耗与龋病之间的关系如何?

3. 如何进行饮食指导?

第九章 口腔健康教育与促进

随着医学模式的转变,确立了"以健康为中心"的现代医学观念。口腔健康是整体健康的组成部分,其发展直接影响着人们的健康水平。进入21世纪以来,一些安全、有效的口腔疾病的预防措施在某些国家和地区已逐步得到实施,龋病与牙周病对人类牙颌系统的侵害已得到控制,牙龄与寿龄大致相等的愿望正在逐步实现。口腔健康教育是使其实现的有效途径。它通过有计划、有组织的健康教育活动,促使公众摆脱一些旧观念的束缚,增长自我口腔健康的能力,建立良好的口腔卫生习惯。

口腔疾病严重地危害了人类的口腔健康,影响全身健康,口腔健康促进要在改善公众知、信、行的基础上,增加政府、社会的关注及经济支持,建立更有利于口腔健康的环境,为人类健康做出更多的贡献。

第一节 口腔健康教育与口腔健康促进的概念

一、健康与口腔健康

1978年世界卫生组织(WHO)在"阿拉木图宣言"中指出,"健康不仅仅是没有疾病或不虚弱,而是身心健康和社会幸福的完美状态"。这个健康的意义是积极的,它反映了人的生命活动的生物、心理、社会三个基本方面,扩大了医学的范畴,从而更进一步认识到除生物因素影响健康外,尚有其他多种因素,如环境因素(自然环境与社会环境),社会所能提供的保健服务,个体与群体生活方式等。1989 年世界卫生组织又提出健康的新概念,除了身体健康、心理健康和社会适应健康,还加上道德健康。

关于口腔健康,1965 年 WHO 指出:"牙健康是牙、牙周组织、口腔邻近部位及颌面部均无组织结构与功能性异常"。1981 年,WHO 制订的口腔健康标准是"牙清洁、无龋洞、无疼痛感,牙龈颜色正常、无出血现象。"对口腔健康所下的定义虽然各不相同,但以下三方面内容是不能缺少的,这就是应具有良好的口腔卫生、健全的口腔功能以及没有口腔疾病。1994年,WHO 提出"口腔健康促进生命健康",可见口腔健康是整体健康不可缺少的一部分。

二、口腔健康教育与口腔健康促进

(一) 口腔健康教育

口腔健康教育是健康教育的一个分支,是通过口腔保健知识、技术的传播,帮助人们树立正确的口腔健康意识,提高自我口腔保健能力,鼓励人们主动采取有利于口腔健康的行为,终身维护口腔健康。1970 年,WHO 指出:"牙科健康教育的目的是使人认识到并能终生保持口腔健康"。

口腔健康教育不能代替预防方法,它是让人们理解并接受各种预防措施所采取的教育步骤。例如,学龄前儿童应用氟化物防龋,首先应该使校方、教师和家长理解氟化物应用的优缺点,氟化物防龋的作用原理、使用方法和经济效益,取得他们的认可,从而才能接受此项措施。对于需要使用氟化物防龋治疗的儿童,也需采取不同的教育方式,促使其愿意接受这项预防措施。还可以通过已使用氟化物防龋的儿童现身说法,以解除其他家长的顾虑。又如,良好的口腔卫生和定期的口腔保健是预防牙周病所必需的。为使人们认识其必要性并主动实践,需要设计和实施有效的牙周健康教育项目,如正确的刷牙方法,牙线、牙签的使用方法,牙周洁治术的实施等,使人们懂得并相信这些道理,从而转变态度,主动使自己的行为向健康行为转化。

我国自 1989 年 9 月 20 日设立第一个全国爱牙日,开始了通过固定宣传日形式开展全国性健康教育活动,此后,每年 9 月 20 日都要围绕一个中心主题开展全国范围的口腔健康教育和口腔健康促进活动。

知识拓展

利物浦宣言

2005 年 9 月在英国召开了第八届世界预防牙医学大会(WCPD),并通过了促进 21 世纪口腔健康的倡议行动——"利物浦宣言",倡议各国到 2020 年都应加强 9个领域的口腔健康工作,包括清洁饮用水,适宜的环境设施,健康饮食与良好营养,适量用氟防龋,促进健康的生活方式,减少危险因素,利用学校平台,强调初级口腔卫生保健,增强老年人口腔健康,制订口腔健康政策,支持公共卫生研究以及建立健康信息系统。

（二）口腔健康促进

口腔健康促进是整体健康促进的一部分，是由口腔健康教育、口腔疾病预防和口腔健康保护三部分组成。口腔健康促进是从组织上取得支持，经济上创造条件，保证群体或个体得到适宜的口腔疾病预防措施。例如，取得各级领导及行政部门的支持，制订保证预防措施顺利实施的政策，合理分配资源，提供必需的物质条件及卫生服务，加强专业人才的培训等。另外，规范市场，在市场上提供合格的口腔保健用品，如合乎生理卫生要求的牙刷、不同种类的牙签、有效含氟量的牙膏、口腔保健药品等。龋病的预防措施有氟化物应用、窝沟封闭、控制含糖食品的食用次数、采用糖代用品等。重视学校口腔健康教育，在学校开展口腔健康教育活动。

2007 年具有国际权威性的世界牙科联盟（FDI）提出特别目标是促进口腔健康。它联合世界卫生组织和世界健康专业者联盟一起，通过预防和教育在全球范围开展口腔健康促进活动，包括以"吸烟还是口腔健康"为题推动各国的戒烟行动；提倡氟化物是预防龋齿的最好和最经济的方法；以及避免由于口腔疾病导致全身性疾病。

2007 年，中华口腔医学会将全国爱牙日活动的主题确定为"口腔健康促进——面向西部，面向儿童"，将以系列口腔健康教育与促进活动、西部口腔医学人才培养、口腔医疗保健网络建设等方面的内容为重点。主要由以下活动组成：①全国"爱牙日"口腔健康教育活动；②口腔健康促进与口腔医学发展西部行活动；③中国儿童口腔健康促进项目；④应用氟化物促进口腔健康国际研讨会；⑤全国"口腔健康活动月"活动。

知识拓展

《中国口腔卫生保健工作规划（2004—2010 年）》的通知

为了提高全民基本口腔保健水平，力争到 2010 年达到人人享有初级口腔卫生保健的目标，根据我国口腔防治现状，在调查研究的基础上，卫生部制订了《中国口腔卫生保健工作规划（2004—2010 年）》。具体目标：

（1）孕妇接受口腔护理培训率：农村达到 50%，城市达到 80%。

（2）5 岁儿童乳牙无龋率：农村达到 30%，城市达到 40%。6 岁以下儿童家庭口腔护理率：农村达到 50%，城市达到 80%。12 岁儿童恒牙龋均：达到 1.1 以下。

（3）中小学生口腔保健知晓率：农村达到 70%，城市达到 90%。有效刷牙率：农村达到 60%，城市达到 80%。含氟牙膏使用率：农村达到 70%，城市达到 90%。龋失补充填比率：农村达到 15%，城市达到 30%。

（4）15 岁青少年牙周健康人数百分比：农村达到 30%，城市达到 50%。

（5）35～44 岁成人 3 个区段以上牙周健康人数百分率：农村达到 15%，城市达到 30%。

（6）65 岁及 65 岁以上老人保持 20 颗功能牙的人数百分率：农村达到 60%，城市达到 80%。

口腔健康教育是口腔健康促进的重要内容和基础工作,它着重于健康知识的传播,建立健康的信念,并要求最终落实到建立健康行为上,口腔健康促进是口腔健康教育的发展。一般来说,领导者在口腔健康促进中起到决定性作用;而具体工作的医务人员则主要在研制有效的预防方法和指导人们的行为实践和效果评价等方面起重要作用。

第二节 口腔健康教育与口腔健康促进的原则

一、口腔健康教育的原则

口腔健康教育既有自然科学的属性,也有社会科学的特点,在开展健康教育时,应遵循相关学科的理论原则,并采用群众喜闻乐见、行之有效的健康教育方法。其原则体现在五个方面:

(一)高度的思想性

口腔健康教育内容要符合党和政府的路线、方针、政策,有利于社会主义物质文明和精神文明建设,要以我国卫生工作方针、卫生法规为依据,规划口腔保健项目和开展健康教育活动,要结合爱国主义教育,促进爱国主义卫生运动的健康发展。例如,实现"2000年人人享有卫生保健"是我国政府在1983年对世界卫生组织做出承诺的社会发展目标,也是我国卫生事业的战略重点。为了迅速发展我国的口腔卫生事业,满足人民群众的医疗、预防、保健需求,1988年12月卫生部成立了全国牙病防治指导组,由卫生部等九个部委联合发起,把从1989年起的每年的9月20日定为"全国爱牙日",并于1990制订下发了"我国2000年口腔健康目标和具体措施"。全国各级卫生行政部门在规划保健项目时,应以此为依据,确定口腔保健项目。

(二)严格的科学性

口腔健康教育内容应有科学依据,概念表达准确,引用的资料、数据正确无误,应体现最新科学成果,特别是在借助大众传播媒介传播口腔健康知识时,更应慎重,防止不准确的信息误传、误导。例如,有科普文章写"对六龄牙的保护",虽然也从六龄牙的解剖特点上指出牙𬌗面窝沟多而深,菌斑易在此处积存,但又写到"六龄牙萌出后常因刷牙不认真而发生龋坏",这就使读者产生一种错觉,好像彻底地、认真地刷牙就可以预防第一恒磨牙的龋坏。而事实上,第一恒磨牙单靠刷牙是达不到完全预防龋坏的目的的。因为牙刷毛不能进入窝沟清除菌斑。最好的预防方法是在第一恒磨牙萌出后尽快做窝沟封闭,同时再建议使用氟化物来预防牙的光滑面龋,这样就较全面了。

口腔健康教育应采取正面教育方法,不搞恐吓、强行命令,也不能一次灌输内容过多。以劝导吸烟者戒烟为例,多讲不吸烟的好处而防止单纯以肺癌、死亡,甚至以骷髅画面来恐吓。一次灌输内容太多,群众不能消化吸收,也易导致疲劳厌倦心理。

(三)广泛的群众性

口腔健康教育是全民性的教育活动,必须发动群众,有广泛的群众参与,依靠群众传播健康信息,既迅速又直观,能取得满意效果。例如,在学校进行口腔健康教育,首先应该使校方、教师和家长认识口腔健康的重要性,并积极参与对学生进行口腔信息的传播。其次,利用同学之间互相交流,促进口腔信息的传播及不良口腔卫生习惯的矫正。又如社区口腔健康促进是以社区为立足点,以社区人群为对象,建立并逐步发展县、乡、村或区、街道、居委会或与之相应的三级口腔卫生保健网。

口腔健康教育必须依靠社会团体,如工会、妇联、共青团、红十字会等。一切口腔科学上的成果,要能广泛推行都必须争取社会多部门的支持与合作。例如,新型牙刷的推广使用,除对群体进行宣传教育,取得他们的认可,还必须争取牙刷生产厂家的支持,以便制造出合乎要求的保健牙刷。

传播口腔保健知识和技能,应通俗易懂、深入浅出、形象生动。首先是语言要大众化,要尽可能地利用大众中常用的生动活泼的语言来宣传口腔科学知识,使群众愿意听、听得懂,其次在宣传时可多进行比喻,多举实例,可利用图表、幻灯、实物标本和模型等教具,使抽象的口腔知识形象化。如药物牙膏的应用,操作简便,疗效显著,群众易于接受。

(四) 强烈的针对性

口腔健康教育应针对当地文化、经济发展状况和当前存在的患病情况,注重知识和技术的实用性和可行性,以取得良好的实际效益。要根据教育对象的年龄、性别、职业、文化、水平、心理状态和卫生保健的需求,因人施教,投其所好。例如,对幼儿,因其活泼好动,可在游戏竞赛中完成教育过程;对青年人,特别是服务行业的青年人,可以结合青年人爱美的心理,讲清口腔卫生和健康在服务行业从业人员中的重要性,以及在社会交往中的作用。对老年人,可根据其身体健康状况,讲明口腔健康与消化功能等整体健康密切相关,以调动其积极性。

(五) 完美的艺术性

口腔健康教育应根据不同教育对象的心理特点、兴趣爱好和卫生保健的需求,力求教育内容和教育形式具有趣味性、直观性和艺术感染力,以取得潜移默化的教育效果。例如,可采用电影、电视、文艺、宣传画、展览以及科普作品等具有一定艺术性的健康教育方式,做到生动活泼、形象逼真,以增强吸引力,提高理解力。

二、口腔健康促进的原则

口腔健康促进的原则是与担负的任务紧密相连的。

(一) 一级预防是基础

一级预防是在疾病发生前所进行的预防工作,以便阻止疾病的发生,它是口腔健康促进的基础,也是主要任务。

(二) 发挥领导部门的主导作用

在口腔健康促进中,应重视发挥行政领导和公共卫生机构领导的主导作用,只有领导支持,才能制订保证项目实施的政策、制度,才能将有限的资源合理分配。对于医疗机构中各级医务人员的构成、人力的培训等促进工作,行政领导也起主要作用。

在健康促进中,常常受到一些个人不能控制的因素影响,如工作环境、市场的保健用品不合格、人们固有的风俗习惯等。而改善工作环境,规范保健用品的生产,去除不良的地方风俗,都需要行政部门的干预和经费支持。行政部门干预的力度和经费划分的多少,行政领导起决定性作用。又如开展一些重大的口腔公共卫生措施,单纯靠个人力量是无法完成的,需要各级卫生行政部门制订有利于口腔预防保健事业的重大政策;例如,饮水加氟——1958

年已被世界卫生组织认可,称饮水加氟为实际有效的口腔公共卫生措施,1981年国际牙科联盟对世界上35个国家21亿人口饮用加氟水进行了评价、推广。但结合我国实际情况,是否实施,如何实施,应依靠政府卫生行政部门与专业人员进行调查、研究,做出抉择。

（三）重视社区口腔健康促进

目前,无论是发达国家还是发展中国家都在积极推动社区健康促进工作,口腔健康促进也应以社区为立足点,从以个体为对象,以治疗疾病为中心转变为以群体为对象,以健康为中心,走预防为主的道路。重视社区口腔健康促进,制订公共健康政策,创造支持性环境,不断挖掘社会资源,为居民提供口腔保健信息和技能,提供良好的卫生服务是口腔健康促进的重要任务。

三、口腔健康教育与口腔健康促进的任务

健康教育的目的不是单纯的传播卫生保健知识,而是竭力引导和促进人民群众关心、参与个人及社会卫生保健事务,积极主动地改正各种影响健康的行为,以改善、提高人和社会的健康水平,实现"人人健康"的社会目标。口腔健康教育和促进的目的是促进口腔健康的发展,获得可以达到的最高健康水平。

口腔健康教育的任务重点有以下5个方面:

1. 争取各级行政领导的积极支持,以便合理分配资源,制订方针、政策,保证防治方案顺利进行。

2. 提高全民口腔预防保健的知识水平,增强口腔保健意识和自我保健能力,建立口腔健康行为,提高生活质量,促进全民的口腔健康。

3. 培养专业人才,促进新的口腔保健知识的推广和应用,增加对卫生、医疗人员和社区工作者的口腔预防知识教育,发挥其导向和骨干作用。提高口腔健康教育能力。

4. 引起社会各方面人员对口腔健康问题的关注,为寻求口腔预防保健资源作准备。

5. 评估口腔保健项目实施的效果,从而不断修订、完善口腔健康教育实施计划。

口腔健康促进的任务重点有以下5个方面:

1. 制订各种预防危险因素的政策,包括:加强口腔信息监测系统建设,改善各地网络信息连通渠道,对相关的科学研究给予更多的支持。

2. 制订有效的、有关部门承诺的政策,预防有上升趋势的口腔健康高危险因素,如卫生部修订后的《公共场所卫生管理条例实施细则》中新增了"室内公共场所禁止吸烟"等规定并于2011年公布。

3. 在口腔健康促进行动中协调政府、社会团体和个人的行动。

4. 加强各国和各级部门间的合作,增强控制口腔危险因素的能力,提高公众对口腔健康的认知程度和口腔预防意识。

5. 组织社区口腔健康促进示范项目,重点关注社会弱势群体、儿童和老年人。

第三节　口腔健康教育的方法

健康教育不仅仅传播信息,还要考虑影响健康行为的心理、社会和文化因素、传统的观

念与习惯、个人或群体对口腔健康的要求等,以确定将要进行的口腔保健内容与相应的教育方式。一般采取多种教育方法:

1. 进行个别交谈　是语言教育的一种形式。其优点是谈话双方促膝对面,易于交流,因此能获得较满意的教育效果。例如:患者就医时的随诊教育。不只是医师单向传授知识,而是有问有答的交流。在交谈中,医师或保健人员都要设身处地地理解与帮助他们,是他们的良师益友,而不是以教育者自居。个别交谈是融洽医患关系的一种手段,是医院或家庭进行口腔健康教育的常用方法。

2. 组织小型讨论会　多采用综合教育方式。其特点是人数不多,议题集中,讨论问题细致深入,可及时掌握反馈信息。先指定主持人或讲解员,由其收集资料,编写纲要或讲稿,准备分发给到会的每一个人。讨论过程中,可配合幻灯、挂图、标本模型的使用,使讨论内容形象化、具体化,以提高讨论会的效果。为开展好这种活动,参加者除卫生专业人员、决策者,应广泛吸收不同阶层的群众,从而获得更全面的信息。如果预备推广一项口腔预防保健的新技术,应组织讨论此项目的可行性,项目的推广价值、效益,公众接受的可能性以及科学性等,这种会议要注意吸收不同观点的专业人员与新闻媒介参加。如果是一项具体口腔保健在学校的实施,应该请校长、教师、家长与学生共同参加讨论。

3. 借助大众传播渠道　其优点是覆盖面大,能较快地吸引公众注意力,使之集中到有待解决的口腔健康问题上来。利用大众传播渠道进行口腔健康教育时内容应简明扼要,避免使用过多的专业术语,努力做到口语化、通俗化,对一些频繁出现的专业名词作简明通俗的解释。20 世纪 60 年代美国为了有效地预防牙周病,开展了“牙周电视运动”。由于人们牙周健康知识的增长,个人掌握了有效的口腔卫生措施,牙周的健康状况普遍改善,再通过大众传播的渠道,将以上的信息反馈给公众,鼓励人们更加重视牙周自我保健。

目前我国口腔医务人员短缺,大多数人通过大众传播媒介获得健康信息。1989 年 9 月20 日全国爱牙日前后对北京市学生、教师、家长与街头咨询群众调查表明,48.4% 的被调查者是从大众传播渠道获得口腔健康知识,从幼儿园、中小学教师处获得者占 22.6%;从父母处获得者占 22.4%;而从口腔科医师处获得者仅占 7.5%。

随着互联网的飞速发展,网络在人们生活中无处不在,网络保健已经走进人们的生活。2002 年底,全国已拥有大大小小近 2000 个医药健康网站(或个人主页)。互联网不仅能提供图、文、声、像各种各样的健康教育形式,其互动的方式更能充分满足人们对不同健康知识的需求,互联网快速、高效的特性,使人们能了解最新、最及时的信息。目前较有影响的网站都有相当广泛的读者。

4. 组织社区活动　主要是使人们提高对口腔健康的认识,提高兴趣,产生强烈的口腔保健的愿望,以便寻求口腔健康教育的资源。如街道居民区、乡村和社会团体与单位(工厂、学校、机关)的活动,一般是通过进行口腔健康调查,了解对口腔健康的需求,为制订计划打下基础。在制订计划过程中有意识地对不同层次的人进行教育,以增强目标人群对实施教育计划的责任感。

每种方法都有其优缺点,且不能互相取代,在不同场合,针对不同人群恰当地选择健康教育方法,方能收到较好的效果。

理论与实践

口腔健康教育实施的方法

1. 提供学习机会,学会如何确定和分析口腔健康及其相关问题。

2. 使口腔健康信息容易达到社区的每个人,为健康与口腔健康提供时间与空间。

3. 推荐可供选择的解决办法。

4. 强调进行有效交流的重要性,教育者与被教育者的双向交流比单向交流效果更好。

5. 把目标变成简单的,可以理解的,实现和可以接受的口号或海报,在社区能监督执行。当几个口腔健康问题同时存在时,帮助人们如何学会确定重点。

6. 为各年龄组或特殊人群,特别是高危人群准备口腔健康教育手册或讲稿。

7. 模拟或示范个人与家庭口腔保健的适宜技术。

8. 建立个人与社区参与监督过程的标准与方法。

9. 在口腔健康教育项目中监督口腔健康教育内容取得的效果。

10. 在口腔卫生保健项目中建立与其他相关单位的合作。

11. 口腔健康教育项目应该是社区卫生发展项目的一部分。

12. 随访与复查。

第四节 口腔健康教育计划

口腔健康教育是口腔健康促进的重要组成部分,是通过有计划、有组织的教育活动促使公众自觉的采取有利于口腔健康的行为和生活方式,预防和控制口腔疾病,促进口腔健康。因此,每项口腔健康教育活动的开展,无论周期长短都必须有较强的目的和周密的计划安排,并监测与评价执行情况。首先应确定目标,并让各级部门和口腔医务人员熟知,然后围绕目标开展与口腔健康教育有关的工作。

一、口腔健康目标

口腔健康目标包括口腔健康教育目标,在制订目标时应准确地包括四个基本内容,即特定人群、具体指向、可被衡量的尺度和目标预期实现的时间。下面以美国口腔健康目标中的一项为例,说明目标的基本内容(表9-1)。口腔健康目标制订后,一般要规划达到目标的措施,例如美国2010年公众口腔健康的措施主要有:应用含氟牙膏刷牙;适龄儿童窝沟封闭;调节自来水含氟浓度;合理膳食。然后根据口腔健康的措施,制订相应的口腔健康教育目标与项目。

表 9-1　美国口腔健康目标

时间	衡量尺度	特定人群	具 体 指 标
1990 年	75%	成年人	知道个人有效的口腔卫生与定期口腔保健对预防牙周疾病是必需的
2000 年	95%	儿童与成年人	知道口腔疾病的初级预防方法(龋病、牙周病、口腔癌)

　　根据我国口腔卫生保健的实际情况;参照世界卫生组织和国际牙科联盟的要求,在调查研究的基础上,于 1990 年制订下发了"我国 2000 年口腔健康目标和具体措施"。口腔健康目标包括 8 项指标:

　　1. 20% ~30% 5 岁 ~6 岁儿童无龋(城市 20% ,农村 30%)。

　　2. 12 岁儿童恒牙龋均(DMFT) 不超过 1.1。

　　3. 18 岁青年至少 50% 有 2 个区段牙周是健康的(CPITN = 0)。

　　4. 有效刷牙率达到 50% ~80% (每天至少刷牙一次,城市达到 80% ,农村达到 50%)。

　　5. 龋齿与牙龈炎预防措施的覆盖面在城市幼儿园及小学达到 90% ,农村达到 70% 。

　　6. 口腔卫生健康教育覆盖面达到 90% 。

　　7. 口腔医务人员与人口比例达到 1:1 万。

　　8. 建立以龋齿、牙周病为主的资料库,监测疾病发展趋势,评价项目进展。

世界卫生组织(WHO) 于 1994 年提出 2010 年的全球口腔健康目标:

1. 5~6 岁　90% 无龋。

2. 12 岁　龋均($\overline{X}$DMFT)不超过 1。

3. 15 岁　至少有 5 个牙周健康区段,其余社区牙周指数(CPI) 记分为 1 或 2。

4. 18 岁　无因龋病或牙周病而缺失之牙。

5. 35 ~44 岁　无牙颌不超过 2% ;90% 至少保持 20 颗功能牙,CPI 记分为 4 不超过 0.1 个区段。

6. 65 ~74 岁　无牙颌不超过 5% ;75% 至少保持 20 颗功能牙,CPI 记分为 4 不超过 0.5 个区段。

二、口腔健康教育计划的设计

　　口腔健康教育是有计划、有目的、有评价的教育活动,其任何一项活动的进行都必须制定计划。计划的设计必须有明确的目的,强调预期目的可以提高计划的特殊性和整体性。计划的重点必须突出,切忌面面俱到。制定的计划应有一定的灵活性,要尽可能预见到在实施过程中可能发生的情况,要事先预定应变对策,以保证计划的顺利实施。设计的主要步骤可归纳为以下 6 个方面:

　　1. 社区口腔健康状况的评估　在对社区口腔健康状况进行评估时,要明确社区迫切需要解决的问题及问题存在的严重程度,造成健康问题的原因或危险因素,以及导致行为和环境改变的因素。可采用召开座谈会、专家咨询、群众听证会、流行病学调查、利用常规资料等方法进行社区需求评估。例如:与口腔卫生保健相关的有口腔疾病的流行情况、口腔卫生服务及设施、社会与经济状况等。

2. 确定有待解决的问题 目标人群存在口腔健康问题,口腔健康教育是解决这一问题的重要途径。

3. 确定总体目标和具体目标 项目确定之后,就要把该项目转化为计划的目标。总体目标通常是指远期目标,较为笼统,不要求达到可测量的指标,有时可能永远不能实现。具体目标是指为实现总体目标所要达到的结果,其要求是明确的、具体的、可以测量的指标。例如,把提高目标人群预防口腔疾病的知识作为目标,以美国2000年口腔健康目标为例,到2000年95%的儿童和成年人懂得口腔疾病的一级预防方法。

4. 制定教育计划 教育方案的形成是通过分析引起主要健康问题的行为开始的。影响健康行为主要有三类因素,即倾向因素、促成因素和强化因素。倾向因素通常先于行为,是产生某种行为的动机或愿望,或诱发产生某行为的因素,其中包括知识、态度、信念及价值观。促成因素是指实现或达到某种行为所必需的技术和资源,强化因素存在于行为之后,是指强化(或减弱)某种行为的因素,多指与个体行为有直接影响的人。任何一类因素都有积极或消极的作用,教育者的任务在于克服消极作用,发扬积极作用。计划的制定应考虑目标人群的年龄、性别、受教育程度、经济水平以及他们的口腔健康知识、信念、态度与行为的情况,应围绕目标人群口腔健康问题的严重程度、客观可能提供的条件、人群主观的要求等因素综合考虑,自我口腔保健应是项目内容的主要部分。

5. 实施教育计划 为保证计划的顺利进行,应建立反馈信息系统,对实施过程不断进行监测,随时注意发现问题,及时修订教育计划。应建立执行计划的程序,以便在有限的时间内有条不紊地完成各项工作。要加强各部门之间的协调及专业人才的培训,要充分估计执行中的困难,要重视以社区为基础的干预策略,要重视监测和评估。

6. 效果评价 评价工作是健康教育计划设计的重要组成部分,贯彻整个项目设计、实施、评价的始终。在制定计划时应有明确的评价内容、评价指标、评价方法和评价时间。效果评价包括三个层次的评价,即过程评价、近期效果评价、远期效果评价。过程评价是实现规划目标的过程中所采取的各种活动的执行情况和效率。包括组织领导落实情况、教育方法、传播渠道、宣传资料的设计、选择等方面的质量和效果;每次活动群众参与数量和接受程度等。近期效果评价主要评定知、信、行的改变及政策和法规的制订,中期效果评价主要评定行为和环境的改变。远期效果评价主要评定有无发病率、死亡率的下降及生活质量的提高,经济效益和社会效益。

三、口腔健康教育的评价

评价是口腔健康教育的一部分,是了解教育信息是否得到有效传递,是否被受教育者接受和理解并采取实际行动,是对口腔教育结果的判断。

(一)评价内容

包括是否完成了项目所提出的目标;项目的设计与执行是否合理有效以及项目的投入与效益(社会效益与经济效益)。具体如下:

1. 口腔健康意识的变化 口腔健康意识是人们对有关口腔健康问题的一种思维、感觉和心理上的综合反应,一般体现在对口腔健康问题察觉后的反应,如对某项口腔保健的要求,对口腔健康知识的需求,对口腔健康教育资料的需求等。

2. 健康信念的变化　信念是指个体对某一现象或某一物体的存在是确信无疑的。长期以来,一些旧的不卫生信念,如"牙好坏是天生的,治了没有用"、"刷牙与牙齿健康无关"、"人老掉牙齿是必然的",严重影响着人们的行为和生活方式,给健康教育工作带来很大阻力。只有帮助他们改变这些错误的信念,相信口腔健康科学知识,才能促进健康行为的形成。其评价指标有很多,比较容易调查监测的有对口腔卫生行为的肯定率或否定率,如对刷牙行为,可调查统计肯定率或否定率。通过调查人们对某种卫生问题、某项卫生行为的认识和看法,评价人们的卫生信念如何,借以反映评价口腔健康教育的效果。

3. 对口腔健康问题所持态度的变化　态度是对个体对人对事所采取的一种具有持久性而又一致性的行为倾向,态度代表了信念的集合。态度一旦形成就具有固定性,一般不会轻易改变。态度是行为改变的先导,先有态度,才会有行为的改变。通常采用一对反义词来判断,多用"喜欢、不喜欢","热爱、不热爱","相信、不相信"。例如,用牙科审美指数来调查人们对错𬌗畸形的态度,就属于这种方法。这种方法通过观察群体态度的变化,对口腔健康教育项目、预防措施、口腔健康教育者的工作等做出评价。

4. 口腔健康知识的变化　口腔健康知识是促进行为改变不可缺少的因素,是对口腔健康信息学习的过程。可采取配对式、选择式、判断式的问卷来了解目标人群对口腔健康知识掌握的程度,也可通过计算口腔卫生知识达标率评价口腔健康教育的效果。

5. 口腔健康行为的变化　通过调查项目的实施,个体或群体在知识增加,信念认同,态度转变基础上,改变其原有的不利于健康的行为和生活方式,是健康教育的最终目标。口腔健康行为的改变体现在多个方面,如个人有效的口腔卫生行为、就医行为、口腔疾病治疗之后的继续自我保健行为、选用预防措施的行为等。行为的改变受多种因素的影响,与个人的价值观紧密相连,正如拉朗德所说的"大多数加拿大人民都希望身体健康长寿而不希望疾病或短命,但是当需要人们牺牲一些即时的快乐以保持健康时,他们却不愿摒弃种种自我放纵行为,也不愿为预防疾病而忍受一切不便"。因此帮助人们解决健康价值观与自我放纵行为的冲突是健康教育的一项重要任务,也是其难点所在。

观察行为的变化,一般多采用选择式、填空式、答题式的问卷进行调查,设计问卷时应注意准确性,以免统计分析时造成困难。例如,在问刷牙时,不要设计"天天刷、经常刷、偶尔刷、不刷"。因为天天刷与经常刷的界限不清,偶尔刷与不刷也无区别。所以可设计"每天早晚 1 次;每天早上 1 次;每天晚上 1 次;每周 2 次~3 次;每月 1 次~2 次,不刷",这样对刷牙行为的调查就较为准确。问卷调查的抽样方法均应遵照流行病学调查原则,如果目标人群文化水平低,可采取个别访问式调查,然后由调查员代笔。

6. 政策、法规的制订情况　例如:全国各级牙病防治机构的建立,各种与口腔健康教育相关的指令性文件,如"全国学生龋病、牙周病防治方案"的颁布实施,医疗服务单位增加了口腔预防保健的服务,市场上提供了可供选择的符合卫生标准的口腔保健用品等。

以上 6 个方面是对教育效果的评价,是评价的主要内容。

（二）评价的时间

在口腔健康教育之前了解个人与社会的口腔健康需要与兴趣,收集、分析与整理行为流行病学的基础资料;在口腔健康教育期间,了解项目进展情况,获取反馈信息,适当调整现行项目;在口腔健康教育之后评价教育的效果,重新发展和改进教育项目。

（三）评价方法

对口腔健康教育的评价方法有口腔健康教育者自我评价、知情人评价、书面测试等，对收集的资料进行统计分析后，做出总结报告，最后得出结论。

小　结

口腔健康促进是由口腔健康教育、口腔疾病预防和口腔健康保护三部分组成，口腔健康教育是口腔健康促进的重要组成部分，对口腔健康促进与口腔健康教育的原则、任务和口腔健康教育的方法、计划、实施应统一策划，以便在具体实践中应用，实现口腔健康目标。

（杨玉红）

思　考　题

1. 口腔健康促进的组成包括哪三部分？
2. 口腔健康教育的原则是什么？
3. 口腔健康教育的任务是什么？
4. 口腔健康促进的任务是什么？

第十章 社区口腔保健

随着人们生活方式的改变和医疗水平的不断提高，疾病的构成与过去已经有很大不同。世界上许多高度发达的工业化国家，近20年来，口腔健康状况得到了明显的改变，龋病及牙周疾病的发病率稳步地降低，归功于这些国家的口腔预防保健及大众口腔健康卫生项目的高度化管理。

我国公民的整体健康状况在不断改善的同时，口腔健康状况也在不断地好转，但是其患病率和发病率仍然处于一个较高的水平。口腔疾病仍然是非常普遍的健康问题，患口腔疾病的严重程度因地区、民族、年龄和性别有较大的差异。儿童龋病发病率还没有得到有效的控制，我国老年人的口腔发病率也呈上升趋势。农村人口大量涌入城市，生活方式的变化明显影响他们的口腔健康。

深化卫生体制的改革，加快卫生事业的发展，有效地增进公民的健康是我们卫生工作者的重大历史使命。应当从创新体制入手，加强公共卫生、农村卫生和城市社区卫生建设，在预防上增加投入。

世界卫生组织制订的2010年人人享有口腔卫生的保健目标，其含义是以社区口腔卫生保健为基础的。

在爱丁堡世界医学教育会议上，来自80多个国家150位医学教育工作者和卫生事业领导经过讨论，一致建议21世纪医学生必须在本地区和全球流行病学、生活方式对健康的影响、促进健康卫生管理、健康教育、社区卫生、预防医学以及健康与经济的关系等领域内具备才能,学生必须获得对个人而且对人群促进健康和处理疾病的能力。我国口腔医学教育改革也应完善这一目标。

通过口腔专业管理学的发展,一定能够打开社区口腔卫生保健的状况和局面,使全民的口腔健康水平能够得到逐步地提高。

第一节　社区口腔保健

一、社区与社区口腔医学

(一) 社区

德国社会学家 F. Tonnies(1855—1936)在 1881 年编著的《社区与社会》一文中将社区(community)描绘成由同质人口组成的关系紧密、守望相助,疾病相托,富有人情味的社会群体。我国社会学家费孝通则把社区规定为若干社会群体(家庭、氏族)或社会组织(机关、团体)聚集在某一地域里所形成的一个生活上相互关联的大集体。

WHO 提出的社区指人口数在 10 万~30 万之间,其面积在 5000~50 000 平方公里的有代表性的一个社区。

社区比较完整的含义是一种功能相互联系的社会群体,它们在某一特定时期生活在某一特定地区,处于相同的社会结构里,有基本一致的文化传统和价值观念。如同一个具有相对独立和一定自治性的社会实体。

我国的行政区划特点和长期以来人们社会和经济生活的组织特征,一般认为,在农村社区范围为乡镇,在城市社区范围为街道。

(二) 社区口腔医学

社区口腔医学(community dentistry)是确定和解决有关社区人群口腔健康问题的一门科学。许多国家用它取代了预防牙医学这个传统的名称。开设这个学科的目的是为社区培养新一代具有为社区大众服务的意识,并具有临床工作技能和社会工作技能的口腔专业人员。

社区口腔医学的职能是进行社会学调查和口腔健康流行病学调查,利用统计学方法对社区人群的口腔健康状况做出社会学诊断,并且制订出预防策略与措施。其任务是制定有效的管理程序,开展社区口腔保健活动,提供和开发社区口腔保健服务及项目。其目的是满足社区群众的口腔保健需求,保持并改善一个具体社区的总体口腔健康状况。

二、社区口腔保健

知识拓展

社区保健

社区保健是以人群和家庭为基础提供的医疗保健服务,通常会超越传统意义上的医疗服务范畴,融入许多社会服务措施。

社区保健特点:以健康为中心、以人群为对象、以家庭为单位、以基层医疗保健为主要内容、提供综合服务、提供协调性服务、提供可及性服务。

社区口腔保健(community oral health care)是以一定社区人群口腔健康改善和提高为目的,是在实际可行与需要,在个人参加与社会参与的基础上,以自我保健的方法经过社区卫生工作人员的实践,使全体社会成员能享有平等的基本的卫生保健。逐步发展县、乡、村或区、街道、居委会或与之相应的三级口腔卫生保健网络。

社区口腔保健与口腔临床保健有着明显的区别(表10-1)。

表 10-1　社区口腔保健与口腔临床保健的区别

区别	社　　区	临　　床
模式	专业团队对社区人群	临床团队对个人
人员	专业或非专业人员	医师或辅助人员
投入	以尽可能少的花费获得较大的效益	花费昂贵而社区效益却最小
理念	人人平等人人健康	难以达到人人平等
重点	预防为主	治疗为主
方法	社会流行病学调查和统计分析	询问病史、检查、诊断、治疗
措施	公共预防与干预方法	个别处理
目标	提供群体口腔保健水平	恢复个别人口腔健康与功能

第二节　社区口腔保健的内容与模式

一、社区口腔保健的内容

社区口腔保健应根据社会群体的发病情况,群众要求,科学性和可利用的地方资源及社会承受力。主要进行以下几方面内容:①社区口腔健康教育:宣传口腔健康教育知识,示范性指导自我保健;营养咨询,改变卫生习惯与生活方式;应用氟化物,适当限制糖摄入量,选择有益于牙齿的健康食品;提供口腔保健用品;②社区口腔预防:口腔检查和早期处理,定期检查;洁牙,早期简单充填,窝沟封闭;③社区口腔治疗:症状保健,缓解疼痛,简单应急处理,拔除Ⅲ度松动牙齿,安排转诊;④社区口腔保健:是以初级口腔卫生保健为主的综合性保健,增强人们的口腔保健意识,提高人群的自我口腔保健能力,纠正不良的口腔卫生习惯和行为生活方式,达到预防口腔疾病的目的;⑤社区口腔康复:了解社区特定人群的口腔卫生保健和康复需求,指导他们提高自我口腔保健能力,提供口腔预防诊疗服务、洁治、牙列缺失与缺损的修复以及功能康复和咨询服务;⑥社区口腔卫生信息管理:制订社区口腔卫生服务信息的收集、整理、统计、分析和报告制度,建立和建设社区口腔卫生服务数据库,分析和定期编辑口腔健康监测报告的资料等。

二、社区口腔保健的模式

模式是对所研究的某个实体或者某个系统进行抽样说明,模仿和表达的手段。研究社区口腔保健模式是为人员和资源相对缺乏的发展中国家和地区寻找切实可行的口腔保健服务模式。对多种培训和多种提供服务方式的可行性与适当性进行评价。

社区口腔保健模式以完整的健康概念作指导,形成一定的社区和个人口腔健康目标,以自我口腔保健为基础,初级卫生保健为途径,以它的支持系统为后盾,采用口腔健康状况干预指数作为标准,形成社区口腔健康目标管理,建立合理的培训系统与计划,采用模拟培训的基本方法,培训各类服务人员,为社区所有成员提供预防性口腔保健服务,并对已患病者提供适当治疗,使疾病停止于早期阶段,防止口腔功能丧失,改变传统的基本治疗方法,尽可能提供非侵入性保健,必须能影响人们的生活方式,促进并保持口腔健康,预防和控制口腔疾病。因此,在任何情况下,预防项目必须成为重点,只有在预防项目不成功时,才采用修复与医疗保健措施,尽可能减少功能丧失。

以社区为基础的口腔保健项目可以从机构-过程-结果模式进行了解和分析。如果 3 个要素中缺少 1 个,则很难说项目是成功的。

1. 机构 在一个社会系统内可以确定的机构种类有:权力结构、交流结构、政治结构或经济机构,例如政府组织、卫生组织、口腔保健项目组织和社区组织。它们可以是国家级、省级或社区级。

2. 过程 口腔保健服务组织包括 5 个基本过程:

(1) 获得信息:监测资料和调查研究资料。

(2) 传播信息:通过教学、示范、写作和宣传。

(3) 知识和技术应用:提供保健服务与相关服务、保健品生产。

(4) 应用职业规范、法律、规章、政策、指南、准则与标准做出判断与评价。

(5) 行政管理:人员、设施、材料、资金与对整个过程有促进作用的资源的管理。

3. 结果 在口腔保健项目结果的分析中,大众期望是一个重要的因素,可以分为 4 级评价:

(1) 屈从:急诊保健为主要要求,与提供者没有联系,超出了基本要求。

(2) 替换:拔牙与活动义齿为主要要求,为口腔保健人员提供了功能和外观的恢复。

(3) 修复:修复正常功能为主要要求,包括固定修复、正畸与牙周治疗。治疗结果必须通过个人的努力来维持。

(4) 预防:健康教育,帮助保持口腔健康和预防疾病为主要要求。使公众理解维持口腔健康的主要责任在个人而不是口腔保健人员,清楚地认识到口腔保健项目的重要目标是把短暂的、康复性与修复性保健的要求转变成期望预防为主的服务,培养预防为主的态度与行为。

WHO 的社区口腔保健模式是依据初级卫生保健的概念,以及实现人人享有卫生保健的战略目标,把保健分为 3 级:初级卫生保健、一级转诊保健、二级转诊保健。虽然在不同国家与不同情况下,它们之间会有很大差别,但至少这三级活动是相互补充的,这一模式的基本构成要素有 13 点内容(表 10-2)。

表 10-2 基本口腔保健模式的构成要素

级别	要 素
初级卫生保健	1. 通过有益于健康的社会方式促进口腔健康
	2. 通过健康保护,重点为预防
	3. 社区参与和领导,注意社会接受能力与经济可行性
	4. 口腔与全身健康结合
	5. 所有的人能得到初级口腔卫生保健
	6. 最大限度进行自我保健,促进自我满足
	7. 定期大众相互接触,通过:①来自受检者的调查信息;②人民提供包括生活质量信息和促进健康信息;③对社区与个人的教育与指导
	8. 最少的干预集中在表面保健*
	9. 转诊要适当可行
	10. 雇佣合适人员,采用适当技术
一级转诊	11. 一般恢复与康复保健
	12. 根据需要,对每项初级卫生保健服务提供补充行动
二级转诊	13. 一级转诊未能得到的专业服务

* 表面保健指的是非侵入性预防和治疗措施,用于口腔组织结构表面

第三节 社区口腔保健模式的实践

不同的国家及不同的地区,其社区口腔保健模式有所区别,可以根据本国的条件进行设定。

一、中国社区口腔卫生保健模式的实践

中国农村社会的组织形式,每个县既是一个独立的行政管区,又是一个社会功能、组织结构相当完备的社区,所以开展以县为单位的社区口腔保健试点具有较好的基础。农村医疗卫生保健系统是以县为单位组成的县、乡、村三级医疗保健网络,初级卫生保健示范以县为基础称为初级卫生保健示范县。中国已经积累了相当丰富的经验。

1. 模式构架 以人人享有最基本的口腔卫生保健为目标,把口腔卫生保健的最低限内容纳入初级卫生保健范畴,以原有三级医疗保健网为依托,建立相应三级服务机构,提供三级服务内容,例如我国大多数农村普遍缺乏口腔保健网络,缺少口腔保健人员,大多数的社区甚至没有急诊保健。

1985 年开始,全国开展农村社区口腔保健,归纳为以下几种模式:

(1) 山西模式:全农村社区三级口腔卫生保健网络。

(2) 浙江武义县模式:口腔保健人员培养组织机构建设。

（3）黑龙江省林口县模式：一网多用模式。

（4）内蒙哲里木盟模式：农村牧区牙病防治网络。

（5）河南周口模式：四级牙病预防保健网络。

1989年以来，在上海和沈阳等城市创建了学校口腔保健模式。通过这些模式的实施，建立了三级服务体制，为人人享有最基本的口腔卫生保健目标的实现，积累了实践经验。

2. 策略选择　遵循以下几个基本原则：

（1）场地设施因陋就简，器械设备简易、可靠、易于维修。

（2）口腔专业人员不足，可由经过培训的合格医疗卫生人员取代或兼职。

（3）社会性干预措施与个人预防方法，尽量采纳和推荐经过科学验证、安全、有效、价廉的措施与方法。

（4）经费投入国家、集体、个人都能负担得起，口腔保健服务人人都能享有。

（5）技术方法简便、易懂、易学、易于操作应用。

3. 人员选择和培训　因地制宜，依靠当地师资力量与培训基地，定向招生，着重选择与培养当地的初级与中级口腔保健人员。

4. 机构建设　依据不同情况一般可设立县、乡、村三级机构。如县牙防指导组/领导组，主要负责项目开发与管理，监督与评价；县牙防所/县医院口腔科，主要职能为预防技术指导，人员培训以及解决临床病症。乡镇卫生院口腔科/牙科诊所，负责本乡常见病的防治、健康教育和疾病状况的统计；村卫生室，负责村民口腔卫生指导，急诊的简单处理，安排转诊治疗。

5. 经费来源　采取政府、社区与个人三方共同投资方式，并以口腔健康保险或统筹口腔保健制作为一种运作机制。

6. 服务重点　提供县、乡、村三级口腔保健服务。以儿童口腔保健为重点，以口腔健康教育、普及刷牙、改变习惯、预防措施（含氟牙膏的应用、窝沟封闭等）与ART等充填治疗、急诊保健为基本服务内容，条件较好的机构可以提供修复性保健。

二、泰国社区口腔卫生保健模式

1984年世界卫生组织与泰国卫生部合作在清迈发展了社区口腔保健模式，为社区群众提供口腔保健服务。经过10年实践探索，于1995年由世界卫生组织主持召开了国际专家会议进行了评价。实践证明，以初级卫生保健原则为基础，强调自助与自力更生的社区口腔保健是现实可行的。

1. 模式的实施　根据计划设计，模式的实施分两个阶段：

（1）建立卫生保健室（HMU）：在原有医疗保健系统内建立网络，按1∶10 000人比例设立于最基层，由地方提供经费与管理，工作人员由地方推荐，由当地口腔健康合作中心负责培训，采用模拟操作培训系统，培训三种非专业人员：口腔健康状况检查记录员、口腔健康宣传员和社区洁治员。在村级水平上提供口腔预防保健服务，包括定期监测，预防指导，牙齿保健，急诊保健与疼痛缓解以及与一级转诊保健机构保持联系。

（2）建立口腔保健中心（HRC）：由一名牙医、4名治疗员、5名椅旁助手组成一个牙科服务团队。在医师指导下，由经过培训的口腔保健人员根据口腔保健卡的标准记录与治疗需要提供服务，其内容包括各种治疗，如充填、前牙根管治疗、拔牙、小手术、临时修复体等，估计治疗时间与成本,与基层卫生保健室保持经常联系,并提供指导。

2. 模式的成效

(1) 管理与技术指导:由社区健康委员会负责雇佣人员,监督检查各项活动,定期评价保健质量与适当性,评审报告与有关资料。口腔健康合作中心专业人员负责技术指导,根据保健卡解释口腔健康状况、开出医疗处方,由保健中心负责执行。

(2) 初步成效:研究报告显示乳牙无龋率与龋均与对照组比较都有显著差异,12 岁恒牙无龋率与龋均也明显低于对照组,CPI 指数显示牙周健康状况亦有明显改善,试验区有牙结石需洁治的人数明显低于对照组。

3. 结论

(1) 社区口腔保健模式试点以及在短期内取得了较明显的效果。

(2) 从长期可持续发展的角度考虑,还有不少问题,如经费保障、感染控制与信息管理等,仍需深入探索、寻求解决。

三、其他国家社区口腔卫生保健模式

在美国,社区口腔保健以公共卫生模式进行,美国通过法律允许饮水加氟防龋取得显著成效。美国 1980 年全国口腔卫生调查表明,5 岁儿童无龋率已达 97.7%。而瑞典采用公共牙科保健服务模式,对 3~19 岁儿童实行免费口腔疾病治疗和定期口腔保健。1975 年到 1985 年瑞典全国儿童无龋率由 8% 上升到 23%。目前瑞典部分地区 12 岁以下儿童几乎没有龋齿。

第四节　WHO 倡导的基本口腔保健

公共卫生保健趋势的调查结果提醒我们应关注口腔卫生保健的改善,注重研究有关口腔保健的社会因素,注重对改善整个社会的健康起关键作用的社会事务政策。

一、社会决定因素的影响作用

人们所居住的社会心理及经济环境对于他们的全身及口腔保健都有着非常重要的影响,这些环境因素营造出一种社会梯度而造成卫生保健的不平等。已有研究表明儿童时期的生长环境对于以后的口腔卫生保健具有很重要的影响。比如父亲的社会经济地位较低,则孩子到成年期时患龋率及牙周病的发病率都较高。个人预防保健的方法主要侧重于高风险的个体,无法降低口腔保健方面的不平等,因为这种方法没有将与口腔保健有关的经济因素、社会心理因素以及环境因素的潜在影响考虑进去。

社会决定因素的研究主要侧重于探究问题的潜在原因。这一方法在 2005 年已被 WHO 的健康社会决定因素委员会成功地应用于通过把社会决定因素作为解决问题的目标来改善人们的医疗卫生保健。

二、社会保障政策的指导原则

基于 WHO 对社会医疗保障政策的推荐原则,口腔保健战略应该遵循特定的指导原则(表 10-3)。

表 10-3　口腔保健策略的指导原则

策略	指 导 原 则
授权	个人的个体控制,影响个人口腔保健的社会经济和环境因素
参与者	参与干预计划,实施以及评估的资金保管者的积极参与
功能整体性	决定口腔及全身健康的常见风险及条件
协作	将口腔保健的改善纳入全身保健日程相关分支机构
公平性	关注那些导致口腔健康不平等待遇的行为
事实基础	基于有效实施的早期干预
持久性	维持个人以及团体的长期努力改善
策略	辅以指定政策,发展社团以及改善环境的多种策略
评估	应用充足的资源以及适当的方法评估监控口腔保健干预

总之,所采取的手段,无论是社会的、经济的或是公共卫生保健的,其重点都应该放在减少整个人群的口腔疾病风险,而不是放在高危个体身上。为此,主要政策所涉及的内容应该包括经济和社会福利、儿童和成人良好的生活环境、健康的工作生活、社会的参与性以及环境适应性。为成功减小口腔保健的不平等性,应该采取措施使这些口腔保健手段简单化。比如说对于那些低收入阶层的学生而言,在其生活的有限环境中,限制高糖软饮的摄入量,并为他们提供补助金使其能够负担得起健康的食品。而从整个国家的角度出发,就应该鼓励制造无糖的儿科药物,支持对那些旨在增加孩子们饮食的电视广告的播出时间及内容的管理。公共教育的政策也可以有所改变,为入学儿童义务做口腔检查并为之治疗,可以使得所有学龄儿童的口腔健康得以改善。

三、WHO 的基本口腔保健

WHO 基本口腔保健包括三部分内容:

1. 口腔急症治疗　建立急诊治疗中心,提供缓解疼痛的服务,感染患者的处理。服务内容依据当地人的需求增减。规模可以根据当地的经济状况,统计所需工作物品、药品材料,培训急诊治疗工作人员,进行社区的急诊工作。

2. 口腔疾病的预防和控制　1990 年 WHO 提出为低收入地区负担含氟牙膏,在社区内推广应用含氟牙膏,降低龋齿的发病率、有利于牙周组织健康,广泛宣传刷牙、饮食与口腔保健的关系。加强对学龄前儿童的龋齿预防工作,改变不良习惯由口腔健康教育工作人员的培训或者专业口腔工作者参与。

3. 开展非创伤性修复治疗(ART)　ART 技术要求条件不高,选用玻璃离子填料、手用器械,无需复杂设备、水、电,在任何场合都可进行治疗,各基层很方便开展。

第五节　初级口腔卫生保健

一、初级卫生保健原则与目标

初级卫生保健并不是一个全新的概念。它是经过总结过去的各种卫生保健方法,并吸收了一些新的经验而逐渐形成的。我国农村卫生工作的实践经验对发展初级卫生保健的概念起到了重要影响。著名的"阿拉木图宣言"对初级卫生保健概念做了精辟的阐述。它明确指出"初级卫生保健是建立在实际可行,科学上可靠,社会上能接受的方法和技术的基础之上的一种基本卫生保健,是在自力更生与自决精神指导下,通过人们的全面参与,使社会、个人与家庭都能普遍得到,其费用又能为社会和国家所承担,并能维持其发展的一种卫生保健。

1. 初级卫生保健的原则　初级卫生保健是一种基本的卫生保健。是国家卫生系统整体的一个组成部分,同时也是整个社会经济发展的一部分,是个人、家庭、群众与国家卫生系统接触的第一环节,使卫生保健尽可能接近人们居住和工作的场所,是卫生保健持续进程的第一要素。初级卫生保健体现的五项基本原则如表 10-4 所示。

表 10-4　初级口腔卫生保健五项原则

原则	解释
平等分配	服务于社会各阶层,全民受益
社会参与	社区和群众人人参与
多方合作	政治、经济、文化、生产各领域共同承担责任,各部门协同努力
适宜技术	符合当地情况,切实可行效果可靠
重点预防	教育群众自我保护,预防口腔疾病的发生

2. 初级卫生保健的目标　初级卫生保健的目标即人人享有卫生保健,意味着在一个国家健康可以带给每个人,是每个人达到社会经济生活富有成效的那种健康状态。这一目标的真正含义,正如世界卫生组织所指出的:①人人享有卫生保健不是指到 2000 年医护人员将为世界上每一个人治疗其全部已患疾病,也不是指到 2000 年不再有人生病或成为残疾;②健康是从家庭、学校和工厂开始的,在人们生活与工作的地方保持健康;③人们将运用比现在更好的办法预防疾病,减轻不可避免的疾病和伤残的痛苦,并且通过更好的途径进入成年和老年,并安然地告别人世;④在居民中均匀分配一切卫生资源;⑤所有个人和家庭在能接受和提供的范围内通过充分参与,享受到基本卫生保健服务;⑥人们会懂得自己有力量摆脱可以避免的疾病桎梏,创造自己及其家庭生活,并明白疾病不是不可避免的。

随着时间的推移,人人享有卫生保健将继续成为 21 世纪的全球社会目标。

二、初级口腔卫生保健的内容

（一）基本概念

初级口腔卫生保健(primary oral health care)是以个人参加和社会参与为基础,以自我保健贯穿整个过程中,通过社区工作者和口腔工作者的实践,提供最基本的口腔卫生保健服务,全社区都能享有的一种基本卫生保健。

（二）基本内容

大部分初级卫生口腔保健的最基本的内容与初级基本卫生保健的基本内容是密切相关的,在具体做法上是可以结合为一体的:

1. 口腔健康教育与促进　针对社区群众普遍存在的口腔卫生问题,如龋病、牙周疾病以及预防与控制疾病的知识、方法与实践,进行教育与具体指导,并且广泛动员全社会以及社会每个成员积极关注与投入。

2. 食品选择与营养指导　正确指导并适当限制糖类食品消耗,选择有益于牙与口腔健康的食物。

3. 倡导有益于口腔健康的行为习惯与生活方式,如戒除烟酒嗜好、纠正不良习惯等。

4. 适当调节饮水含氟量(加氟或除氟)有利于牙健康。

5. 妇幼口腔保健。

6. 常见口腔疾病的适当处理。

7. 提供基本口腔保健用品。

8. 在工作与生活场所防止环境受污染以利于牙齿健康。

9. 建立口腔保健卡,定期为群众进行口腔健康检查,并安排就近就医,及时治疗。

(三) 不同水平的初级口腔卫生保健

虽然初级口腔卫生保健有其最基本的内容,但并不一定都在同一水平上,而是可以根据不同国家和地区的不同社会经济发展水平,不同的资源状况,与基本发病状况以及群众的需求程度而变通的。根据目前我国各地区的不同情况,大致可以把初级口腔卫生保健分为三个层次。

1. 口腔健康教育、促进与保护

(1) 提供口腔卫生与保健信息及口腔卫生指导、包括知识、技能与实践。

(2) 自我口腔保健知识讲解与技术示范。

(3) 个人营养、饮食习惯与食品选择咨询与指导。

(4) 个人口腔卫生实践、卫生习惯与生活方式。

(5) 适当补充氟化物(除外高氟地区)。

(6) 适当限制糖消耗量,进行糖消耗量、次数与消耗方式指导。

(7) 指导健康食品的选择。

(8) 提供基本口腔保健用品。

(9) 监测口腔疾病发病状况。

2. 口腔检查、早期诊断与即刻处理

(1) 龋病与牙周病定期检查、记录与报告。

(2) 去除菌斑和牙石。

(3) 窝沟封闭预防窝沟龋。

(4) 预防性充填。

(5) 早期龋简单处理(ART充填等)。

(6) 局部应用氟化物(涂氟、氟凝胶等)。

3. 症状保健

(1) 缓解疼痛(机械或药物方法)。

(2) 简单急诊处理。

(3) 拔除Ⅲ度松动牙。

(4) 安排转诊治疗。

上述三个不同层次的内容一般都属于初级口腔卫生保健的范畴。

4. 作用及其限度　初级口腔卫生保健的目的是向社区全体居民提供必不可少的口腔卫生保健，以增进和保持群体的口腔健康水平。

（1）初级口腔卫生保健是初级卫生保健的一个重要组成部分，与初级卫生保健的基本内容有密切的内在联系。不论是发达国家还是发展中国家，都试图以初级卫生保健为途径，把口腔卫生保健的基本内容纳入初级卫生保健轨道，并通过培训适当的人员来承担初级口腔卫生保健的工作任务。例如在泰国、印度、叙利亚等发展中国家，新西兰、瑞典、新加坡等工业化国家，都采用村卫生室、校医室、学校牙科诊室等形式，由经过培训的志愿人员、学校老师、卫生人员、牙科护士、治疗员或卫生士承担健康教育，提供预防措施、定期检查、洁治以及适当的治疗任务。

（2）初级口腔卫生保健是整个国家或地区口腔卫生保健系统与个人家庭和社会直接接触与广泛联系的前沿阵地，也是能最大限度地深入到社区群众生活与工作的场所，群众最容易得到的一种基本口腔卫生保健。它面向社会、面向全民、具有最大的人口覆盖面。这种保健应该是有计划有组织地，连续不断地向整个社区群众提供服务，而不受地理、经费、文化与职能方面的限制。

（3）初级口腔卫生保健的限度是显而易见的，它不能独立存在，或者说不能孤立地开展活动，只能是整个国家卫生与社区系统的一部分。初级口腔卫生保健的成功与否，不仅要看它是否建立，是否已存在或者已在行使其职能，还要看整个卫生系统其他机构，包括口腔卫生保健系统，也就是上级行政与技术部门对它的支持是否充分和足够，是否能较好地解决初级口腔卫生保健所无力解决的较为复杂的问题。因为至少一部分群众的口腔健康状况恶化，疾病比较严重，需要比较复杂的口腔医疗和康复保健。较高水平的口腔保健机构，应当在人员培训，技术指导，器械材料与药品供应，后勤维修，资料搜集与统计分析以及科学管理诸方面提供支持，促进与协调，只有这样，初级口腔卫生保健才能巩固并得到发展。

5. 初级口腔卫生保健人员的充分开发与利用　初级口腔卫生保健与初级卫生保健一样，必须充分利用一切可以利用的资源条件，包括可以调动整个社区可能使用的人力资源。初级口腔卫生保健是由经过适当培训的社区卫生工作者提供服务的，他们所需要和所能掌握的技能以及所接受的培训取决于所提供的初级口腔卫生保健的具体服务内容与形式。口腔卫生保健的基本知识与技能完全可以根据社区群众的需求以及社区所能承受的能力来决定。社区卫生工作者可以由社区多方面的人员加入。在卫生保健人员严重短缺的地区可以选择普通群众经过短期培训来担任，在牙科医师已经过剩的发达国家可以用牙科医师来担任，例如在瑞典，由牙科医师担任初级口腔卫生保健工作；在泰国清迈地区是从农村青年中选择志愿者经过培训来担任。在我国农村，乡村医师、学校校医、保健老师等，经过培训都可以参加初级口腔卫生保健工作。专业口腔卫生人员在我国数量有限，而且每年增加的数量不多，应该充分发挥他们的专长，主要责任应该是指导、教育、监督基层初级和中级口腔保健人员，并负责解决比较复杂的口腔医疗保健问题。

小　　结

社区口腔保健是以一定社区人群口腔健康改善和提高为目的，是在实际可行与需要，在个人参加与社会参与的基础上，以自我保健的方法经过社区卫生工作人员的实践，使全体社会成员能享有平等的基本的卫生保健。主要内容包括社区口腔健康教育、社区口腔预防、社区口腔治疗、社区口腔保健、社区口腔康复、社区口腔卫生信息管理等。WHO 的社区口腔保健模式是初级卫生保健、一级转诊保健、二级转诊保健。初级卫生保健的内容包括通过有益于健康的社会方式促进口腔健康;通过健康保护,重点为预防;社区参与和领导,注意社会接受能力与经济可行性;口腔与全身健康结合;所有的人能得到初级口腔卫生保健;最大限度进行自我保健,促进自我满足;定期大众相互接触;最少的干预集中在表面保健;转诊要适当可行。

(马玉宏)

思 考 题

1. 简述社区口腔保健的基本概念。
2. 社区口腔保健的基本内容有哪些?
3. 初级口腔卫生保健的内容包括哪些?
4. WHO 倡导的基本口腔保健包括哪些部分?

第十一章 口腔医疗保健实践中的感染预防与控制

口腔医学专业：

1. 掌握：口腔医疗保健实践中常见感染的主要传播方式与途径及感染传播的三个条件。

2. 熟悉：患者的检查与评价、标准预防、职业暴露处理流程、器械的消毒与灭菌、医疗废物处理等控制感染的方法。

3. 了解：乙型病毒性肝炎与获得性免疫缺陷综合征的传播途径与预防。

口腔医学技术专业：

1. 掌握：口腔医疗保健实践中常见感染的主要传播方式与途径。

2. 熟悉：口腔医疗保健实践中感染控制方法及具体步骤。

3. 了解：乙型病毒性肝炎与获得性免疫缺陷综合征的预防。

在医疗实践中，感染可通过多种途径传播扩散，而患者抵抗力普遍较一般人群低，医疗环境中病原体多而杂，且流行菌株具有多重耐药性，故患者易被感染。此外，医务工作者、患者的陪护者、探视者都有在医院被感染的可能。因此，医学实践中的感染问题是当前医学发展中存在的一个重大问题，具有跨学科的特点，经过多年的研究，目前作为一门独立新学科的条件已经成熟。我国卫生部于1986年以来将医院感染控制列为综合医院分级管理的重要指标之一，并作为衡量医院管理水平的重要标志。1988年卫生部发布《建立健全医院感染管理组织的暂行方法》，1989年颁布《院内感染控制标准》，使院内感染的监测和控制成为各医疗保健机构必须开展的一项任务。2006年卫生部发布《医院感染管理办法》，旨在进一步加强医院感染管理，有效预防和控制医院感染，提高医疗质量，保证医疗安全。

在口腔医学的实践中，由于一些感染性疾病本身传染性强，或者危险性大，加之口腔疾病的普遍性和口腔临床工作的特殊性，给疾病的传播提供了便利条件，因此，通过多种传播途径带来的各种感染问题已日趋明显，从而引起了各国公共卫生部门和口腔医务工作者的重视与关注。

第一节　口腔医源性感染与传播

发生在医院的一切感染称为医院感染(hospital infection,HI;nosocomial infection,NI),或医院内获得性感染(hospital acquired infection,HAI)。

在人的口腔内存在大量的微生物,其中细菌在每毫升分泌物中约有100万到10亿个,且种类多达10种,此外,尚有不同类型的病毒和螺旋体。口腔疾病的诊疗操作大多数是在口腔内进行,口腔医师的手及治疗器械不可避免地频繁接触患者的唾液和血液,存在受HBV、HIV污染的可能。在国外,早在1956年就有人提出乙肝可以通过反复使用的牙科器械导致患者之间的交叉感染,1963年又有人提出手机可能造成医源性感染的可能,20世纪90年代以来曾有报道患艾滋病的口腔科医师将HIV传播给患者,上述这些情况给用于口腔疾病诊疗操作的医疗器械的消毒和灭菌提出了严格的要求。目前口腔专科医院及综合医院的口腔科门诊量很大,医疗器械的消毒、灭菌虽然能够满足临床工作的要求,基本上可以保障医疗工作的正常进行,但是也存在很多问题,潜在的感染因素值得广大医务工作者予以高度重视。口腔科医疗服务行业的感染控制已经愈来愈受人们的关注,美国、加拿大、英国等国家都制定了比较严格的规定,我国卫生部于2002年第27号令公布了《消毒管理方法》,2005年印发了《医疗机构口腔诊疗器械消毒技术操作规范》。尽管感染控制的原理没有改变,但新的技术、材料、设备等的应用需要当前的感染控制的实践去评估。2014年2月国务院第39次常务会议修订通过了《医疗器械监督管理条例》,修订后的《医疗器械监督管理条例》于2014年6月1日起施行。口腔科独特的操作、器械的消毒与灭菌、患者的护理等则更需要适时的明确的指导意见,以避免和减少交叉感染。

一、口腔医疗保健中的感染

在口腔医疗保健中可能经由接触和空气传播的主要疾病如下(表11-1、11-2)。

(一) 艾滋病与HIV感染

我国HIV病毒携带者与艾滋病近年来已有显著地增加,HIV病毒携带者将作为感染源进入到口腔医院和牙科诊所就诊,而大多数HIV携带者在就诊之前并没有及时检查出来,因此应认识到这个问题的严重性。

表11-1　由接触传播的微生物与疾病

微生物	疾病	微生物	疾病
乙肝病毒	病毒性肝炎	淋病双球菌	淋病
丙肝病毒	病毒性肝炎	梅毒螺旋体	梅毒
丁肝病毒	病毒性肝炎	铜绿假单胞菌	化脓感染
单纯疱疹Ⅰ型	疱疹	金黄色/白色葡萄球菌	化脓感染
单纯疱疹Ⅱ型	疱疹	破伤风杆菌	破伤风
人类免疫缺损病毒	艾滋病		

表 11-2 经由空气传播的微生物与疾病

微生物	疾病	微生物	疾病
水痘病毒	水痘	腺病毒	非特异性呼吸道感染
麻疹病毒	麻疹	结核分枝杆菌	结核
风疹病毒	风疹	化脓性链球菌	化脓性感染
流行性腮腺炎病毒	流行性腮腺炎	白色念珠菌	念珠菌病
流感病毒	流感		

(1) 流行现状：据联合国艾滋病规划署(UNAIDS)和世界卫生组织(WHO)统计，全世界已有6000万人感染了艾滋病病毒，其中1/3已被病魔夺去生命。目前全世界有3400万艾滋病患者，其中90%在发展中国家，亚洲将成为未来10年内急剧上升的重点区域。中国自1985年6月首次发现艾滋病患者以来，从1999年开始累计艾滋病病例报告数以每年40%以上的速度增长。初步分析结果表明，截至2003年底，中国的艾滋病感染者已达84万。据中国疾病预防控制中心报告，截至2014年2月28日，全国报告现存活HIV/AIDS 448 226例，死亡138 956例。现存活艾滋病病毒感染者271 624例，艾滋病患者176 602例。

(2) 人类免疫缺陷病毒(HIV)：又称艾滋病病毒，在多数体液中可以发现。传播途径主要有性传播、经血液和母婴传播。HIV对热及其他物理和化学杀菌剂非常敏感，一般常规用的消毒剂和消毒方法能预防HIV的传播。

(3) 感染HIV的口腔病损有口腔念珠菌病、口腔毛状黏膜白斑、卡波西肉瘤，这些特征是HIV感染的早期最常见的特征。很多艾滋病患者首先就诊于口腔科，因此在临床上，口腔科医师能最早发现并确定这种软组织损害与HIV感染有关。

(二) 病毒性肝炎

病毒性肝炎是一种常见传染病，主要经由血液、唾液等传播，在口腔医疗实践中易发生交叉感染。

1. 甲型肝炎病毒(HAV) HAV是一种RNA病毒，对酸或碱抵抗力较强，对热和紫外线敏感，以粪-口传播途径为主，偶见经输血及注射感染者，易在秋冬季流行。口腔科医师为防止交叉感染，应对HAV阳性患者所用的仪器进行严格灭菌，应对易感者及口腔科医护人员注射特异性的HAV疫苗。

2. 乙型肝炎病毒(HBV) HBV是一种DNA病毒，有很强的抵抗力，能耐受一般浓度的消毒剂，以经血液传播途径为主，吸毒者、同性恋者、经常接受血或血制品的人、医务人员等是HBV感染的危险人群。口腔科医师因患者感染病毒而将其传播给其他患者的机会相对较少。

3. 丙型肝炎病毒(HCV) HCV是一种RNA病毒，用一般化学消毒剂或加热100℃ 5分钟可使HCV灭亡，血液是重要的传播途径。在口腔医疗实践中，拔牙、洁牙等操作均可引起出血，因此，口腔科医师在牙科操作中要严格控制交叉感染。

4. 丁型肝炎病毒(HDV) HDV是一种RNA病毒，常与HBV同时感染，可经血液、血制品或使用染有病毒的注射器材及医疗器具等传播，所以口腔科医师与HDV感染密切相关。

(三) 结核

结核病是一种由结核分枝杆菌引起的常见慢性传染病，全身各脏器组织均可累及，但以肺结核最为多见。新中国成立后结核病的发病率已明显下降，但近年来发病率又有回升的趋势,2010年全国第5次结核病流行病学调查显示,目前我国结核病年发病人数为130万,占全球发病的14.3%,位居全球第2位。结核分枝杆菌主要经空气传播,医师接触开放型结核患者有感染的危险,为了有效地控制感染,应推荐注射抗结核疫苗。近年来,对结核病核酸疫苗的研究已成为防治结核病的新热点。

（四）梅毒

梅毒是感染梅毒螺旋体导致的疾病。原发的硬疳和继发的皮肤病损都可成为感染源,该疾病的口腔病损因无痛而常常被忽略,疾病的传染源是接触感染者的血液。在艾滋病患者中梅毒很常见。

梅毒螺旋体在体外生存时间短,容易被消毒剂所杀灭。口腔专业人员常因不戴手套通过接触患者口腔黏膜或口腔周围皮肤以及原发和继发梅毒的黏膜病变因创伤或皮肤破裂而导致感染。梅毒分为获得性与先天性两类。获得性梅毒有三期,初期的口腔病变为唇部等硬结、溃疡,二期为"黏膜斑",晚期常为腭部坏死,溃疡甚至穿孔。先天性梅毒可表现为梅毒牙异常特征等。

二、感染的传播方式与途径

在临床环境中,感染可在患者和医务人员之间传播,也可以经患者之间接触或经污染的器械传播。感染从一个个体到另一个个体需要三个条件,即感染源、传播途径和易感人群。

（一）感染源

感染源是指病原微生物自然生存、繁殖并排出的场所或宿主,感染源可能是致病因子的携带者或传染性疾病的患者或口腔医务人员。口腔临床的感染源包括:①急性传染病患者;②潜伏期感染者;③病原携带者。患急性感染的患者一般不会首先到口腔科就诊,常常是处于感染前驱症状的患者到口腔临床接受治疗。因此,口腔临床的感染源大多数来自那些尚无明显临床症状的感染者。

（二）传播途径

传播途径是指病原体离开传染源后,到达某些易感者所经过的途径。疾病通过感染媒介或载体传播致病因子,例如,存在于人体血液或其他体液中的致病微生物。接触这样的血液或唾液后,可能将病原体从一个患者传播到另一个患者。当这样的病原体达到一定的数量或浓度,超过了人体的抵抗力时而导致疾病发生。这种足以引起感染的微生物数量或浓度称为最小感染剂量。口腔器械、牙科设备被污染可成为感染源的载体。在口腔医疗实践中,常见的传播途径有:

1. 病原体经医务人员的手传播

（1）牙科医师手部已经存在的伤口成为病原微生物的侵入口。在日常工作中,牙医常常直接接触患者的唾液、血液,而HIV、HBV都是经血液、唾液传播的,如不戴手套加以防护,病原微生物可经手部伤口入侵机体,导致机体被感染。调查发现,牙科医师的手部特别是指甲、拇指和示指存在血迹,40%有微小创口。因此,不戴手套操作对医师和患者都非常危险。

（2）治疗过程中,污染器械引起的伤口为病原体进入创造了一个途径。有研究报道牙科医师平均一年有一次被刺伤的机会,牙科护士在清洗器械时也极易被刺伤。研究表明针刺伤后乙肝感染的危险性为20%~25%,而HIV感染率仅约1%,因此,污染器械刺伤是口腔医务人员面临的主要危险,在任何时候处理污染的针头及尖锐器械时都应十分谨慎。

（3）口腔技工直接接触许多被唾液、血液污染而未经消毒的印模、模型、义齿等,也有被感染的可能。有报道,140件石膏模型上就有1件被HBV污染。又有报道,技工乙肝的患病率为14.5%。

2. 空气飞溅传播 由高速手机、气水枪、超声波洁牙机形成的飞沫通常直径为5μm或更小,可漂浮在空气中,经呼吸道进入支气管,可传播结核分枝杆菌和流感病毒,因此口腔科医师、助手、保洁员进行治疗时应戴口罩,患者治疗前应漱口,诊室应有较好的通风。

3. 诊疗环境污染 在牙科操作中,飞溅的食物残屑、飞沫、牙碎片、污染的手和器械、医疗废物可以导致诊疗环境的广泛污染,经由污染物表传染也是可能的。诊室定时通风和空气消毒可减少飞沫污染。

(三)易感人群

研究表明口腔医务人员反复暴露于血液与唾液,较一般人群对某些感染性疾病有较高的发病率,属于感染的高危人群。据报道,如果一个医师一天看20个患者,平均每周就可能接触2个口腔疱疹患者,一个乙肝病毒携带者及其他难以估计的传染病。

口腔医务人员被感染主要可能发生于:①直接接触受感染的血液及分泌物或感染性病损;②接触含有感染病原的飞沫微滴;③接触受污染的没有灭菌尖锐器械的边缘。

在牙科治疗过程中也存在着对患者感染的危险性,可经过牙医污染的手、污染的器械和设备将疾病从一个患者传播给另外的患者。因此,在口腔临床工作中加强预防意识和防护措施是非常重要的。

第二节 感 染 控 制

控制感染应遵循标准预防的原则,标准预防认为患者的血液、体液、分泌物、排泄物均具有传染性,不论是否有明显的血迹污染,是否接触非完整的皮肤与黏膜,接触上述物质者,必须采取预防措施以降低医务人员和患者、患者和患者之间的微生物传播的危险性。口腔医疗保健实践中存在感染危险,其感染特点有:患者有传染病的患病情况难以明确,感染一般通过血液、唾液传播,消毒灭菌存在问题等。针对这些情况,应采取相应的措施:①所有感染者必须进行检查、筛选与评价;②口腔医务人员必须执行标准预防;③采用无菌技术;④应用消毒剂进行各种消毒处理。控制感染的具体步骤与方法分述如下:

一、患者的检查与评价

对所有的患者应详细询问病史和社会史,定期进行身体检查或实验室检查。

1. 采集病史 主要采用问卷调查和口头询问方法,要求所采集的病史完整、准确、可靠。一般包括过去史、外科情况、住院情况、注射情况,特别是现病史、过敏史等。主要是了解患者的感染疾病史,如艾滋病、乙肝、丙肝、结核、疱疹、麻疹、感染性神经疾病及呼吸道疾病、淋病、梅毒等。

特别注意可能提示HIV感染的特征;如不明来源的高热、夜汗、体重减轻、不易治愈的感染、软组织损害、不能解释的淋巴结病、长期慢性腹泻等症状。

2. 社会史 鉴别是否为感染性疾病的高危人群:如同异性恋的男性、静脉药物毒品注射、感染HIV母亲的子女、与感染者接触的异性。

3. 口腔软组织检查 对感染性疾病的早期口腔表征进行识别,并对病毒携带者做出诊断。应对口腔的可疑病变进行初级检查,因一些传染病的早期临床表现可能首先出现在口腔,如艾滋病病毒携带者,早期可出现口腔念珠菌病、口腔毛状黏膜白斑、卡波西肉瘤等口腔病损。通过病史询问及临床检查,可以及时发现一些未知感染的携带者,并做出早期诊断,或对已诊断的疾病进行早期治疗。

二、标准预防

口腔医务人员长期受到各种感染因子的威胁,维护他们的健康无论是对医务人员本身还是对患者的个人防护都是十分重要的。因此,除了对预防乙型肝炎病毒等感染做防疫注射,还必须严格执行标准预防。

美国职业病防护与卫生管理局将口腔科的工作(包括技工室)按接触传染病菌的可能性和程度划分为三类,并相应地制订出防范的要求和措施,具体划分如下:

第一类 从事接触患者的血液、体液和组织的工作;

第二类 常规工作不接触患者的血液、体液和组织,但有时有可能直接或间接接触;

第三类 从事工作不接触患者的血液、体液和组织。

从事第一、二类工作的人员按规定要求,必须戴手套、口罩、眼罩、面罩,穿工作服或隔离衣,每治疗完一个患者,必须洗手,工作范围应尽量集中;从事第三类工作的人员一般不需要特别的防护措施。

(一) 个人防护屏障

手套、口罩、眼罩、面罩和工作服,对从事接触患者血液及血污染唾液的口腔医务人员能起到屏障保护作用。

1. 手套 当手上存在小的创口时,肉眼不可能检查出所有表皮内的每一个损伤,任何摩擦、切伤和小的损伤都可能成为病毒和细菌的入口。为了保护口腔医务人员和患者,当具有潜在的接触血液、血污染唾液或口腔黏膜的机会时,必须戴上医用手套。检查所有的口腔病损时都应戴手套。戴手套应注意以下几个问题:

(1) 用于牙科的手套主要有:乳胶手套、乙烯基手套、橡胶手套以及外科消毒手套;未经消毒的乳胶手套主要用于非外科手术操作,如口腔检查、常规充填手术、修复及根管治疗、洁牙、照片、技工等工作;外科消毒手套主要用于外科手术;橡胶手套适用于处理医疗废物及一般的清洁工作;乙烯基手套用于对乳胶手套过敏者。

(2) 医用手套是一次性的,应尽可能戴着手套一次完成患者的所有操作,用完后丢弃。反复使用的手套增加了医师和患者感染的概率。来自患者的微生物能进入到手套的针眼和破损处,大量繁殖或者进入到医师皮肤表面微小伤口,微生物也可从同一手套的破损处进入到另一位患者的口腔,因此,在接触另一位患者时,必须先洗手并重新更换新手套。

(3) 戴手套并不能取代洗手,戴手套前和脱下手套后必须洗手,使皮肤表面的微生物数量减少至最低水平。现在有一种错误的观念,即戴着手套洗手可以除去手套上的病原体,这实际上是不可能的,而且反复洗手,手套可以造成小的微裂。

2. 口罩 口罩可保护面部不受碎片污染和防止吸入污染的飞沫。决定口罩寿命的主要因素之一是材料的吸收率。研究发现戴口罩时间超过 20 分钟,细菌可因潮湿侵入口罩而成为污染源。下列情形应该戴口罩:使用高速手机、气水枪、超声波洁牙器时;洗涤污染器械时;消毒物表、使用手机或打磨时;患者或口腔医务人员有呼吸道疾病。接待每个患者时都应使用新的口罩;治疗患者时口罩湿润后应立即更换;在手术中不要接触或移动口罩;治疗一结束就应立即摘除口罩。

3. 眼睛防护 在口腔手术中眼睛可能发生伤害或感染,如带菌的碎片、水气枪产生的飞沫,甚至患者的血液及唾液都可能进入术者的眼睛而引发感染,因此口腔科医师应配戴保护性眼镜。防护眼镜应具有佩戴舒适,易于清洁消毒、防雾、美观等特点。有条件的情况下,患者也应佩戴防护眼镜,这样,既可防止感染的发生,又可防止锐器对眼睛的机械性损伤。

4. 保护性工作服 在口腔临床上,血液和唾液飞沫飞溅的现象十分普遍,有可能污染日常穿着的衣服。因此,口腔临床操作时,口腔医务人员必须穿工作服,工作服应由合成纤维制成,应每日更换。口腔医务人员在离开诊疗区时应脱下工作服,另外,应提倡穿长袖工作服,戴工作帽,为防止血液、唾液的污染提供有效的屏障。

5. 其他减少感染危险的防护措施 如治疗前刷牙,使用0.2%的葡萄糖酸氯已定漱口,使用橡皮障等,现已证实,橡皮障不仅能隔离唾液,还能进一步减少治疗过程中水滴、飞沫的形成。

(二) 避免刺伤

尖锐器械如空针等在应用和处理时必须引起高度重视,避免刺伤,如将针头放回针帽时应避免对位不准,清洗大量锐器时要戴手套,锐器不能用手折断,应用专门器械进行处理。一旦发生刺伤,应立即采用相应措施处理,如为血污染器械,应注意随访观察,酌情进行防疫注射。

三、消毒及消毒剂

消毒是指消除或杀灭物品上的致病微生物,使之达到无害化的处理。一种理想的消毒剂应具有广谱抗微生物、作用快、不受物理因素影响、无毒、表面相容、受处理表面无残留作用、容易应用、无异味、价格低等特点。根据各种消毒剂的不同特点与污染程度,可把消毒用化学物品分为三类:①高效消毒剂:与杀芽胞药类似,能使细菌芽胞失活,还可杀灭其他微生物;②中效消毒剂:不能使细菌芽胞失活,但能杀灭其他微生物,特别是结核分枝杆菌;③低效消毒剂:抗微生物范围最窄。使用于清洁环境表面,虽能使亲脂类病毒与细菌繁殖体失活,对真菌也有一定作用,但不能杀灭结核分枝杆菌,细菌芽胞和非脂质病毒。口腔临床常用的消毒剂如下(表11-3):

表 11-3 口腔临床常用消毒剂的特点

消毒剂	灭菌作用				腐蚀作用
	革兰氏阳性菌	革兰氏阴性菌	芽胞	结核分枝杆菌	
戊二醛	++	++	++	++	+
氯制剂	++	++	++	+	++/±
碘附	++	++	±	+	-
酚类	++	++	-	+	±～+
乙醇	++	++	-	+	-

1. 戊二醛 为无色或浅黄色油状液体,性质稳定,杀菌谱广,能杀灭细菌、芽胞和病毒。刺激性小,对橡胶、塑料、透镜及结合剂、金属器械等多数物品无腐蚀性。戊二醛已成为国际上公认的一种消毒剂,WHO肝炎小组将2%水溶液推荐为HBV污染物的消毒剂,一般5～10分钟可使HBV灭活。常用2%水溶液进行浸泡消毒,适用于牙钻、砂石成形片夹、成形片、扩孔钻等。

2. 含氯的配方

(1) 次氯酸钠溶液:为白色或无色液体,属强氧化剂,杀菌作用快,但不稳定;商品含有效氯8%~12%,抗感染溶液0.5%,应每日备制新液;暴露于空气中不稳定,与有机物质发生反应可使效力减弱,可用于表面消毒。副作用为对眼睛和皮肤黏膜有刺激,且对金属有腐蚀作用(特别是铝),使衣物脱色。

(2)二氧化氯:由氯化钠和有机酸结合而产生,是高效杀毒剂,一般喷擦表面3分钟即可。长期反复使用可导致一些金属表面氧化。

3. 合成酚 对细菌(包括结核分枝杆菌)、病毒等都有杀死作用,但对芽胞无此作用,1:32稀释液可用作消毒剂。作为表面和浸泡消毒,需10分钟接触时间,应每日新鲜配制,无臭,但可能损坏塑料和橡皮,对皮肤、眼睛有刺激。

4. 碘附 碘以表面活性剂为载体的不定形结合物,性质稳定,毒性及腐蚀性低,用做表面消毒或浸泡,对大多微生物有效,包括结核分枝杆菌、HBV,碘附溶液用于表面消毒,应按说明稀释,应每日新鲜配制,喷射于物体表面保持十分钟。碘附常用于外科手术前的皮肤、黏膜以及医疗器械、玻璃制品的消毒。

5. 乙醇 不推荐作为表面和浸泡消毒。对细菌芽胞无效,抗病毒活力参差不齐,挥发快,残留作用小,有机物容易使其失去活力。但是,结合低浓度的合成酚可用于表面消毒或预清洁。

化学消毒剂的使用方式可以归纳为三大类:第一类是用消毒剂溶液浸泡、擦拭、喷洒或进行气溶胶喷雾,如戊二醛、合成酚、碘附、二氧化氯等;第二类是用气体或烟雾进行熏蒸,如甲醛、环氧乙烷等;第三类是直接用药物粉剂,如含氯消毒剂。在使用化学消毒剂时,浓度要适合,以保证化学活性,要考虑一些会影响口腔器械材质与功能的因素,如器械生锈、金属氧化等。2000年我国卫生部发布了"医院消毒技术规范",对合理使用化学消毒剂有明确的规定,2012年卫生部公布并实施了GB 15982—2012《医院消毒卫生标准》,规定了医院卫生消毒标准、医院消毒管理要求以及检查方法。因污染器械浸泡消毒时会影响消毒剂的稳定性,降低消毒效果,所有器械浸泡前应彻底清洗。

四、器械灭菌

灭菌,是指杀灭物品上的一切致病和非致病微生物,包括芽胞,使之达到无菌程度。经过灭菌的物品称为"无菌物品"。口腔专业所用器械种类繁多、大小不一、材质各异、粗细不等、型号繁多,因此对不同的器械应注意选择最适合的消毒灭菌方法。口腔器械使用频繁,被血液、唾液等污染的机会多,必须经过严格的消毒灭菌处理,否则容易造成交叉感染。器械灭菌过程大致分为四个阶段:①灭菌前预清洁;②包裹器械;③灭菌;④无菌保存。

(一)灭菌前预清洁

任何使用过的器械在进行灭菌处理前,应彻底清洗。因为干燥的有机残渣很难去除,器械一经使用应立即清洁。

灭菌前清洁可采用以下三方法:①手工清洗器械;②超声波清洁,其效果比一般清洗大18倍,洗刷彻底,危险性小;③使用清洁剂。清洗时应使用厚橡皮手套、戴眼镜和面罩,穿塑料围裙。

(二)包裹器械

清洁过的器械有不同的包裹方法,理想的器械包裹应适合于临床操作使用。

1. 开放的托盘系统封闭于可见的灭菌袋内。
2. 带盖的有孔托盘用无菌纸包装。

3. 单件包装的物品有专用灭菌袋。

每件包裹好的物品都应用变色指示条封闭,当达到设定的时间与温度时即变色。包裹的物品应允许蒸汽穿透。所有物品都应宽松包装允许蒸汽穿透,并适当贴上标签日期与内容物名称。

（三）灭菌

牙科常规使用以下三种灭菌法:①高压蒸汽;②化学熏蒸灭菌;③干热灭菌炉。其优缺点见表 11-4。

表 11-4　各种灭菌器的优缺点

优缺点	高压蒸汽灭菌	化学熏蒸灭菌	干热灭菌
灭菌过程	短(3~30min)	中等(30~45min)	长(>60min)
残余温度	存在	存在	不存在
对器械的长期影响	可能腐蚀生锈	腐蚀生锈的可能性较少	影响刀锋锐利及光泽
过程中断	不可能	不可能	可能

1. 高压蒸汽灭菌法　用于口腔器材灭菌安全系数最大。是在高温下使用湿热,在高压下通过饱和蒸汽完成灭菌过程,在温度 121℃、气压 103.5kPa 条件下 15~20 分钟就可杀灭所有微生物,能有效破坏细菌及芽胞。大多数口腔器械都可应用此种方法进行消毒灭菌,如优质不锈钢器械、玻璃制品、耐高温消毒手机、布类、耐热塑料器械等,缺点是对碳金属器械有腐蚀作用。

2. 化学蒸汽压力灭菌法　是利用低湿蒸汽或同时导入化学气体进行消毒的一种方法,通过加热甲醛、乙基甲基酮等溶液将器械放在一密封内胆中消毒,其优点是消毒时间短,7~30 分钟可消毒未包扎物品;器械不会钝、生锈、腐蚀;器械在灭菌后即干燥。此法可适用于全部牙科手用器械、钻针、正畸钢丝及托槽等的消毒。缺点是甲醛有刺激性,消毒时要求通风良好。

3. 干热灭菌法　在无湿度情况下能杀死所有微生物,是一种有效的灭菌方法,通常未包装器械在 160~170℃灭菌需 1 小时,包扎的则需要长时间,适用于那些易生锈或失去光泽的金属器械,不适用于橡胶与塑料等物品。

4. 灭菌效果的监测　各种因素如包扎、灭菌温度和时间等都影响灭菌效果,进行灭菌效果监测是完善消毒灭菌过程不可缺少的步骤。其常用的检测方法有:

（1）物理测试法:测试消毒的温度、湿度、压力是否达到规定要求。该方法可较准确地反应消毒状况,是高压蒸汽灭菌法主要的监测方法。

（2）化学指示剂测试法:是利用某些化学物质在热作用下发生色泽、形态的改变,用于物品灭菌效果的辅助鉴别,其种类有化学指示卡、纸型化学指示剂、标签型化学指示剂等。

（3）生物指示剂检测:生物指示剂是测定灭菌效果较可靠的一种,美国牙科协会推荐每周使用生物指示剂检测高温灭菌器的效果,其使用方法按照说明书执行。

（4）其他检测方法:对已经过灭菌处理的物品做无菌实验。

（四）某些器械设备灭菌和抗感染的特殊考虑

1. 手机　在手用器械中,手机灭菌是最难解决的问题。由于使用频繁,备用手机又不足,手机内常黏有患者的血液、唾液、不易清除,造成交叉感染的危险性很大。手机的污染有两条途径,一是直接与血液、唾液、其他残渣接触;二是使用中手机外表面污染,另外在牙科治疗中的水回流倒吸也会使感染物质进入手机内。

手机应高温灭菌消毒,原则上一位患者应单独使用一个经消毒灭菌的手机,或者在患者治疗间隙之间手机应重新经过高温灭菌消毒,现推广应用带三次预真空的高温高压灭菌器消毒,用预真空高温达132℃,高压蒸汽消毒时间20分钟。临床上应尽量选择优质能耐高温或化学蒸汽灭菌的手机,按照厂家的建议清洁上油和灭菌。如果手机不能灭菌,或者实际上做不到立即灭菌,则应冲洗,清洁,使用有效的化学制剂消毒,在患者治疗结束后去除车针,在洗涤槽内将手机打开用清洁剂和水彻底清洗20秒,去除残渣,然后干燥手机,手机上油,放入包装袋,根据厂家建议进行消毒处理。手机使用前,应开机空转,使其排出多余的润滑油。手机消毒灭菌过程中应注意检查活瓣和管道,因长期使用消毒剂,可能损坏手机的一些合金和卡盘结构。

2. 旋转器械　钻针属高度污染物品,使用后必须灭菌。金刚石钻针和钨钢车针高温消毒是安全的,很少损坏。

3. 汞合金充填器　汞合金充填器外端和内表面污染相当严重。很多汞合金充填器不能高温消毒,1%戊二醛浸泡10分钟对常见微生物只有75%的对抗效果。因此推荐使用加热消毒,医师应考虑购买能耐热消毒的汞合金充填器。

4. 可见光固化器　光纤头直接接触口腔易受污染,手柄也常被术者和助手的手套污染。血液、唾液污染光固化设备是传播疾病的潜在感染源。使用之后应使用酚类消毒,塑料应用碘附消毒,戊二醛可损坏光纤头,减少光的输出,应避免使用。

五、口腔设备消毒

一般情况下对所有的口腔科设备进行彻底地无菌处理是困难的,但为了预防交叉感染,每一位口腔医师仍应坚持做好清洁消毒工作,以去除可能存在的感染源。另外任何新的口腔科设备的购置除考虑其功能、用途外,还应考虑其感染控制技术。

(一) 消毒区的划定

治疗区物品的灭菌应较接待室要求严格,一般患者趋向于从外观上判断一个诊室的能力水平。搞好环境卫生不仅仅预防交叉感染,而且从长期及整体来讲标志一个医疗保健单位的管理水平和信誉。手术治疗之后,环境即刻受到细菌污染,特别是使用一些旋转器械如涡轮机更增加空气污染的危险,空气污染一般沉积在术区一米以内的范围。一些区域高度污染,另一些如墙壁、门窗则污染较小,因此消毒区划分适用于不同层次的清洁和消毒。

1. 治疗区　需要高水平的消毒法,包括治疗台、治疗移动车的顶端、相邻工作表面。治疗区的表面应定期使用中等水平消毒法,治疗后的器械及材料应撤走。

2. 治疗周边区　这一区域放置的器材在手术中经常使用,如水气枪、吸引器、手机头、手术灯手柄和开关、痰盂及椅位控制按钮等;如果此区不覆盖避污膜,则应在每个患者之后按中等水平消毒。避污膜在患者完成治疗后也应更换。

3. 周围区　因其位于手术区以外,如地板、柜子顶端,这一部分通常不接触患者及污染物质。此区在患者轮换之间不必消毒,但应每天进行清洁和消毒。良好的通风排气装置有助于减少周围区的污染。

(二) 口腔设备消毒

1. 综合治疗台、口腔科辅助设备、电源开关、吸唾装置等设备的表面可用表面消毒剂清洁消毒。通常每天早晨在接诊第一位患者以前,先进行清洁消毒,或清洁后覆盖上避污膜,在两位患者治疗间隙,对与患者直接接触的区域,如扶手、头托等要清洁消毒,或更换避污膜,每天治疗结束后,再次清洁和消毒口腔科椅、口腔科辅助设备和患者高频接触区等。

2. 供水污染是口腔科医疗实践中的常见问题,其原因有三个方面:老式治疗台的水回流使污染进入供水系统;水气枪、手机、洁牙机内部污染较严重,可因被动回吸进入供水系统,以及已经存在于自来水中的污染。安装阻止回流的阀门可减少这类污染的产生,净化水源也可减少供水污染,在患者治疗前后将水系统开放,自行冲洗几分钟,也有一定的预防效果。

3. 水气枪使用后通常被污染,严重的污染呈现在气枪的尖端。新型水气枪设有防回流装置并可高温消毒,如不可能,可使用经消毒的水枪头并彻底清洁和消毒手柄。

4. 超声波洁牙器的工作头使用后污染很严重,每次使用后应清洁消毒。现已制造有可高温消毒的工作头,但不可能消毒超声波洁牙器。工作头应能拆卸、清洁和消毒,手柄应彻底消毒。

5. 空气压缩机 用于口腔科工作,供给清洁、不含油污、微粒、水汽、臭味的气体。为了使进入气枪及高速手机的空气净化,应安装质量高、有活性炭成分的气体过滤器,并定期更换过滤芯。

六、医疗废物处理

(一) 规章制度

关于医疗废物处理,我国各级卫生行政部门都做了明文规定,一般要求将废物装进可封闭的无缝口袋内回收,但多数牙科诊所并未严格按此方法处理,因此,应强化口腔科医师的责任感,使每一位医师都懂得牙科医疗废物处理的方法并严格按照规章制度进行操作,从而防止交叉感染。

(二) 医疗废物处理

1. 使用过的空针、钻针、正畸钢丝及其他尖锐物品锐器,按损伤性废物处理。
2. 存放医疗废物的容器应根据当地卫生行政部门的规定标记,最后焚烧。
3. 牙科诊所废弃的有毒性的材料,如银汞、砷剂,按化学废物处理。

(三) 污染的固体物处理

1. 污染的血液材料应小心放进感染性废物容器内,注意不要污染容器外层或周围层。容器装满 2/3 污染物时即应运走,处理废物时要戴厚手套。
2. 牙科诊所医疗废物都应安全运送至规定的地点,统一收集,统一无害化处理,以免造成二次污染。

第三节 口腔医源性感染疾病的预防

一、乙型病毒性肝炎的预防

乙型病毒性肝炎(viral hepatitis B)简称乙型肝炎、乙肝,是由乙型肝炎病毒(HBV)引起的以肝损害为主的传染病,临床上主要表现为乏力、食欲减退、厌油、恶心、肝脾肿大及肝功能异常,容易发展为慢性肝炎和肝硬化,部分病例还可转变为原发性肝细胞癌。目前乙肝仍是一种危害人民健康较严重的传染病,且流行程度还在增加。据估计世界上约有两亿病毒携带者。

HBV 是一种 DNA 病毒,抵抗力很强,能耐受一般浓度的消毒剂,煮沸 10 分钟或高压灭菌可以灭活。乙肝患者血液中病毒数量很大,每毫升血液有 $10^8 \sim 10^9$ 个病毒,0.01ml 的肝炎患者的血液进入人体即可引起感染。据估计,被污染肝炎患者血液的针头刺伤,患肝炎的概率为 30%。口腔医务人员在从事医疗实践活动中经常接触患者的血液、唾液,现有证据表明 HBV 可以从患者传播给牙科医师,因此在口腔临床工作中普遍采取预防措施,甚为重要。

(一) 传染源

乙型肝炎的传染源是多样化的,有急、慢性患者,也有隐性感染者和带病毒者,其中以慢性患者与带病毒者最为重要。

急性患者的传染期从起病前数周开始,并持续于整个急性期,HBsAg 阳性的慢性患者和无症状携带者的传染性与 e 抗原、HBV-DNA 及 DNAP 是否阳性有关。

在口腔医疗中,乙型肝炎的传染源是患者、口腔医师和其他口腔医务人员中的带病毒者,对于有临床症状或有病史可询者,易于提高警惕和防范,对于亚临床型患者、迁延性 HBsAg 携带者,可因其无明显的临床症状而被忽视,因而具有更大的威胁性。

(二) 传播途径

HBV 主要通过血液和其他体液排出体外,并通过注射或非注射途径进入易感者体内。

1. 经注射途径传播 多为输入染有病毒的血液、血液制品,共用污染的注射器和针头而感染,随着献血员的筛选、血制品的净化、一次性注射器和针灸针的推广,经注射的传播途径所占比重将逐渐下降。

2. 母婴传播 感染 HBV 的孕妇可通过胎盘使胎儿受染,在分娩过程或产后,婴儿亦可被母亲血液、乳汁和其他分泌物感染,通过母婴传播所引起的 HBV 感染,约占我国婴幼儿 HBV 感染的 1/3。

3. 性接触传播 由于 HBV 可通过唾液、精液和阴道分泌物排出,因而性接触也是乙型肝炎的重要传播途径。

4. 其他传播途径 通过日常生活的密切接触、手术和血液的接触等途径感染。经吸血昆虫传播乙型肝炎虽有可能,但还缺乏有利证据。

HBV 感染的危险人群有吸毒者、同性恋者、经常接触血液或血液制品的人、医务人员等。医务人员在工作中,不慎被污染的针头、刀器等刺伤皮肤,或被病毒污染皮肤破损处,可被感染。比较不同职业感染 HBV 的相对危险性,因为与患者密切接触,口腔科医师的危险性最大。1989 年,美国牙科协会检查开业牙医,8.8% 为 HBV 血清阳性,口腔外科医师高达 38.5%,我国口腔医务人员 HBV 血清阳性率为 25.8%。

(三) 防护措施

病毒性肝炎具有较强的传染性,只要 0.01ml 的肝炎患者的血液进入人体即可造成感染,因而美国疾病控制中心建议牙科院内感染重点是肝炎。预防和控制乙型肝炎的发生和流行,可采取宣传教育、控制传染源、切断传播途径、保护易感人群等多方面相结合的综合防护措施。

1. 宣传教育 首先,强化法制教育,依法管理。我国已颁布《中华人民共和国传染病防治法》《消毒管理办法》等多重法律、法规,任何医疗保健活动的开展,应严格按照相关的法律、法规执行,对违反规定,造成医源性传播的责任者,要依法认真查处;其次,通过知识讲座、研讨会、短训班等多种形式对口腔医务人员进行健康教育和技能培训,使口腔医务人员掌握有关乙型肝炎的各种知识,如乙肝的传播途径、HBV 感染的危害性、预防措施、治疗技术等;最后,加强口腔医务人员自我保健意识,使其积极参与乙型肝炎的预防和控制。

2. 控制感染源

(1) 开展健康体检:口腔医师和其他口腔医务人员,应定期进行健康检查和血液化验检查,对各种临床类型的病毒性肝炎患者,应隔离治疗,在传染期内不得从事医疗工作,对带病毒者和慢性抗原携带者,虽可从事临床工作,但必须戴手套操作,尽量避免一切可能传染他人的行为。

(2) 患者的隔离:急、慢性乙型肝炎患者均应按血液及接触传染病常规隔离。中华医学会传染病与寄生虫病学分会、肝病医学分会联合修订的《病毒性肝炎防治方案》中指出,乙型肝炎可不定隔离期,如需住院治疗,也不宜以乙型肝炎表面抗原(HBsAg)阴转或肝功能完全恢复正常为出院标准,只要病情稳定,可以出院,对恢复期 HBsAg 携带者应定期随访。在口腔医疗实践中,对已知有肝炎病史的患者和肝炎患者,如有条件,应约定时间,在专门的诊疗室内按传染病规定进行治疗,治疗结束后的器械、铺巾等应严格消毒。对拔除的牙齿、残根、沾有血液和唾液的纱球、棉球、不良修复体等,最好装入塑料袋内焚烧,或加入漂白粉彻底消毒后丢弃,以防止对环境和水源的污染。

(3) HBsAg 携带者的管理:HBsAg 携带者是指 HBsAg 阳性,但无肝炎症状和体征,各项肝功能检查正常,经半年观察无变化者。对这类携带者不应按现症肝炎患者处理,除不能献血及从事直接接触入口仪器和保育工作外,可照常工作和学习,但要加强随访。HBsAg 携带者要注意个人卫生,牙刷、剃须刀及盥洗用具等个人用品应与健康人分开。

3. 切断传播途径

(1) 为防止交叉感染,口腔医师在诊疗前后,均应用肥皂、刷子和流水仔细洗手,并在消毒液中浸泡消毒。口腔医师和其他口腔医务人员应加强技术训练,提高操作技能的熟练程度,力求避免操作过程中的手指意外损伤。

(2) 严格无菌操作,临床应用的器械均应灭菌,最好用高压灭菌法。注射器材实行"一人一针一管"制,对疑似乙型肝炎患者进行注射时,应使用一次性注射器,各种治疗器械及用具应实行一人一用一灭菌。手机、超声洁治器、水气喷头,如不能用高压灭菌,可以先冲洗,然后用消毒剂擦拭表面,并开机空转以清洗管道。对于患者频繁接触的诊疗环境也要清洁消毒。消毒后,应进行消毒效果检测和评价,防止因消毒不彻底而导致感染的传播。

(3) 在口腔中应用的各种材料如印模、咬合记录等也应彻底地清洗,特别是在口内调磨和磨光之前要清洗消毒。污染的材料、印模、义齿等在送交技工室之前和放到患者口腔内之前,都应彻底消毒。因为目前口腔内用的材料越来越多,性质各异,应向厂家咨询用合适的方法消毒以保持材料不变性。

4. 保护易感人群　为防止在口腔实践过程中,HBV 经血液、唾液等传播而发生交叉感染,口腔科医师应戴手套、口罩、眼罩,穿工作服或隔离衣。凡接触患者口腔黏膜时都应戴手套。手套不一定用消毒的,一般性检查用乳胶或乙烯手套即可。手套必须每个患者一换。戴手套前和脱下手套后必须洗手,治疗过程中有可能造成血液、唾液、龈沟液飞溅时要穿隔离衣及戴眼罩或面罩,以防止眼结膜污染而保护眼睛。做牙体的牙髓治疗时要用橡皮障、强力吸引器等。应尽量避免被针头或锐器刺伤。口腔科用的锐利器械很多,包括被血液或唾液污染的刀片、剪片、拔髓针、扩大针、凿子、洁治器、钻针等。口腔医务人员进行手术、注射、清洗器械有被刺伤的危险,戴手套可减少刺伤的危险。研究表明,在医疗实践中戴双层手套时,外侧手套的刺破率为11%,而内层仅2%。口腔科用局部麻醉的情况很多,目前使用的一次性注射器,针头上都有塑料帽,用过后,不应重新将帽盖上,也不应把针头折断或弯曲,应直接放在坚硬的容器内,以后做适当处理,如果需要重新将针头帽盖上时可以用单手操作,避免双手相对时刺破手指。

医务人员为感染乙型肝炎的高危人群,应加强其自身免疫力。主动免疫可采用乙型肝炎疫苗,适用于任何血清中 HBsAg 或抗 HBs 阴性的人。乙肝疫苗分三次接种,第一次接种后一个月接种第二次,半年后接种第三次。被动免疫可采用乙型肝炎免疫球蛋白,适用于已暴露于 HBV 的易感者,与乙型肝炎疫苗联合应用可提高预防效果。

二、获得性免疫缺陷综合征的预防

获得性免疫缺陷综合征(aquired immunodeficiency syndrome)简称艾滋病(AIDS),是由人类免疫缺陷病毒(HIV)感染引起的一种获得性免疫缺陷病,临床通常表现为发热、全身淋巴结肿大、体重减轻、腹泻和神经系统症状。艾滋病是一种严重威胁人类健康的传染病,蔓延迅速,病死率高,它在全世界的广泛流行已成为严重的公共卫生问题和社会问题。自从1981年美国报告首例艾滋病以来,发病率逐年上升。在缺乏疫苗和安全有效的抗 HIV 药物的情况下,预防艾滋病的发生和流行仍是同这种疾病做斗争的主要手段。

艾滋病的口腔表征被认为是早期诊断艾滋病的关键症状,已引起国际医学界的高度重视。据报道,大约95%的患者有 AIDS 和 AIDS 有关的复杂症状,都有口腔颌面部疾病的表现,在艾滋病患者中多数人发病前口腔曾经出现过口腔念珠菌病、口腔疱疹和其他性病的口腔症状,许多艾滋病患者首先就诊于口腔科,所以口腔科医师能最早发现并确定这种软组织损害与感染 HIV 有关,这样对 HIV 携带者的早期诊断处理和治疗非常重要。此外,口腔科医师在安排咨询、转诊和促使患者的行为改变方面也发挥着重要的作用。

(一)传播途径

艾滋病的传染源是艾滋病患者及无症状而又携带病毒的艾滋病病毒感染者。1986年 WHO 公布的传播途径如下:

1. 与感染者密切的性接触。
2. 输入感染者的血及血液制品。
3. 受感染的母亲传给小儿。
4. 污染的未消毒的注射器及针头。
5. 用感染者的器官、组织作为供体。

除上述主要途径外,艾滋病通过其他方式很难传染。已证明,握手、拥抱、礼节性接吻、共餐、共用餐具、盘子、饮水杯、毛巾、同住一室、同用室内用具不能传染。但共用牙刷和剃须刀,因可能接触血液而有感染的可能。蚊虫及其他昆虫不能传染艾滋病。

艾滋病高危人群为静脉注射毒物者、卖淫嫖娼者、男性同性恋者、配偶一方是 HIV 感染者和多次接受输血、血制品治疗者。大多数艾滋病病毒感染者无任何症状,但可以传染艾滋病。已分离出艾滋病病毒的有血液、精液、阴道分泌物、乳汁。在卫生保健机构中,感染 HIV 的职业危险性比较低,医务人员在进行外科手术、注射、针刺、清洗处理器械时,有可能遭意外针刺或划破皮肤黏膜,造成职业感染。据调查,职业性暴露通过皮损引起血液传播 HIV 的危险性为 0.2%～0.5%,经皮肤黏膜的暴露传播 HIV 的危险性为 0.1%。另外在医疗环境中,许多医疗器械的重复使用也是一个重要的 HIV 感染传播途径,尤其在资源缺乏的发展中国家,一些医疗器械未经严格的消毒灭菌,即在患者中重复使用。

(二) 预防

医务人员在从事医疗活动中,接触了艾滋病感染者或患者的血液或体液有可能感染艾滋病病毒,口腔科是接触患者血液及体液较多的科室,应重点防范。

1. 加强对口腔医务人员的健康教育,强化其预防艾滋病的自觉性和责任感。利用黑板报、电影、电视、讲座等各种宣传形式,广泛开展健康教育。增强口腔医务人员法制观念,提高个人安全卫生意识,掌握与艾滋病相关知识是健康教育的主要任务。

2. 与患者隔离的要求 医务人员应避免与患者皮肤、黏膜、血液、排泄物、分泌物等直接接触,艾滋病患者的各种标本,必须贴有"小心艾滋病"的标签,拿取标本和感染的器械应戴手套,处理好污染物,不是一次性诊疗器械应做彻底的消毒。

3. 为减少感染的危险性,口腔医务人员应按规章制度戴手套、口罩、眼罩,穿工作服或隔离衣。做牙体牙髓治疗时要用橡皮障、强力吸引器等。应尽量避免被针头或锐器刺伤。所有在临床应用的器械均应灭菌,最好是用高压灭菌法。目前对口腔医护人员还没有十分完善的防护措施,预防乙型肝炎传播的措施是预防艾滋病的最适当的措施。

4. 暴露后应紧急处理局部。用肥皂和水清洗污染的皮肤,用生理盐水冲洗黏膜,如有伤口应轻轻挤压,尽可能挤出损伤处的血液,再清洗消毒及包扎。可进行预防性用药。应进行定期随访,查抗-HIV 抗体,并注意观察有无症状。首次检查为抗体阴性者,在 1.5 个月、3 个月、6 个月、12 个月,各复查 1 次,如为阴性,以后可每半年或 1 年复查 1 次。在此期间,当事人不得作为献血员。

总之,在每天诊疗时,器械被各种微生物所污染,采取积极的预防 AIDS 措施是非常重要的。HIV 在 AIDS 病的发生发展过程中的致病作用是错综复杂的,许多问题还有待于深入探讨。只要口腔专业人员能严守预防的基本原则,使用正确的消毒方法,注意不要与患者体液接触,通过切断多重感染途径,便可使发生艾滋病的可能性显著减少,这将对人类实现最终控制这一传染病在世界上的流行发挥积极作用。

小　结

口腔医疗保健实践中常见感染可通过注射、母婴、性接触等方式传播,因此,在口腔临床工作中加强预防意识、采取一定的防护措施非常重要。控制感染应遵循标准预防的原则,通过患者的检查与评价、建立个人防护屏障、严格进行机械设备的消毒与灭菌、处理好医疗废物等途径控制感染,预防 HBV、AIDS 等医源性感染疾病的发生。

(高永波)

思　考　题

1. 感染源及传播途径有哪些?
2. 感染控制的措施及方法有哪些?
3. 简述口腔科常用的灭菌方法及其优缺点。
4. HBV 及 HIV 的传播途径有哪些?

参 考 文 献

1. 周大成.中国口腔医学史考.北京:人民卫生出版社,1991

2. 郑麟蕃,吴少鹏,李辉菶.中国口腔医学发展史.北京:北京医科大学/中国协和医科大学联合出版社,1998

3. 卞金有.口腔预防保健及儿童口腔医学50年回顾.中国口腔医学年鉴.第九卷.2001

4. 张枢贤.社区医学.北京:北京医科大学/中国协和医科大学联合出版社,1994

5. 卫生部.中国口腔卫生保健工作规划(2004—2010年).中华人民共和国卫生部公报,2004(4)

6. 全国牙防组.第二次全国口腔健康流行病学抽样调查.北京:人民卫生出版社,1998

7. 齐小秋.第三次全国口腔健康流行病学调查报告.北京:人民卫生出版社,2008

8. 胡德渝.口腔预防医学.第6版.北京:人民卫生出版社,2012

9. 万前程.口腔预防保健.北京:高等教育出版社,2005

10. 孟焕新.牙周病学.第4版.北京:人民卫生出版社,2012

11. 葛立宏.儿童口腔医学.第4版.北京:人民卫生出版社,2012

12. 凌均棨,汪喻忠,蒋少云.基因重组乳链球菌防龋疫苗免疫性的实验研究.中山医科大学学报,2000,21(4):241-244

13. 姜广水,刘贤锡,杨小青,等.通过T-A克隆技术构建含免疫刺激序列CpG基序的抗SBR DNA疫苗.北京口腔医学,2002,10(3):109-113

14. 金燕,矢小萍.氟化物防龋研究进展.实用临床医学,2002,3(2):104-105

15. 王子华.氟防龋研究的进展.牙体牙髓牙周病学杂志,2002,12(8):455-457

16. 赵望泓,周益民.氟化泡沫乳牙防龋临床效果评价.牙体牙髓牙周病学杂志,2002,12(7):382-384

17. 李玲,石四箴.氟化物的防龋作用.牙体牙髓牙周病学杂志,2001,11(2):123-125

18. 韩旭,刘鲁川.木糖醇防龋的研究进展.国外医学口腔医学分册,2004,31(5):353-355

19. 萨其仁贵,屈志国.我国学龄前儿童龋病现状及影响因素分析.中国疗养医学,2013,22(5):421-423

20. 黄明娟.北京市学龄前儿童龋病状况的相关因素分析.中国医疗前沿,2013,8(5):119-120

21. 凌均棨,郑雨燕.免疫防龋研究的回顾和进展.牙体牙髓牙周病学杂志,2004,14(2):59-63

22. 王翔宇,孙克勤,李欣欣.两种窝沟封闭剂预防乳磨牙龋的临床效果观察.现代预防医学,2010,37(23):4452-4453

23. 王胜朝,许浩坤.口腔益生菌防龋作用与应用.中国实用口腔科杂志,2012,5(10):587-591

24. 司燕,郑树国.窝沟封闭防龋.中国实用口腔科杂志,2012,5(10):582-587

25. 张颖.局部应用氟化物防龋.中国实用口腔科杂志,2012,5(10):580-582

26. 台保军.龋病预防之公共卫生实践.中国实用口腔科杂志,2012,5(10):577-579

27. 王翠萍,李玲.口腔卫生宣教结合局部用氟预防学龄前儿童龋病效果观察.中国初级卫生保健,2012,26(3):65-67

28. 刘敏,王红.加强健康教育对儿童龋病的干预.中国伤残医学,2013,21(6):411-412

29. 郭继华,樊明文,边专,等.靶向融合防龋DNA疫苗的构建与体外细胞表达研究.中华口腔医学杂志,2003,38(4):282-284

30. 农晓琳,蒙宁,王大章,等.牙邻面的清洁及清洁用品.广东牙病防治,2003,11(1):74-76

31. 丁一,杨懋彬,吴亚菲.牙周病的预防-自我菌斑控制的机械方法.牙体牙髓牙周病学杂志,2002,12(3):164-167

32. 金爱琼,朱蔷,辜岷,等.牙间隙不同清洁方法效果比较.护理学杂志,2011,26(10):59-61

33. 韦旭日.复方氯己定含漱液治疗牙周病的疗效评价.中国现代药物应用,2010,4(9):159-160

34. 任常群.脱敏牙膏研究现状.牙体牙髓牙周病学杂志,2004,14(5):288-290

35. 李若珍,毕良佳.菌斑控制方法研究进展.中国实用口腔科杂志,2011,4(10):628-630

36. 杨晓波.牙线浅谈.口腔护理用品工业,2010,20(2):49-50

37. 曹采方,孟焕新,阎福华,等.牙周疾病新分类简介.中华口腔医学杂志,2001,36(5):391-393

38. 傅民魁.口腔正畸学.北京:人民卫生出版社,2004

39. 赵高峰.口腔正畸学.北京:人民卫生出版社,2013

40. 李月.口腔预防医学.北京:人民卫生出版社,2009

41. 石四箴.儿童口腔医学.北京:人民卫生出版社,2005

42. 詹淑仪.口腔活动矫治器的应用口腔活动矫治器的应用.北京:人民卫生出版社,1991

43. 梁爱燕,土大为.间隙保持器的研究进展.广东牙病防治,2009,17(12):606-609

44. 傅锦业,高静,郑家伟,等,口腔癌相关危险因素的流行病学调查分析.中国口腔颌面外科学杂志,2011,9(4):316-322

45. 卞金有.预防口腔医学.第5版.北京:人民卫生出版社,2008

46. 袁孝峰.学龄期儿童牙外伤的预防与处理.中国社区医师,2013,15(8):328

47. 时清,陈玫.儿童牙外伤临床治疗.中国实用口腔科杂志,2011,4(1):10-15

48. 顾豪,陶丹英,冯希平,等.牙齿酸蚀症的病因及流行病学调查概况.国际口腔医学杂志,2013,40(5):604-607

49. 王艳玲,张勇.氟化亚锡防治牙齿酸蚀症研究进展.中国实用口腔科杂志,2012,6(5):375-378

50. 李刚,丁小容.老年口腔保健指南.西安:陕西科学技术出版社,1991

51. 马建堂.2010年第六次全国人口普查主要数据公报(第1号).北京:中华人民共和国统计局,2011

52. 刘洪臣.老年人口腔健康指导.北京:人民卫生出版社,2011

53. 欧尧.孕妇和婴幼儿口腔保健手册.广州:广东科技出版社,2007

54. 华明锋.老年人饮食应有"度".农村百事通,2003,10(2):41

55. 唐建民,商红国,林波,等.济南市盲校学生龋病和牙周疾病的调查.广东牙病防治,2000,8(增刊):348

56. 刘小华,何彩凤.106名聋哑儿童口腔流行病学调查.中国妇幼保健,2006,20:1022

57. 冯进,李宇飞,亓萍.聋哑儿童与健康儿童口腔健康情况的调查分析.中国医刊,2004,39(9):41-42

58. 张学斌,杨文军.脑瘫患儿龋齿现状的调查.广东医学,2004,25(8):973-974

59. 宋为真,任丽秀.长春市特殊教育学校438名学生龋病的调查分析.职业与健康,2000,16(2):40

60. 中国营养学会.中国居民膳食指南(2011年全新修订).拉萨:西藏人民出版社,2010.

61. 范珍明.口腔美容及预防保健.北京:人民卫生出版社,2008

62. 徐岩英.口腔医院感染控制的原则与措施.北京:中国医科大学/中国协和医科大学联合出版社,1998

63. 俞雪芬.口腔门诊感染控制操作图谱.北京:人民卫生出版社,2013

64. 章小缓.牙科诊疗的感染控制.广州:广东世界图书出版公司,2005

65. 赵铱民.口腔修复学.第7版.北京:人民卫生出版社,2012

66. 樊明文.牙体牙髓病学.第4版.北京:人民卫生出版社,2012

67. WHO. Oral Health for the 21st century. WHO/ORH,Geneva,1994

68. Pine Cynthia M. Community oral health. Wright,1998

69. Jong A. W. Community Dental Health. 5th ed. The CV Mosby Company,2003

70. Kakumanu N, Rao SD. Images in clinical medicine. Skeletal fluorosis due to excessive tea drinking. N Engl J Med,2013,368(12):1140

71. Morés S, Monteiro GC, Santos Fda S, et al. Determination of fluorine in tea using high-resolution molecular absorption spectrometry with electrothermal vaporization of the calcium mono-fluoride CaF. Talanta,2011,85(5):2681-2685

72. Schick B. A tea prepared from needles of pine trees against scurvy. Science, 1943, 98(2541):241-242

73. John A Molinari. Practical Infection Control in Dentistry. 3rd ed. Lippincott Williams & Wilkins,2010

74. Yongbo Gao,Xifeng Wu,Liwen Zhou,et al. Comparison of germicidal efficacy between air disinfectant machine and ultraviolet disinfection in the dental implants surgeries. Advanced Materials Research,2012,140(16):74-77

附录：实训教程

实训一　窝沟封闭与氟防龋措施

（供口腔医学、口腔医学技术专业用）

【目的和要求】

1. 加深对窝沟封闭理论知识的理解，初步掌握窝沟封闭的操作方法、步骤及注意事项。

2. 复习氟化物防龋的机制和局部用氟的方法。

3. 初步掌握0.2%氟化钠漱口水的配制方法。

【内容】

1. 示教窝沟封闭，并详细讲述操作要领。

2. 同学操作练习，掌握操作方法，体会操作要领，熟悉操作步骤（每人封闭1~2颗牙）。

3. 老师小结实验中出现的问题，对窝沟封闭失败病例的原因进行分析。

4. 以小组为单位配制氟化钠漱口水。

【器材】

1. 窝沟封闭剂、光固化灯和治疗盘（口镜、探针、镊子和棉卷）。

2. 氟化物、95%乙醇、香精、糖精、色素、1mol/L氢氧化钠、烷基磺酸钠和扭力天平等。

【方法和步骤】

1. 示教窝沟封闭的操作方法和步骤

（1）清洁牙面：在低速手机上装好锥形小毛刷或橡皮杯，蘸取适量清洁剂涂于牙面，彻底刷洗牙面后冲洗漱口，再用尖锐探针清除残留于窝沟中的清洁剂。清洁剂不能含有油脂或过细磨料，可以用浮石粉或不含氟牙膏。

（2）酸蚀：清洁牙面后通常用棉纱球简易隔湿，将牙面吹干后用小棉球或细毛刷蘸取酸蚀剂放在要封闭的牙面上。酸蚀剂可为磷酸液或含磷酸的凝胶，一般认为凝胶对保持酸蚀区固定在某一部位较好。酸蚀面积应为接受封闭的范围，一般为牙尖斜面的2/3。酸蚀时间恒牙为20~30秒。酸蚀剂用量要适当，不要溢出到口腔软组织。注意酸蚀过程中不要擦拭酸蚀牙面，因为这会破坏被酸蚀的釉质面，降低粘接力。

（3）冲洗和干燥：酸蚀后用水（不含矿物质）加压彻底冲洗牙面10~15秒，去除釉质表面的酸蚀剂和反应沉淀物。冲洗时应用吸唾器随时吸净口内液体。冲洗后立即更换隔湿棉卷，也不能让患者自行吐出或漱口。随后用压缩空气吹干牙面约15秒，也可采用挥发性强的溶剂辅助干燥(如无水乙醇、乙醚等)。使用压缩空气时不能带有油或水的成分,否则容易脱落。

封闭前保持牙面干燥,特别是窝沟干燥,不被唾液污染是封闭成功的关键。如果操作中酸蚀牙面被唾液污染,则应再冲洗牙面,彻底干燥后重复酸蚀60秒。酸蚀牙面干燥后呈白色雾状外观,如果酸蚀后的釉质没有这种现象,应再次酸蚀。

(4)涂布封闭剂:采用自凝封闭剂时,每次封闭前必须取等量的组分调拌混匀。调拌时要注意掌握速度以免产生气泡,影响固化质量。通常调拌均匀时间为10~15秒,应在45秒内完成调拌和涂布,此后自凝封闭剂进入初凝阶段,黏度增大,流动性降低,故操作者要有很强的时间观念,调拌涂布要掌握好时机,在初凝阶段前完成。涂布后不要再搅动和防止污染。

光固化封闭剂不需调拌,直接取出涂布在牙面上,如连续封闭多个牙,取量不宜过多,因为在自然光下光固化封闭剂也会逐渐固化。

涂布方法:用细刷笔蘸取适量封闭剂适量涂布在酸蚀牙面上,注意沿窝沟从远中向近中逐渐涂布,同时细刷笔上下微微抖动,使封闭剂渗入窝沟,排出窝沟内空气,防止封闭剂下面出现空隙。涂布范围应覆盖全部酸蚀面。在不影响咬合的前提下,应尽可能涂有一定的厚度。如果涂层太薄就会缺乏足够的抗压强度,容易被咬碎。

(5)固化:自凝封闭剂涂布后1~2分钟即可自行固化。光固封闭剂涂布后,立即用可见光源照射引发固化。照射距离牙尖1mm,照射时间通常为20~40秒,具体照射时间要根据可见光源性能与使用的封闭材料类型决定。照射的范围要大于封闭剂涂布的范围。

(6)检查:封闭剂固化后,用尖锐探针进行全面检查,观察其固化程度,与牙面的粘接情况,有无气泡存在,寻找遗漏或未封闭的窝沟并重新封闭,观察咬合是否过高,如发现问题及时处理。

封闭后的牙应定期(3个月、半年或一年)复查,观察封闭剂保留情况,如脱落应重新封闭。对已完封闭的儿童应做好登记,以便复查。

2. 同学练习窝沟封闭的临床操作。

3. 老师讲解漱口水配制方法和仪器使用方法。

(1)0.2%氟化钠漱口水配方:

原料	含量	原料	含量
氟化钠(分析纯)	0.2g	香精	适量
95%乙醇	2ml	色素	适量
10%烷基磺酸钠	2ml	蒸馏水	加至100ml
10%糖精	2ml		

(2)用pH试纸测定溶液的pH,pH应为中性,必要时可用1mol/L盐酸或氢氧化钠调节至中性。

【思考题】

1. 窝沟封闭与预防性充填有何异同?

2. 简述氟化物防龋的作用机制。

【评估实验效果】

评定学生窝沟封闭的临床操作技能和窝沟封闭的效果;评定学生对窝沟封闭适应证的掌握。

(刘学聪)

实训二　预防性树脂充填与非创伤性修复
(供口腔医学、口腔医学技术专业用)

【目的和要求】

1. 初步掌握预防性树脂充填的适应证。

2. 复习预防性树脂充填的分类及操作步骤。

3. 加深对非创伤性修复理论知识的理解。初步掌握 ART 的操作方法、步骤及注意事项。

【内容】

1. 复习预防性树脂充填的适应证。

2. 复习预防性树脂充填的分类及操作步骤。

3. 示教 ART 的操作方法并详细讲述操作要领。

4. 同学进行 ART 操作,掌握操作方法,体会操作要领,熟悉操作步骤。

5. 老师小结实验中出现的问题,对非创伤性修复治疗失败病例的原因进行分析。

【器材】

玻璃离子粉、液,牙本质处理剂;口镜、镊子、探针、挖匙、牙用手斧(或称锄形器)、雕刻刀、调拌刀、调拌纸;棉卷、棉球、树脂条、T 形带、木楔、凡士林。

【方法和步骤】

1. 复习预防性树脂充填的适应证。

2. 复习预防性树脂充填的分类及操作步骤。

3. 示教 ART 的操作方法和步骤。

(1) 洞形准备:使用棉卷隔湿,保持牙面干燥,用探针去除菌斑和沟裂内的软垢,然后用湿棉球清洁,再用干棉球擦干表面,确定龋坏的范围。

如果龋洞在釉质开口小,则使用牙用手斧扩大入口。将牙用手斧刃布置于开口处,在稍加压的情况下牙用手斧前后转动,使部分脆弱的无基釉和脱矿的釉质破碎,用小湿棉球去除破碎釉质,继续手术时再用棉球擦干。洞口大到最小的挖匙能够进入。

使龋洞湿润,以便于去除软龋组织。使用挖匙去除软龋组织。根据龋洞大小选用不同型号挖匙。挖器通常应垂直围绕洞的边缘转动,最重要的是用小挖匙首先去除釉牙本质界处的软化牙本质,然后去除洞底的软化牙本质。操作过程中可将牙用手斧放在继续暴露的无基釉质边缘轻轻加压,以扩大龋洞进口,将软龋去除干净。

将挖匙去除的龋坏组织放在棉卷上并清洁器械,用棉球保持龋洞干燥清洁。此时要求患者咬合,观察对𬌗牙是否接触龋洞,这有助于充填后修整及调整咬合。最后用干棉球干燥

235

窝洞。

复面洞处理原则与单面洞一样。

（2）清洁：处理剂一般为10%的弱聚丙烯酸，不能由树脂材料修复过程中使用的酸蚀剂替代。用小棉球蘸一滴处理剂涂布全部窝洞和邻近窝洞10~15秒，立即用棉球蘸清水清洗至少2次，用干棉球擦干。不要使用压缩空气吹干，因为这会使牙面过于干燥而降低玻璃离子与牙面的化学结合。如窝洞被血及唾液污染，应及时止血，重新冲洗、清洁和处理。

（3）混合与调拌：根据厂家推荐的粉液比例，将粉先放在调拌纸或调拌盘上，用调拌刀分为两等份，将液体瓶水平放置片刻使空气进入瓶底，然后竖直将一滴液滴在调拌纸的一角，因为这一滴液常含有气泡，可用作处理剂（按产品说明）。然后保持液体瓶垂直倒立位，将第二滴液体滴在第一半粉中。使用调拌刀将粉与液体混合而不要使其处扩散。当粉被液体完全浸透后，再混合另一半粉。全部的粉、液彻底混合调拌应在20~30秒内完成。

（4）充填：

1）单面洞：注意工作环境保持干燥，用棉球擦干窝洞，调拌好玻璃离子后用雕刻刀钝端将其放入备好的洞内。为避免空气气泡，最好沿洞的边缘用挖匙凸面推压玻璃离子。充填材料稍高于牙面，将余下材料置于邻近的点隙窝沟处。

通常采用"指压技术"进行充填，即在戴手套的示指上涂少许凡士林放在材料上向龋洞内及沟裂处紧压，并先颊舌向、后近远中向轻微转动手指，使玻璃离子进入窝洞内并充填殆面所有的点隙窝沟。当材料不再有黏性后再移开手指（约30秒），以避免将材料带出窝洞，立即用器械去除多余材料，使用凡士林覆盖充填物材料表面。在玻璃离子材料半干的状态下，用咬合纸检查咬合情况，如咬合高用器械去除多余材料，调整到正常咬合，再涂一层凡士林。最后嘱咐患者一小时内不要进食。

2）复面洞：复面洞充填与单面洞操作基本相同。

前牙复面洞充填：使用棉卷保持工作环境干燥，用棉球清洁擦干窝洞。在牙的邻面放置成形片，用其恢复邻面的外形；将软木楔楔入两牙牙龈缘之间固定成形片。根据前述方法调拌玻璃离子放入窝洞并少量超填；用示指从舌（腭）侧固定成形片，拇指使成形片紧紧包绕唇面，使材料充满窝洞，用拇指紧按约30秒，直到材料固化。取出成形片和木楔，用凡士林覆盖充填材料，用雕刻刀去除多余材料，用咬合纸检查咬合并再涂一层凡士林。最后嘱患者一小时内不要进食。

后牙复面洞充填：操作步骤与前牙复面洞充填方法相同。恒牙后牙复面洞使用树脂条和木楔固定修复邻面外形，要尽量避免邻面外形成一平面，在安放成形片之前，先让患者咬合以确定需要充填材料的数量，如果使用材料估计不足，先将所有材料放入洞的邻面部分，再一次调拌充填。后牙复面洞充填材料应避免承受过大的咬合力，尤其充填体边缘嵴应修整到刚好与对颌牙不接触为好。乳牙不一定总是要求完全修复邻面外形，可根据龋洞大小及牙齿在口腔中可能保留的时间而定，为了避免牙齿邻面嵌塞食物，乳牙列中较大的邻面龋损可恢复为一斜面，可选择T形成形片。

4. 同学进行ART的操作。

注意事项：

（1）去除窝洞内两处软化牙本质时应特别注意：①釉牙本质界：这部分牙本质接近牙表面，同时也是充填材料必须与牙体粘接非常好的部位，如果此处的龋坏组织没有完全去净，就不可能达到良好的结合。②深龋洞底部：对深龋去腐时，尽量用大号的挖匙，在使用小号挖匙时不要过于向洞底加压，否则会增加穿髓的可能性；在龋洞近髓的部位不要过多去除牙本质，以避免穿髓。

（2）每种类型的玻璃离子材料都有其自身的特点，请根据厂家产品说明的粉液比例、调拌时间使用。仅在调拌时才打开包装瓶，取出粉、水剂；使用之后将装粉剂的瓶盖旋紧，以防受潮。

（3）材料调拌好后立即放入要充填的洞内。充填应在材料失去光泽之前进行，如果材料已经失去光泽变干，应重新调拌，不能使用已经变干的材料充填。

（4）通常复面洞龋坏较大并涉及多个牙面，因此，充填时应特别注意确保充填物外形正常。

【思考题】

1. ART 与预防性树脂充填有何异同点？

2. 推广 ART 的意义何在？

【评估实验效果】

评定学生对预防性树脂充填适应证的掌握；评定学生 ART 的临床操作技能和效果。

（刘学聪）

实训三　自我口腔保健

（供口腔医学、口腔医学技术专业用）

【目的和要求】

学会并掌握正确的刷牙方法及牙线的使用。

【内容】

1. 各种刷牙方法：Bass 刷牙法、Fones 刷牙法、旋转刷牙法、垂直颤动刷牙法及生理刷牙法。

2. 牙线的使用方法。

3. 刷牙效果的检查方法和效果判断。

【器材】

菌斑显示剂、刷牙模型、各种牙刷、牙膏、牙线、口杯、面镜等。

【方法和步骤】

1. 教师演示　将学生每 10～15 人分成一组，由指导老师讲解并演示菌斑染色、各种刷牙方法、牙线的使用方法。示教可在刷牙模型上进行。

2. 学生练习

（1）菌斑染色：先用清水漱口清除食物碎屑，再用小棉球或棉签将菌斑显示剂轻轻的涂布于各个牙面，一分钟后漱口。检查牙面，菌斑附着的区域将被染色。统计有菌斑牙面总数，计算菌斑百分数。

（2）刷牙：刷牙方法见第四章。学生自我练习实践各种刷牙方法。

（3）牙线的使用：使用方法见第四章。

（4）检查刷牙效果：刷牙后再次进行菌斑染色，并重新计算菌斑百分数，与刷牙前的菌斑百分数比较以检查刷牙效果。

【注意事项】

解决好刷牙漱口后的污物处理。

【思考题】

1. 如何确实有效地保持口腔卫生？

2. Bass 刷牙法、Fones 刷牙法、旋转刷牙法、垂直颤动刷牙法及生理刷牙法各有何优缺点？

（郑晓丹）

实训四 社区学龄前儿童口腔健康调查及口腔健康教育

（供口腔医学、口腔医学技术专业用）

【目的和要求】

1. 掌握口腔健康调查的临床检查方法。

2. 掌握调查标准一致性检验的方法。

3. 掌握调查表格的使用方法。

4. 掌握口腔健康教育和促进的原则。

5. 熟悉学龄前儿童口腔健康教育的内容。

【内容】

1. 概要复习口腔健康调查的基本理论。

（1）常用的几种调查方法：普查、抽样调查、试点调查、捷径调查。

（2）调查方案的设计：调查项目的确定、样本含量的确定、方法和标准的选择、调查表格的设计。

（3）调查的质量控制：随机误差和偏倚，标准一致性检验方法。

2. 口腔健康调查的临床检查标准和方法。

3. 调查标准一致性的检验方法。

4. 学龄前儿童口腔健康调查。

5. 学龄前儿童口腔健康教育，包括家庭口腔保健、幼儿园口腔保健、营养和饮食习惯、氟化物的应用。

【器材】

5 号牙科探针、CPI 牙周探针、平面口镜、镊子、调查表格（WHO 口腔健康评价表）、铅笔、橡皮擦、检查盘、宣传用品（宣传板、挂图、宣传小册子、模型等）。

【方法和步骤】

1. 由带教老师以讲课方式完成理论复习。

2. 由带教老师以示教方式进行临床口腔健康检查和调查表格的填写，注意老师的操作程序和检查者与记录员的配合。

3. 同学三人一组进行练习(受检者、检查者和记录员,依次轮流互相交替),检查项目为龋病(恒牙 DMFT 和乳牙 dmft)、牙周疾病(CPITN 或 CPI)。

(1) 龋病检查顺序按顺时针方向,右上→左上→左下→右下,要注意牙体色、形、质的改变。冠龋的诊断标准是牙齿的窝沟或光滑面有底部发软的病损,釉质有潜在的损害或沟壁软化者即诊断为龋。对于釉质上的白斑、着色的不平坦区、探针可插入的着色窝沟但底部不发软及中到重度斑釉所造成的釉质上硬的凹陷,均不诊断为龋。根面龋的诊断标准是用 CPI 探针在根面探及软的或皮革样的损害。每颗牙的 5 个面(前牙 4 个面)都要检查到。混合牙列的检查要注意区分乳牙和恒牙及填写表格时记录符号的不同。

(2) 牙周检查项目为检查每个区段的指数牙的牙龈出血、牙石和牙周袋情况。牙周检查次序按 CPI 所要求的六个区段进行:右上后牙区段→上前牙区段→左上后牙区段→左下后牙区段→下前牙区段→右下后牙区段。

检查方法以探诊为主,检查时将 CPI 探针插入龈沟底或袋底,探针与牙长轴平行,紧贴牙面,测量龈沟或牙周袋的深度。对每个指数牙,CPI 探针沿龈沟从远中向近中移动,做上牙向上、下牙向下短距离颤动,以感觉龈下牙石及观察牙龈出血情况。记分标准为:如果在一个区段内第一次探诊就发现牙周袋深度 5.5mm 以上(计分 4),则该区段不需作第二次探诊。指数牙探诊后最深牙周袋深度在 3.5mm 以上,5.5mm 以下者计分"3";如果没有牙周袋,只发觉有牙结石及牙龈出血,则计分为"2";若只有牙龈出血则计分为"1";总之每个区段是按最重情况计分。

4. 选 15 名实习同学作为受检者,带教老师为参考检查者,其他同学为检查者,依次作龋齿检查,将检查结果代入 Kappa 值计算公式统计。可靠度不合格(Kappa 值在 0.4 以下)的同学重新学习龋齿检查标准,再做检查。

检查者 A	参考检查者		合计
	龋	非龋	
龋	A	b	p_1
非龋	C	D	q_1
合计	p_2	q_2	

注意:k 值计算公式:$k=2(ad-bc)/p_1q_2+p_2q_1$
a,b 为检查者 A 与参考检查者检查结果一致的牙数;
b,c 为两者检查结果不一致的牙数;
p_1,p_2,q_1,q_2 为各项的合计

5. 学龄前儿童口腔健康调查

(1) 带教老师选择并联系好社区幼儿园,开展检查的当天最好邀请儿童家长、幼儿园教师一起参加。

(2) 调查采用全园普查方法。

(3) 选择并布置好调查现场。注意维持好现场调查秩序,在调查过程中,每个调查者应耐心细致,应帮助年龄较小的儿童克服恐惧心理。对儿童家长提出的问题应给予正确的回答或指导。

（4）每检查完一个受检查者,要认真核对检查表上每个检查项目是否填写完全,记录符号是否准确无误。

（5）检查中遇有无法判断和解决的问题及时请老师指导和帮助。

6. 学龄前儿童口腔健康教育

（1）组织家长、教师、学龄前儿童观看展板,并分发宣传资料。

（2）给家长、教师、学龄前儿童上一堂口腔预防保健常识课。

参考题目:

1）氟化物与龋病预防;

2）正确有效的刷牙方法;

3）窝沟封闭与龋病预防;

4）饮食习惯与口腔保健;

5）保护六龄牙的重要性;

6）龋病及牙𬌗畸形预防知识。

【思考题】

1. 如何控制口腔健康调查的质量?

2. 口腔健康教育的方法有哪几种?

3. 学龄前儿童口腔健康教育的重点有哪些?

【实验报告与评定】

评定学生对标准一致性检验方法的掌握程度;评定学生开展社会口腔保健咨询和科普宣传的能力。

（吕长海）

实训五　社区中小学生口腔健康调查及口腔健康教育

（供口腔医学、口腔医学技术专业用）

【目的和要求】

1. 掌握口腔健康调查的步骤。

2. 熟悉中小学生口腔健康教育的内容。

3. 熟悉调查问卷的设计、内容和调查问卷结果的统计。

4. 学会口腔健康教育的方法。

5. 了解人群对口腔健康的认识。

【内容】

1. 编写口腔卫生科普文章和宣传材料。

（1）介绍口腔的生理卫生知识,牙体牙周组织结构,牙的形态与功能。

（2）介绍口腔常见疾病,如龋病、牙周病、错𬌗畸形。

（3）介绍口腔常见疾病的预防及治疗方法,如氟化物的应用、窝沟封闭、饮食习惯与口腔保健、正确的刷牙方法、牙刷和牙膏的选择、牙周洁治术等。

2. 中小学生口腔健康调查。

3. 调查问卷的设计、内容和调查问卷结果的统计。

4. 中小学生口腔健康教育。

【器材】

5 号牙科探针、CPI 牙周探针、口镜、镊子、调查表格、铅笔、橡皮擦、检查盘、电教设备、牙模型、宣传资料等。

【方法与步骤】

1. 每位同学编写一份以中小学生为对象的口腔卫生科普文章或宣传材料。

2. 中小学生口腔健康调查

(1) 同学之间做龋齿检查，标准一致性检查合格的同学可参加本次调查活动。

(2) 带教老师选择并联系好学校和受检对象，安排好进度，明确分工，根据调查对象数目，印制表格，准备器材。

(3) 调查可以是全校普查或每个年级检查 1~2 个班的学生，也可以对指示年龄组进行抽样调查，例如调查 6 岁、9 岁、12 岁、15 岁年龄组。

(4) 选择并布置好调查现场，调查时要调节好被调查者的数量，维持好调查秩序。在调查过程中应注意乳恒牙的鉴别。为了使调查取得良好效果，还应在调查过程中，针对发现的情况不失时机地宣传口腔卫生知识。

(5) 每检查完一个受检者，要认真核对检查表上每个检查项目是否填写完全，记录符号是否准确无误，遇有无法判断和解决的问题，要及时请老师帮助和指导。

3. 中小学生口腔健康教育　调查者可组织学生进行问卷调查，或集体观看口腔健康教育科普录像带，或分发宣传资料给学生阅读。

4. 调查问卷的设计、内容和调查问卷结果的统计。

一般多采用选择式、填空式、答题式的问卷进行调查。问卷调查的抽样方法均应遵照流行病学调查原则。老师与同学一起就以下几方面讨论如何实施口腔健康问卷调查：

(1) 问卷设计原则

1) 根据调查，假设提出的问题与目标相符。

2) 避免使用专业术语或复杂难懂的语言，被调查者应能看懂，能回答，并且愿意回答，感兴趣。

3) 预先确定统计分析的性质与方法。

4) 问题内容的布局合理，结构完整，排列有序，先易后难，由浅入深。

(2) 问卷结构：常采用闭卷型，提供答案选择，常用方法为二分法，多项选择，顺序排列。一般包括主表与辅表两部分。

1) 主表：即问题项目表，一般分为事实性问题，如年龄、性别等一般特征；态度性问题，如喜欢、不喜欢；行为性问题，如刷牙、漱口；理由性问题，如说明为什么这样做的理由。

2) 辅表：包括问卷说明、编码表等。

(3) 问卷内容：由于人群中口腔健康知识、信念、态度与行为直接受到文化教育、经济收入、生活水平、生活习惯及传统观念的影响，因此应针对不同人群设计相应的调查项目和内容，大致包括以下几个部分：

1) 个人背景资料：一般情况与口腔健康调查表相同。增加出生地点、籍贯、在本地居住年限、学龄前居住地点、家庭人口、家庭经济收入、职业、个人文化程度。

2）口腔卫生知识和健康意识：牙刷与牙膏的选择，氟化物的防龋作用，饮食习惯和口腔保健，牙菌斑和牙石、龋病和牙周疾病。

3）口腔卫生实践（习惯与方式）：刷牙频数、方法、刷牙习惯，饮食习惯，个人嗜好（零食、烟酒等），其他口腔卫生习惯。

4）口腔健康状况自我评估：个人存在的口腔健康问题和影响及所采取的处理措施。

5）口腔保健服务利用与口腔健康教育：就医就诊情况，包括就诊原因、次数、费用、诊疗结果等，健康信息获得渠道，频数，个人希望或要求等。

（4）问题的难易度：提出的问题应有难易程度的差异，要有常识性问题，也要有比较深的问题。对于比较深的问题，可能回答不了或答错都没有关系，因为通过口腔健康教育将会改变人们的口腔健康知识、信念、态度与行为。经过再调查可以观察出前后的变化。如果问题都比较一般，以后再调查就观察不出经过口腔健康教育之后的变化。另外，要对某些专业词汇作简明通俗的解释。

（5）调查方法：在人群相对集中的地方，问卷调查应尽可能采取集中自填为主，当场发卷，立即回答，当场收卷的方式，不准讨论，在学校采取监考式答卷。在人群分散和文化程度低的地方，可采取调查者与被调查者一对一的方式，在获得确切回答后帮助被调查者选填，填写时应尽可能地减少诱导性误差。

（6）调查注意事项

1）所有被调查者在答卷前应心情比较平静，忌激动、浮躁。

2）在整体调查未结束前，调查者不得随意泄露答案，或给予任何诱导性提示。

3）调查结束后，认真检查问卷的回答填写情况，发现遗漏应及时补上，以便下一步的统计分析。

（7）问卷调查活动结束后，在现场或回驻地应检查调查问卷的回答填写情况，发现漏卷（如漏题，选填不明确等）应及时补上，避免废卷，以便下一步的统计分析。

（8）统计分析调查问卷，并将结果写成调查报告。

5. 实验结束后，教师就本次实验中出现的问题做讲评小结。

【思考题】

1. 如何开展口腔健康调查？

2. 中小学生口腔健康教育的内容及其意义。

【实验报告与评定】

评定学生对口腔健康调查临床检查方法的掌握程度；评定学生开展社会口腔保健咨询和科普宣传的能力；评定学生科普文章的写作水平。

（吕长海）